膏方 治百病

主　编　杜同仿

副主编　张　博　　全世健　　鲁新华

编　委　（按姓氏笔画排列）

马政康　　王孝先　　宋桂华

林日来　　钟治华　　高烁烁

黑赏艳　　黎敬波

中国中医药出版社

·北京·

图书在版编目（CIP）数据

膏方治百病 / 杜同仿主编 . —北京：中国中医药出版社，2019.2

ISBN 978 - 7 - 5132 - 5455 - 7

Ⅰ . ①膏… Ⅱ . ①杜… Ⅲ . ①膏剂－方书－中国 Ⅳ . ① R289.6

中国版本图书馆 CIP 数据核字（2018）第 301917 号

中国中医药出版社出版

北京市朝阳区北三环东路 28 号易亨大厦 16 层

邮政编码 100013

传真 010-64405750

山东润声印务有限公司印刷

各地新华书店经销

开本 880 × 1230 1/32 印张 8.75 字数 280 千字

2019 年 2 月第 1 版 2019 年 2 月第 1 次印刷

书号 ISBN 978 - 7 - 5132 - 5455 - 7

定价 38.00 元

网址 www.cptcm.com

社 长 热 线 010-64405720

购 书 热 线 010-89535836

维 权 打 假 010-64405753

微信服务号 zgzyycbs

微商城网址 https://kdt.im/LIdUGr

官 方 微 博 http://e.weibo.com/cptcm

天猫旗舰店网址 https://zgzyycbs.tmall.com

如有印装质量问题请与本社出版部联系（010-64405510）

杜同仿，男，广州中医药大学研究员，研究生导师，曾任广州中医药大学第一附属医院副院长，现任广州康富来国医馆医务馆长，广东省自然医学研究会中医膏方专业委员会学术顾问。主持及参与各级科研课题10余项，在各级刊物上发表论文50余篇，出版学术专著20余部。主编的《常见病中西医诊疗与调养系列丛书》（共27册）于2006年荣获中华中医药学会首届科普著作二等奖。擅长治疗中医内科杂病，尤长于治疗心血管、呼吸及消化系统疾病。近年来研究、改进膏方，用以治疗和改善各种慢性疾病及亚健康状态，取得了很好的临床疗效。

中医药治疗慢性疾病，尤其是慢性虚损性疾病具有确切疗效是不争的事实。然而，汤药的口感常令人闻而生畏，天天煎煮更令人厌烦不已。因此，服用中药治疗慢性疾病时，很少有人能坚持不懈地长期服用。往往是服服停停、服三停五，药力难于接续。如此要想取得满意的疗效，何异于缘木求鱼！

古代中医治疗慢性疾病时，往往会给患者制作一些丹膏丸散，使之长期服用。故古代中医师同时又是中药师，在看病开方的同时又兼采药制药。中华人民共和国成立后，中医药事业得到了长足的进步与发展，并在走向现代化上也取得了可喜的进步。但毋庸讳言，在发展过程中也丢掉了不少优秀的传统，其中很明显的就是，现代中医看病除了开汤剂之外，还应用千人一面的中成药，而针对个体的个性化制剂的丸散膏丹早已丢弃无遗了。就医院制剂室而言，其所制的也是千人一方的通用中成药，为个人配制中成药变成难以想象的事情。正因为如此，慢性病患者如果想用中医药治疗，就不得不长期抱着药罐子了。

在现代条件下，恢复中医学的优良传统，更好地发挥中医药治疗慢性疾病的优势，使中医药更好地为患者服务，一直是我心中的梦想。自退休之后，终于从烦琐芜杂的日常事务中解脱出来，得以专心致志地研究这一问题，从而发现膏方这一制剂不但对养生保健、调养身体很有好处，而且还可用于慢性疾病的长期治疗。膏剂是中医药古老的剂型之一，在《黄帝内经》《神农本草经》中就有记载。明清之后，膏方逐渐盛行，成为宫廷贵人、官宦富豪之家享用的养生保健重要方法。膏方最突出的优点是：一人一方，辨证论治，量身定做，而不是千人一方，即使是同一个人，在不同时期、不同季节，处方也不尽相同，真正体现了中医学辨证论治的原则，这是其一；膏方是用优质中药材熬制浓缩而成，药物利用度高，而且易于吸收，既可大大减少药材浪费，又可明显提高疗效，这是其二；膏方一般由数十味药物组成，对病情复杂的慢性病患者尤为适宜，更可全面周到地照顾到患者的体质及其他情况，有利于既扶养正气，又祛除邪气，促使邪退正复而渐趋康复，这是其三；膏方一般作用都比较缓和，口感比较宜人，服用比较方便，易于长期服用，对慢性虚损性疾病尤为适宜，这是其四。然而，传统膏方也存在不足之处，如易于霉变、保存不易、膏质偏多、不易消化等。如何很好地继承传统膏方优点，克服其缺点，就成为我们新的研究课题。新的膏方既严格按照传统的膏方处方规则与制作程序，又充分利用现代制剂工艺加工发展提高，从而大大提高了膏方的制剂水平，扩展了膏方的运用范围。其中最突出的优点是：大大延长了膏方保质期，在常温下一年多不变质（不添加防腐剂），因此一年四季皆可服用；采取小瓶包装，服用、携带方便；减少了膏质类药比例，易于消化吸收等。新的膏方既可用于养生保健，又可用于治疗各种慢性疾病，对于体质虚弱而又患有慢性疾病的患者尤为适宜；并且对于容易罹患高血压、糖尿病、中风、脂血症、癌症等高风险人群，可利用膏方来调理身体，有效预防相关疾病的发生。这样就使慢性病患者得以长期用中医药进行调治，亚健康人群得以用中医药调理身体，恢复健康，预防疾病发生、发展，使中医"治未病"理念真正能付诸实践，落在实处。

通过数年的研究实践，深深感到膏方确实是养生保健、防病治病的好剂型。其如春风化雨、润物无声的方式，使身体元气在不知不觉中不断得到补充，致病邪气在不知不觉中悄悄地削减，疾病也就在不知不觉中慢慢地消除。为了更好地发挥与推介膏方防病治病的重要作用，使昔日达官贵人的专用方法进入寻常百姓家，特全面总结笔者近年来有关膏方的研究与临床实践成果，同时选取国内部分名家的膏方验案精华，共同编撰成书。读者读之，当会对膏方有所了解。如果有兴趣亲身体验一下古人炼制膏方的经历，也不妨按书中介绍的操作程序进行家庭制作（膏方药物组成还是请有经验的中医师诊脉制订）。对于中医药工作者来说，本书是一部很好的膏方入门读物，读之会对膏方有一个比较全面的了解与认识，从而掌握利用膏方防病治病的技巧。对于相关专家，则更希望能对本书多加教正，共同促进应用膏方防病治病的水平不断提高。

杜同仿
癸巳冬月于广州康富来国医馆

目　录

第一章 膏方的概念及其源流

一、什么叫膏方

膏方，又叫膏滋、药膏等，以其剂型为名，属于中医学传统剂型之一。正如近代名医秦伯未先生所言："膏方者，盖煎熬药汁成脂液而所以营养五脏六腑之枯燥虚弱者也。故俗亦称膏滋药。"膏方一般由数十味中药组成，是一种具有滋补、治疗和预防综合作用的成药。膏方处方配伍由中医师对人体进行全面的诊察，在详细的辨证论治和确定治则治法基础上，根据不同体质、不同临床表现而确定处方，将配好的中药浓煎后去渣取汁浓缩后，再掺入辅料而制成一种稠厚状半流质或冻状药物剂型。

二、膏方的源流

膏方具有悠久的历史，远在《黄帝内经》中就有关于膏剂的记载，如马膏，主要供外用。最早的药学专著《神农本草经》中就有"煎膏"的记载。东汉张仲景《金匮要略》记载的大乌头膏、猪膏发煎是内服膏剂的最早记载。唐代《备急千金要方》中个别"煎"剂与现代膏方大体一致，如苏子煎、熟地黄煎等。《外台秘要》有"煎方六首"，大抵属膏方范畴。宋朝膏剂基本沿袭唐代风格，用途日趋广泛，如南宋《洪氏集验方》收载的琼玉膏，沿用至今。同时膏方中含有动物类药的习惯也流传下来，如《圣济总录》瓜蒌根膏，此时膏方兼有治病和滋养的作用。明代膏方更趋完善和成熟，表现为膏方命名正规、制作规范，以膏方为专门滋补类方剂数量大大增加，临床运用更加广泛。明代膏方广为各类方书记载，组成多简单，流传至今的膏方有洪基《摄生总要》龟鹿二仙膏、龚廷贤《寿世保元》茯苓膏及张景岳的两仪膏等。清代膏方不仅在民间流传，在宫廷中更是广泛使用，成为帝王将相、达官贵人养生保健、益寿延年的重要方法。清代宫廷医方中有菊花延年膏、益寿膏等；《慈禧光绪医方选议》有内服膏滋方近30首。晚清时膏方组成日渐复杂，如张聿青《膏方》中每个膏方用药往往已达二三十味，甚至更多，收膏时常选加阿胶、鹿角胶等，并强调辨证而施，对后世医家影响较大。近现代膏方在江浙沪地区广泛使用，尤以上海为甚。随着改革开放的深入，人民生活水平的提高，膏方不再是富裕阶层的专利，而是逐渐走入平民家，成为一般老百姓养生保健、防病治病的常用方法。

三、膏方制剂的特色

膏方作为中药方剂的一种特殊剂型，具有服用方便、作用温和、因人制方、综合调理、作用持久等特色。

（一）服用方便

与中药汤剂相比，膏方省却了每天煎煮的麻烦，适宜长期服药者，而且膏方加工过程中，浓缩使得药物浓度明显提高，大大地提高了药物的利用率，药效不变而体积变小，每次服用量也明显减少，同时，膏方制作时加入一些糖类调味，口感宜人，减少了汤剂苦涩的缺点。

（二）因人制方

膏方不同于中成药与保健品那样千人一方，而是根据体质及所患疾病进行详细的辨证论治。开具膏方之前，医生必须对膏方服用者进行详细诊察，同时还可结合现代医学仪器检查所得的资料，进行全面考虑、综合分析，最后才开具处方。因此，这种膏方真正体现出中医学辨证论治的精神。

（三）综合调理

现代膏方处方用药时首先必须全面了解服用者阴阳气血、脏腑经络及正邪对立等状况，进行全面整体调理。因此，膏方的处方用药往往多达三五十味甚至更多，其预防治疗既有重点，又注意整体调理，力图恢复机体阴阳气血及脏腑经络的整体平衡。因此，膏方全面、整体、周到的特点，是其他剂型不能达到的。

（四）补养结合

在膏方中除了使用一般的中药外，往往还使用一些贵重的中药，如人参、西洋参、冬虫夏草、鹿茸、紫河车、蛤蚧等，这些药物能大补元气、滋阴壮阳、填补精血，效高力宏。因此，膏方的补虚作用十分明显，能很好地治疗慢性虚弱性疾病。凡是阴阳气血不足所致的虚弱之体，如病后、产后、手术后等正气尚未复元之人，先天不足或后天失调的体虚儿童及亚健康人群，均可用膏方进行调养。

（五）作用温和而持久

膏方中一般都会使用饴糖、蜂蜜、冰糖、阿胶、龟甲胶、鳖甲胶之类调制收膏，这就决定了膏方偏于滋润、作用缓和、药效持久的特性。膏方所起的作用是缓慢的、持久的，而这对于一般慢性虚损性疾病更为相宜，因为这一类疾病一般都不任猛补峻补，只能以"润物细无声"的方式慢慢调理，坚持日久，疾病自会逐渐缓解和痊愈。而且，膏方因其服用方便、口感怡人、作用温和而全面等特点，决定了膏方有利用于长期服用，使患者能长期坚持调养而起到综合调治、祛病复元的作用。

四、膏方的主要作用

（一）滋补身体，调理五脏

中医学理论认为，脏腑为人的生命活动中心，脏腑气血充足则能健康无恙，延年益寿。临床上，中老年人多脏气渐衰，运化不及，常出现脏腑气血虚弱状态。虚则补之，根据中医学辨证论治理论，"形不足者，温之以气"，"精不足者，补之以味"，膏方的主要作用是调理气血、滋养脏腑、调和阴阳，是补益剂中最理想的剂型，故可以通过补其气血，调理五脏，达到延年益寿目的。

（二）调理体质，预防疾病

体质是人类生命活动的一种重要表现形式，是人体生命过程中，在先天禀赋和后天获得的基础上形成的形态结构、生理功能和心理状态方面综合的、相对稳定的固有特质。体质是人类在生长、发育过程中形成的与自然、社会环境相适应的人体个性特征。每个人的体质有所区别，有寒热虚实之分。根据身体情况，随季节变化，选择适合的膏方，有针对性地调养，从而不断增强体质、提高机体抗病能力，以预防疾病的发生。

（三）扶正祛邪，治疗疾病

中医学认为，疾病是正邪斗争的结果，其中正气不足是发病的根本原因，邪气是发病的外在诱因。因此，扶正祛邪是恢复健康的保证。膏方的组方规律一般是以扶养正气为主，再辅以疏畅气血、除痰消积、祛除邪气，从而起到扶正祛邪的作用，达到治疗效果。

第二章　膏方处方用药（料）的规律

一、膏方组方的原则

（一）辨证论治，把握整体

膏方组方首先要根据中医学的整体观和辨证论治原则进行组方。中医学整体观是中医在临床实践中观察、探索人体及人体与自然界关系所得出的认识与养生防病、诊治疾病的一种思想方法。人类生活在自然界，所以人类必须主动适应自然界的变化，与自然界保持高度的统一；同时，人体内部的脏腑、经络、组织器官也必须保持高度的协调统一。这种既强调人体内部协调统一，又重视人体与外界环境协调一致，从整体出发全面考虑问题的思想方法就是中医学的整体观，它贯穿在中医学整个理论体系中，有效地指导中医养生防病和临床治病。是祖国医学宝库中的一项宝贵财富。辨证论治是中医学认识疾病和治疗疾病的基本原则，包括辨证和论治两个过程。辨证是认识与分析疾病的过程。证是机体在疾病发展过程中某一阶段病理反映的概括，包括病变的部位、原因、性质及邪正关系，反映这一阶段病理变化的本质。辨证，就是根据四诊所收集的资料，通过分析、综合，辨清疾病的病因、性质、部位，以及邪正之间的关系，从而概括、判断为某种性质的病证。论治是根据辨证的结果，确定相应的治疗方法。辨证和论治是诊治疾病过程中相互联系又不可分离的两部分。辨证是决定治疗的前提和依据，论治是治疗的手段和方法。通过论治的效果可以检验辨证的正确与否。辨证论治是认识疾病和解决疾病的过程，是理法方药在临床上的具体运用，是指导中医临床工作的基本原则。因此，膏方处方前必须进行望闻问切全面诊察，仔细了解患者的病史、家族史、发病原因、各种症状体征及疾病与时令气候的关系等，包括现代医学检查情况，全面掌握患者身体状况，进行综合性比较分析，从而确立基本的治则治法。如此开具膏方处方时就可以做到心中有数，用药准确，处方周密。

（二）扶正祛邪，攻补兼施

邪正的盛衰变化，对疾病的发生、发展及其变化和转归，都有重要的影响。疾病的发生与发展是正气与邪气斗争的过程。正气充沛，则人体有抗病能力，疾病就会减少或不发生；若正气不足，疾病就会发生和发展。扶正和祛邪是相互联系的两个方面，扶正是为了祛邪，通过增强正气，驱邪外出，从而恢复健康，即所谓"正盛邪自祛"。祛邪是为了扶正、消除致病因素的损害而达到保护正气、恢复健康的目的，即所谓"邪去正自安"。扶正与祛邪是相辅相成的两个方面。膏方组方可根据病情的发展，正邪力量的对比，从而确立扶正与祛邪的用药力度，使之更好地提高机体的抗病力，同时更有效地驱逐邪气，以达到战胜疾病、恢复健康的目的。

（三）阴阳相配，气血互补

从根本上讲，人体患病是由于阴阳的协调平衡遭到破坏，出现了偏盛偏衰的情况，故调整阴阳、"以平为期"是中医学治疗疾病的根本法则。膏方针对机体阴阳偏盛偏衰的变化，遵循损其有余、补其不足的原则，使阴阳恢复相对的平衡状态，而疾病自愈。在膏方中还常补阳方中配以养阴药、补阴方中配以补阳药，使阴阳相生而生生不息。此外，中医学认为气是构成人体的最基本物质，也是维持人体生命活动的最基本物质；血则具有营养和滋润全身的作用，血又是神经活动的物质基础。"气为血之帅，血为气之母"。气虚可进一步导致血虚，血虚无以载气，气则无所归，故临床常见气血两虚的病症，既有气虚所致的食欲不振、少气懒言等症，又有血虚所致的面色萎黄、唇甲苍白、心悸失眠等。膏方中常兼用益气与养血之品，故可达到气血相生、气血双补的效果。

（四）升降结合，顾护胃气

各种疾病常表现出不同的病势：向上如呕吐、呃逆、喘息，向下如泻痢、崩漏、脱肛，向外如盗汗、自汗，向内如病邪内传等。一般来说，升浮药能上行向外，有升阳举陷、解散表邪、透发麻疹、托毒排脓、涌吐开窍、散寒等作用，病变部位在上在表、病势下陷的宜用升浮药；沉降药能下行向里，有泻下通便、清热降火、利水消肿、重镇安神、潜阳息风、消积导滞、降逆止呕、止呃、平喘、收敛固涩等作用，病变部位在下在里、病势上逆的宜用沉降药。古人云："清气不升，则浊阴不降。"故膏方组方应根据病情的不同趋势，采用升降结合的方法，起到综合治疗效果。中医学认为"人以胃气为本"。胃气的盛衰往往对疾病的预后及转归起着决定性的作用，故膏方组方要时时注意顾护胃气。膏方中常加用白术、淮山药、茯苓、陈皮、砂仁等健脾药，同时为防止补益药碍胃，常加谷芽、麦芽、内金之类消食药。

二、膏方的组织结构

（一）补益药部分

补益药部分是膏方的主要组成部分，临床根据不同的体质差异进行辨证，针对机体阴阳气血和五脏六腑的虚实进行整体调理。如阴虚者以滋阴为主，阳虚者以补阳为主，血虚者以养血为主，气虚者以益气为主。但根据阴阳互根及气血相生理论，还需要适当运用"补阴配阳""补阳配阴""补气生血""养血益气"等方法。对脏腑虚弱者，有针对性地补养脏腑，同时应用"虚则补其母"的原则，如肺虚者除补肺外，还需要补益其脾胃，其余可类推。常用补益药举例如下。

益气药：人参、黄芪、太子参、白术等。

养血药：熟地黄、当归、白芍、制首乌、阿胶、桑椹、山萸肉等。

补阳药：鹿角、淫羊藿、肉苁蓉、巴戟天、菟丝子、仙茅、川断、杜仲、补骨脂、胡芦巴、干姜、肉桂、鹿茸、紫河车、蛤蚧等。

养阴药：生地黄、麦冬、枸杞、沙参、玉竹、天冬、黄精、女贞子、百合、龟甲、鳖甲等。

（二）治病药部分

治病药部分是针对患者的主要病症，根据辨证论治原则选择对症的治疗药物。对某些有慢性疾病患，如高血压、糖尿病、冠心病、高脂血症、慢性肺气肿、气喘、脂肪肝等，同时使用有针对性的治疗药物，以控制这些慢性病的发生与发展，甚至达到治愈的效果。这些涉及药物比较广泛，就不在这里一一介绍了。但由于膏方中使用许多补益药，这一类药大多较滋腻，易于呆滞胃肠道，不易消化吸收而影响了效果，甚至产生不适反应，故俗称"静"药。为此，必须佐以适量的疏通经络气血、祛除病邪的药物，这一类药物大致包括理气、活血、祛痰、化湿、清热、利尿、通便等，俗称"动药"。膏方中使用这些"动药"，一是可使补药容易吸收而产生效果；二是可使补药的寒热温凉药性得到平衡而不致偏差；三是可祛除病邪帮助疾病恢复；四是可通调气血，畅通六腑，有利于废物排除。这一类药物常用的如下所述。

理气药：木香、砂仁、陈皮、青皮、香附、佛手、枳壳、厚朴、大腹皮等。

活血药：丹参、川芎、赤芍、红花、桃仁、郁金、玄胡、鬼箭羽、益母草、田七、泽兰、水蛭、三棱、莪术、土鳖虫等。

清热药：金银花、连翘、黄连、黄芩、黄柏、菊花、丹皮、桑叶、知母、夏枯草、鱼腥草、蒲公英等。

化湿药：藿香、佩兰、白蔻仁、薏苡仁、苍术、石菖蒲等。

利尿药：泽泻、猪苓、车前子、赤小豆、通草、淡竹叶等。

通便药：火麻仁、郁李仁、瓜蒌仁、桃仁、决明子等。

（三）和胃与引药部分

膏方内的滋补药多属黏腻呆滞之品，久服多影响脾胃运化，并易闭门留寇，故一般需加用陈皮、砂仁、焦山楂、炒麦芽、佛手、白豆蔻等健脾和胃药，加强吸收，达到补而不滞的功效。同时，膏方中还可加入大枣、甘草之类，以调和诸药及纠正苦味，也可针对性地加入某些引经药，以引诸药归入所需经络，如牛膝、桑枝、桔梗等。

（四）收膏药部分

收膏药主要是胶类药，如阿胶、鹿角胶、龟甲胶、鳖甲胶等，主要供制作过程中收膏用。一般每千克中药饮片需用胶类药 150～200g。加入胶类药物的膏方还具有滋补作用，如阿胶养血止血、滋阴润肺，鹿角胶可温肾助阳、生精补髓，龟甲膏可以滋阴潜阳、益肾健骨，鳖甲膏可滋阴透热、止血消瘀等。

（五）调味药部分

调味药物主要是糖类，目的是为了改善口感，另外可补中缓急。常用的糖类为蜜糖、冰糖、麦芽糖等。其中蜜糖还可润肠通便，麦芽糖还可保护胃黏膜。对于忌糖的糖尿病人则选用无糖的甜味剂，如木糖醇等。一般每千克中药饮片可用糖类100～200g。

三、膏方处方的注意事项

（一）膏方的用药量

临床多在一般汤剂处方诊治有效后，在病情基本稳定或辨证清楚的基础上运用膏方。各医家制定膏方的药味及服用膏方的剂量有不同习惯，根据一般每剂汤方在100～200g，膏方在有效处方基础上增大10～20倍，形成有效的膏方剂量。由此形成一料膏方的药物重量至少1千克，过少不易制作。故用传统方法制作膏方，中药饮片总量在500～1000g，如家庭自制则控制在1千克左右。如用现代方法制作与包装，因解决了膏方易于霉变问题，故一料膏方可达4～8kg，可以服用两个月左右。药物用量有轻重之分，一般轻者用量宜少，重者用量宜多。药用剂量问题，古今医家虽曾作了很多考证，但迄今仍难有定论。因此，对于古代方书所载膏方中药物的用量，仅作为参考，可以根据方中各药用量的比例了解其配伍意义。临床开列膏方所用剂量，按中药学和近代医案中所用剂量，结合地区、年龄、体质及病情等不同情况，适当使用。至于一料膏方中使用的药味，具体可按实际情况而定。

（二）膏方中禁忌使用的药物及服用膏方时禁忌的食物

由于膏方是长期用的，故所用药物必须是无毒或微毒的，对于毒副反应大，尤其是容易造成蓄积性中毒、对肝肾功能可造成慢性损害的中草药则不宜放入膏方中，如关木通、防己、马兜铃、黄药子、铁树叶、川楝子、威灵仙等。对其他有毒中药也应尽量少用或不用，即使病情需要使用时，也要适当辅以相应的解毒药，并严格按要求炮制后再使用。

服用膏方时，忌生冷油腻、辛辣、不易消化及有较强的刺激性食物，以免妨碍脾胃消化功能，影响膏剂的吸收；服膏时不宜饮浓茶，含有人参的膏方忌食萝卜，含有首乌的膏方要忌猪、羊血及铁剂；服膏方时不能与牛奶同服，因其中含钙、磷、铁，易与滋补药中有机物质发生化学反应，而生成难溶解稳定的化合物，致使牛奶与药物有效成分均受破坏，甚至产生不良反应。

（三）膏方使用前的"开路药"

膏方要取得好的治疗效果，能充分消化吸收是关键。有些人脾胃运化功能较差，临床常见舌苔厚腻、没有食欲，同时感觉胸胁痞闷等，此时服用膏方，不但影响到对膏方的消化吸收，反而加重脾胃负担出现各种不适症状。因此，在此类人群正式服用膏方前，医生一般会因人而异开出一些能运脾健胃、理气化湿的方药，以改善其脾胃功能，为膏方的消化吸收创造有利的条件。这些中药先膏方而行，因此被形象地称为"开路药"。"开路药"一般以医生根据症状开出的汤剂最有针对性，通常提前2～3周服用。除汤剂外，也可在医生的指导下服用一些中成药，如藿香正气片、香砂六君丸、参苓白术片、健脾丸等作为"开路药"。

除此以外，有些病人病情较复杂，医生也应开一些汤剂让病人先服，然后根据病人的反应情况再开膏方，使之开出的膏方更切合病人实际情况。还有的病人现有感冒、咳嗽、泄泻、便秘、胃痛等，也必须先开汤药处理，为服膏方作用好准备，这些也称为"开路药"。

第三章　膏方的主要制作方法

一、传统膏方的制作方法

（一）浸泡

先将配齐的药料检查一遍，把胶类药拣出另放。然后把其他药物统统放入容量相当的洁净砂锅内，加适量的水浸润药料，令其充分吸收膨胀，稍后再加水以高出药面 10cm 左右，浸泡 24 小时。

（二）煮药

把浸泡后的药料上火煎煮。先用大火煮沸，再用小火煮 1 小时左右，转为微火，以沸为度，约 3 小时，此时药汁渐浓，即可用纱布过滤出头道药汁，此为头煎。将药渣再加清水略高于药面后，即可上火煎煮，煎煮约 2 小时，此为二煎。待至第三煎时，依前法煎煮 2 小时，滤净药汁后即将药渣倒弃（如药汁尚浓时，还可再煎 1 次）。将前三煎所得药汁混合一处，静置后再沉淀过滤，以药渣愈少愈佳。然后进行煎煮浓缩，用中火煎煮 1 小时左右，即成为浓缩液。其中先煎、后下、包煎等也必须按处方规定进行。

（三）胶的烊化

将阿胶等胶类先用黄酒浸泡一夜，再用小锅将胶类药与黄酒一起煎熬，煮沸后需用最小火，胶类会逐渐烊化，需用长的粗筷子不断搅拌，否则容易粘锅或烧焦。待胶类全部溶化即成。

（四）糖类的炼制

蜂蜜有调味、滋润和补益的功效。另外还具有一定的缓和、防腐作用。将蜂蜜置于锅内加热，使之完全溶化，沸腾时用网筛或绢筛捞去上面浮沫，至蜜中水分大部分蒸发，翻起大泡，呈老红色时，酌加约 10% 的冷水，再继续加热使沸，随后乘热倾出，用绢筛过滤，除去其杂质，即成炼蜜。炼蜜的作用，在于既能驱除药性的偏激使之中和，又能除去蜂蜜中的水分及杂质，使药物品质上乘，有质有量且保存持久。

（五）细料的加工

大部分细料药可以在收膏时直接加入。一些需要煎煮的细料药不能与一般饮片入汤共煎，否则用量较少的细料药所煎出的有效成分极易被数量众多的饮片药渣吸去，而有损补益之效；应该采用打粉、另炖、另煎、烊冲、兑入等方式单独处理，以达到物尽其用、发挥功效的目的。膏方中细料药的配伍并非多多益善，而是随需而择，切勿多用、滥用。

（六）辅料的选配

膏方中常先用一些辅料以改善口味，增加固体成分，并可加强补益功能。如用黑芝麻、胡桃仁宜炒香后碾碎。如用红枣则应煮熟，去核、去皮后碾成泥状，莲子肉、芡实则应煮熟烂后碾成泥状。辅料处理好后，待收膏时投入，并不断搅拌，使之均匀分布于膏方内。

（七）收膏与包装

将浓液煮开，保持沸腾状态，把烊化的胶类药与糖（以冰糖和蜂蜜为佳）缓缓倒入，再加入细料和辅料，小火慢慢熬炼，并不断用铲搅拌，直至能扯拉成旗或在滴水成珠（将膏汁滴入清水中凝结成珠而不散）即可。此时不断搅拌是关键，尽量避免粘锅或烧焦。待收好的膏冷却后，装入清洁干净的瓷质容器内，先不加盖，用干净纱布将容器口遮盖上，放置一夜，待完全冷却后，再加盖，放入阴凉处。

附：家庭膏方的制作

家庭膏方的制作一般也应按照以上步骤进行，锅具一般可选用砂锅、搪瓷烧锅、不锈钢或陈旧的钢精锅。但不宜用铁锅或铝锅。每料药饮片应尽量控制在 1 千克左右，以更利于操作。

二、现代膏方的制剂改革

随着现代制药技术的发展，传统膏方的制作工艺也有了较大的发展与改进，对传统膏方制作工艺进行了进一步的改进。其法则依然是严格遵循膏方传统制作的程序，但充分利用了现代制药设备、技术与包装。其制作改革方案包括以下几点。

1. 利用小型提取设备对中药饮片进行提取，以代替中药煎煮程序。这样既节约了煎煮时间，又使中药有效成分提取更为充分，生药利用率更高。

2. 将膏方由大瓶储藏改为小瓶储藏，使之服用更为方便。

3. 膏方用小瓶储藏后密封包装，然后进行高温消毒。这样就克服了膏方易于霉变的缺点，从而使膏方能在常温下长期保存不变质，而又不用添加任何防腐剂。

三、现代膏方的特点与优势

（一）保质时间长

传统膏方一般保质期大都不超过三个月，如果在春夏季节则保质期更短。因其极易发生霉变，故需放在冰箱冷冻室保藏。而现代膏方由于采取了小瓶密封包装、高温消毒等措施，不易发生霉变，也无需冷藏。我们早期试制的膏方已在常温下放置一年多，仍然无半点霉变迹象。

（二）服用携带方便

传统膏方大都采用大瓶包装，一瓶要吃一周左右，开瓶后吃剩的膏方必须放冰箱保存，否则会迅速霉变。而现代膏方是用小瓶包装，一瓶膏方成人一天内服完，儿童则在两天内服完。如此一来，既可避免发生霉变，又十分方便携带，即使出差也可带上几瓶，以免中断服药。

（三）扩大了膏方应用范围

传统膏方为了避免霉变，往往在药中加了较大比例的成膏剂（如阿胶之类），会对消化吸收造成不利的影响，而且也使膏方使用范围多局限在强身壮体、养生保健方面，故多称为膏滋药。现代膏方采取了小瓶密封包装、高温消毒等现代技术，成膏剂就变成仅因病情需要而投放，其在药中的比例已大大下降。传统膏方每千克中药饮片需投放胶类药200g左右，而现代膏方每千克中药饮片仅需要胶类药50g左右。因此现代膏方的使用，除了补养身体外，还可应用于现代诸多慢性疾病，如脂血症、脂肪肝、糖尿病、冠心病、高血压、慢性支气管炎、哮喘、卒中后遗症、失眠、眩晕、头痛、月经不调、各种恶性肿瘤等，起到长期治疗、防止病变深入、痊愈疾病的作用。

（四）扩展了膏方使用时间

因传统膏方多用于滋补，且易受潮霉变，故一般上多用于秋冬而少用于春夏。而现代膏方由于应用现代科技手段改进其工艺，故在春夏季节应用膏方已不存在障碍。医生完全可以根据季节变化需要而处方用药。因此，现代膏方四季皆可应用，医生还可根据"天人合一"理论用药，其效果更宏。

（五）现代膏方的适用范围

现代膏方适用于下列四类人群。

1. 慢性病患者

已患有各种慢性疾病，如慢性支气管炎、哮喘、肺气肿、脂血症、冠心病、糖尿病、高血压病、脂肪肝、慢性胃炎、早期肝硬化、贫血、颈椎病、慢性腰腿痛、风湿、类风湿关节炎、头痛、眩晕、失眠、便秘、小儿发育不良、妇女月经不调、更年期综合征等，需作长期调理，膏方可以有效控制病情，改善体质，防止疾病进一步发展深入。

2. 一些慢性病高危人群

有些人虽然现在还未患上慢性疾病，但有可能下来会罹患某些疾病，称为高危人群。如父母患有糖尿病、高血压病、冠心病者，其子女得这些疾病的概率大大增加；又如长期工作压力大、应酬、饮酒多、熬夜过多人群罹患心脑血管疾病、肝胃疾病及糖尿病的危险就大大增加。故对这一些未来疾病潜在危险较大的人，除了劝诫其改正生活方式外，应用膏方进行调理，以减少或延缓其罹患疾病的危险性。这就是中医学"治未病"理论的体现。

3. 亚健康人群

包括平时身体虚弱、易于感冒、精神疲乏、体力下降、夜寐不安、功能减退（包括性功能、免疫功能、代谢功能、内分泌功能）等，均适合用膏方长期调养。

4. 大病及产后恢复阶段人群

比如大病之后、产后、手术后、大出血后处于恢复阶段者，用膏方调理是不错的选择。

5. 恶性肿瘤患者

恶性肿瘤患者，在化疗或手术之后体质虚弱，可用膏方进行调理，以促进机体体质恢复。对晚期患者不能做手术及放疗、化疗者，也可用膏方扶正抗癌，提高生活质量，延长生存期。

第四章　膏方的保存与服用方法

一、膏方的保存方法

首先在膏方制作后，让其充分冷却，才可加盖。可以把它存放在瓷罐（锅、钵）中，亦可以用搪瓷烧锅存放，但不宜用铝、铁锅作为盛器。

由于膏方用药时间较长，一般情况下，多放在阴凉处，若放在冰箱冷藏更佳。若放在阴凉处而遇一段时间内温度都较高时，应让其隔水高温蒸烊，但是忌直接将膏锅放在火上烧烊，这样就会造成锅裂和底焦。在膏药蒸烊后，一定要把盖打开，直至其完全冷却，方可盖好。切不可让锅盖的水落在膏面上，否则过几天就会出现霉点。在每天服用膏方时，应用固定的汤匙，以免把水分带进锅罐里而造成发霉变质。一旦气候潮湿，或者天气变暖，在膏方上出现一些霉点，此时宜用清洁水果刀刮去表面有霉点的一层，再用隔水高温蒸烊。当然，如果霉点很多且在膏面的深处也见有霉点，这样就不能服用了。

二、膏方的服用方法

临床上膏方的具体服法，一是根据病人的病情决定，二是考虑病人的体质、季节、气候、地理条件等因素，做到因人、因时、因地制宜。一般来说，服用传统膏方多由冬至即"一九"开始，至"九九"结束。冬天为封藏的季节，滋补为主的膏方容易被机体吸收储藏，所以冬令是服用膏方的最佳季节。治疗为主的调治膏方可视病情需要，根据不同时令特点随季节处方。现代工艺制作的膏方一年四季都可以服用。

（一）服用方式

1. 化服

取适量膏滋，放在杯中，将白开水冲入搅匀，使之溶化，服用。如果方中用熟地黄、山萸肉、巴戟天等滋腻药较多，且配药中胶类剂量又较大，则膏药黏稠较难被烊化，应该用开水炖烊后再服。根据病情需要，也可将温热的黄酒冲入服用。

2. 噙化

噙化，亦称"含化"。将膏滋含在口中，让药慢慢在口中溶化，发挥药效，如治疗慢性咽炎所用的青果膏等。

（二）服用时间

1. 空腹服

《神农本草经》谓："病在四肢血脉者宜空腹而在旦。"其优点是药物可迅速入肠，并保持较高浓度而迅速发挥药效。滋腻补益药宜空腹服，如空腹时服用肠胃有不适感，可以改在半饥半饱时服用。

2. 饭前服

一般在饭前 30 ~ 60 分钟服药。病在下焦，欲使药力迅速下达者，宜饭前服。

3. 饭后服

一般在饭后 15 ~ 30 分钟服药。病在上焦，欲使药力停留上焦较久者，宜饭后服。

4. 睡前服

一般在睡前 15 ~ 30 分钟服用。补心脾、安心神、镇静安眠的药物宜睡前服。

（三）服用剂量

服药剂量的多少，应根据膏方的性质、疾病的轻重及病人体质强弱等情况而决定。一般每次服用膏方取常用汤匙1匙为准（合为15～20mL，每天服两次）。

药物分有毒无毒、峻烈缓和的不同。一般性质平和的膏方，用量可以稍大。凡有毒、峻烈的药物，用量宜小，并且应从小剂量开始，逐渐增加，以免中毒或耗伤正气。轻病、慢性病，剂量不必过重；重病、急性病，用量可适当增加。因为病轻药重，药力太过，反伤正气；病重药轻，药力不足，往往贻误病情。患者体质的强弱、性别的不同，在剂量上也应有差别。老年人的用药量应小于壮年；体质强的用量可重于体质弱的病人；妇女用药量，一般应小于男子，而且妇女在经期、孕期及产后，又应小于平时，但主要仍须从病情等各方面作全面考虑。

三、服用膏方的注意事项

在使用膏方时，为了注意安全，保证疗效，必须重视禁忌问题。用药禁忌，除了药物配伍中的"十八反""十九畏"等，还有补膏用药禁忌、妊娠用药禁忌和服药禁忌3个方面。

（一）用药禁忌

老年病虚证为多，故补膏较为常用，在具体应用时，应注意以下几点。

1. 防止"闭门留寇"

在外邪未尽的情况下，不要过早使用补膏，以免留邪为患。必要时可在祛邪药中加入补益之品，以达到扶正祛邪、攻补兼施目的。另外，补益莫滞气血，应避免一味呆补，不注意气血流通的倾向。

2. 防止"虚不受补"

一般慢性虚证患者，只能缓缓调养，不宜骤补。可于补益膏方中，酌加助运之品，以免滋腻呆胃之弊。

3. 防止"损阳耗津"

阳虚有寒忌清补，以免助阴损阳；阴津亏损忌用温补，以免助火伤阴。

（二）妊娠禁忌

妊娠期间，因为某些药物具有滑胎、堕胎的流弊，往往可以导致流产，所以在临证时要注意药物的选用，注意妊娠禁忌。

（三）服药禁忌

为了达到治疗目的，服药期间要求病人忌食某些食物，叫作"忌口"。近年来通过大量的临床和科学实验，忌口的范围已日渐缩小，而且日趋合理。如服首乌膏时，忌猪、羊血及铁剂；服滋补性膏方时，不宜饮茶。一般服药期间，应忌食生冷、油腻、辛辣等不易消化及有特殊刺激性的食物等。服用人参时，常习惯称萝卜、绿豆（包括绿豆制品，如粉丝等）是"解药"，意思是这些含有破坏人参药效的有效成分。传统的中医学理论认为萝卜的消食导滞作用和绿豆的寒凉解毒功能会造成人参补气生津的疗效被大大减弱。应该说，两者同时服用是不适宜的。从药理上讲，萝卜会加快人参有效成分的排泄，在服用人参时同时吃萝卜，人参会在作用尚未得到充分发挥、营养成分未被人体吸收时，已经被排泄出体外了。由于膏方中有不少补益壅滞之品，对于消化不良者，在服用膏方时应食易于消化的食物，否则会阻碍消化、吸收，从而不能起到理想的补益作用。

第五章 九种体质之人的四季养生膏方

所谓体质是指人群及人群中的个体通过先天遗传和后天获得的，在生长、发育和衰老过程中形成的结构、机能、代谢上相对稳定的特征。这种特征往往决定着个体的生理反应的特殊性及其对某种致病因子的易感性和产生病变类型的倾向性。膏方作为中医学防病治病、养生防老的重要手段，应该遵循中医学辨证论治的基本原则，对于不同的体质类型应当运用不同的膏方进行调理。

一、阳虚之人的四季养生膏方

1. 阳虚之人体质

怕冷，四肢不温，脘腹冷痛，体温低于正常人，精神萎靡不振，全身乏力，面色淡白少华，口不渴，动辄易出汗，大便稀薄，小便清长，或有浮肿，腰酸，月经期少腹冷痛，性欲减退，阳痿等，舌色淡白或淡紫色，舌体胖嫩而滋润，舌边有齿痕，或伴见舌体振动，舌苔多白而润。

2. 膏方调理原则

对于阳虚体质的人群，膏方以甘温养阳为主，所谓"益火之源，以消阴翳"。选药多用甘温、咸温、辛热之品，如鹿角、巴戟天、淫羊藿、补骨脂、肉桂、干姜等。制订膏方时常配伍补气、活血之品，此外还应注意适当配合滋养阴液的药物，使"阳得阴助"，才能"生化无穷"。这类体质的人群不宜妄用苦寒清热的药物，以免戕伐人体生生之气。

3. 基本膏方

黄芪200g，红参100g，当归150g，阿胶150g，桂圆

100g，红枣150g，干姜100g，山药100g，肉桂30g，细辛15g，淫羊藿150g，补骨脂150g，鹿角60g，白术150g，熟地黄150g，山茱萸120g，巴戟天150g，杜仲150g，陈皮30g，砂仁30g，炙甘草50g，鹿角胶150g，白蜜200g。

依法制成膏方，每天两次，每次15～20mL(1～2汤匙)，温开水化服。

四季加减法：春季宜加党参150g，升麻20g，柴胡20g；夏季宜加西洋参50g，生晒参120g，麦冬60g，五味子60g；秋天宜加北沙参150g，西洋参80g，乌梅60g；冬季宜加鹿茸20g，高丽参30g，肉苁蓉90g，胡芦巴120g。

二、阴虚之人的四季养生膏方

1. 阴虚之人体质

形体消瘦，颧面潮红，眩晕，心烦，手足心热，或经常出现低热，目干涩，视物不清，口干，便秘，经常出现口腔溃疡，睡眠不佳，多梦或盗汗，或有干咳无痰、耳鸣、腰酸等症状，舌色红，或红绛，常伴有红点或芒刺，舌体干燥，有裂纹，或见舌体瘦薄而干，容易患溃疡，或出现舌体震颤，舌苔薄，少苔，有时出现剥苔，甚则舌苔剥光为镜面舌。

2. 膏方调理原则

对于阴虚体质的人群，膏方以甘寒养阴为主，所谓"壮水之主，以制阳光"。选用的药物大多甘寒质润，能补阴、滋液、润燥，常用药物有地黄、沙参、山药、麦冬、天冬等。代表方剂为六味地黄丸。对于阴虚兼有内热者，宜配伍清虚热药如知母、鳖甲；对于阴虚阳亢者，宜配伍镇潜之品如珍珠母、石决明。

3. 基本膏方

生地黄200g，枸杞150g，白芍120g，山萸肉150g，淮山药150g，丹皮100g，泽泻60g，云苓120g，女贞子150g，旱莲草 150g，麦冬 150g，陈皮 45g，枳壳 60g，佛手 60g，石决明 200g，牡蛎 300g，菊花 50g，天麻 50g，钩藤 50g，白蒺藜 50g，龟甲胶 150g，鳖甲胶 100g，麦芽糖 300g。

依法制成膏方，每天两次，每次 15～20mL（1～2 汤匙），温开水化服。

四季加减法：春季加桑叶 50g，葛根 100g，太子参 100g；夏季加西洋参 90g，薏苡仁 150g，莲子 150g，荷叶 60g，五味子 30g；秋季加西洋参 60g，北沙参 150g，天冬 120g，百合 150g，乌梅 50g；冬季加熟地黄 150g，黄精 150g，生晒参 40g，西洋参 80g，沙苑蒺藜 120g，肉苁蓉 70g，知母 50g，黄柏 50g。

三、气虚之人的四季养生膏方

1. 气虚之人体质

面色少华，全身乏力，容易疲劳，动辄气短，汗出，语音低微，头昏目眩，容易感冒，食欲不振，食后腹部坠胀，多见软便，腹泻；尚可出现低血压、内脏下垂、白细胞减少等；或各种病证在劳累后加甚，休息后可改善；舌色淡红或淡白，舌体胖嫩，多见舌边有齿痕，舌体萎弱，运动无力，或舌面出现裂纹，舌苔薄白，或者少苔，亦可出现剥苔。

2. 膏方调理原则

对于气虚体质的人群，膏方以补益元气为主。常用甘温或甘平性味的药物以补益脏腑之气，如人参、党参、太子参、黄芪、白术、茯苓、大枣、甘草、灵芝等。代表方剂为四君子汤。中气下陷者，加用升提清阳之品如升麻、柴胡、葛根等；气虚表卫者，加用益气固表之品如煅牡蛎、麻黄根、浮小麦等；气虚便溏者，加用健脾止泻之品如葛根、木香、砂仁等。膏方之中也每每加用一些行气之品如陈皮、木香，或根据"补脾不如运脾"之理而应用苍术，使补而不滞。这一体质类型不宜用苦寒、滋腻之品。

3. 基本膏方

党参250g，黄芪300g，炒苍术100g，白术120g，炙甘草30g，白芍100g，五味子50g，陈皮60g，枳壳60g，当归80g，茯苓100g，熟地黄120g，砂仁30g，广木香100g，莲子300g，大枣300g，阿胶100g，鹿角胶100g，冰糖200g，蜂蜜200g。

依法制成膏方，每天两次，每次15～20mL（1～2汤匙），温开水化服。

四季加减法：春天加生晒人参150g，淮山药150g，升麻40g，柴胡60g；夏季加生晒人参150g，西洋参80g，扁豆150g，桂圆肉150g，薏苡仁150g，淮山药150g；秋季加太子参150g，麦冬120g，五味子100g，北沙参100g，玉竹150g，百合150g；冬季加高丽参80g，鹿茸片80g，核桃仁150g，熟地黄150g，巴戟天150g。

四、血虚之人的四季养生膏方

1. 血虚之人体质

头昏目眩，睡眠不佳，多梦，心悸，面色淡白，口唇、爪甲亦少血色，目干涩无神，容易疲劳，视力减退，四肢麻木或痉挛，皮肤干燥性瘙痒，头发稀黄无泽，大便干燥难解，女子月经量少、色淡，周期推迟，舌色淡白，舌体瘦薄，舌面可见裂纹，舌体运动软弱，舌苔薄白或苔少，或剥苔。

2. 膏方调理原则

对于血虚体质的人群，膏方以补养阴血为主。常选用当归、白芍、熟地黄、制首乌、阿胶、桂圆肉等药性甘温或甘平、质地滋润的药物。代表方剂为四物汤。以心血不足之失眠、心悸为主者，加用酸枣仁、柏子仁、合欢皮、夜交藤；两目干涩无神，四肢麻木或痉挛，以肝血不足为主要表现的，重用白芍，加用木瓜。血虚中常兼血滞，所以四物汤中本有川芎一味，制订膏方时在应用大队补血药物情况下也应考虑酌加行血药。因气为血帅，一味单纯地补血，疗效未必好，往往于补血中益气可获捷效，如古方当归补血汤，所以膏方中也可重用黄芪益气以助补血之功。

3. 基本膏方

黄芪 300g，党参 300g，当归 150g，川芎 80g，白芍 120g，鸡血藤 150g，白术 120g，制首乌 150g，熟地 120g，砂仁 30g，广木香 100g，核桃肉 150g，大枣 200g，黄精 200g，莲子 200g，桂圆 150g，鹿角胶 150g，阿胶 150g，冰糖 300g，蜂蜜 300g。

依法制成膏方，每天两次，每次 15～20mL（1～2 汤匙），温开水化服。

四季加减法：春季加太子参 200g，淮山药 200g，麦芽 150g，葛根 120g，柴胡 30g；夏季加西洋参 120g，麦冬 100g，扁豆 150g，茯苓 150g，五味子 30g，夜交藤 120g；秋季加西洋参 120g，沙参 150g，百合 150g，石斛 90g，枸杞 150g，黄精 150g；冬季加紫河车 100g，红参 90g，枸杞 150g，锁阳 150g，补骨脂 90g，鹿茸片 90g。

五、阳盛之人的四季养生膏方

1. 阳盛之人体质

身体强壮，声高气粗，好动，平素喜凉怕热，神旺气粗，口渴喜冷饮，尿黄便结，病则易发高热，脉洪数有力，舌红，苔薄黄。

2. 膏方调理原则

对阳盛体质的人群，膏方以清热为主。常选用生地黄、丹皮、知母、栀子、夏枯草等寒凉药物同时配伍麦冬、天冬等滋阴的药物。代表方剂为白虎汤。以心火亢盛所致失眠、心悸为主者，加用黄连、夜交藤；火邪灼伤阴者，加水牛角、白芍、龟甲、鳖甲等。

3. 基本膏方

生地黄 200g，山茱萸 100g，山药 100g，益母草 100g，丹皮 100g，茯苓 100g，泽泻 100g，炒知母 100g，盐黄柏 100g，沙苑子 120g，夏枯草 150g，菊花 100g，栀子 100g，鱼腥草 120g，玄参 100g，枳壳 60g，陈皮 30g，茅根 150g，龟甲胶 100g，阿胶 100g，羚羊角粉 10g，蜂蜜 100g。

依法制成膏方，每天二次，每次 15～20mL（1～2 汤匙），温开水化服。

四季加减法：春季加柴胡 90g，葛根 150g，升麻 50g，白芍 120g，黄芩 120g，甘草 30g；夏季加西洋参 90g，淡竹叶 120g，莲子心 80g，茯苓 150g，绿豆 150g，连翘 150g；秋季加北沙参 150g，天冬 150g，百合 150g，玉竹 150g，天花粉 150g，桑叶 120g；冬季加女贞子 150g，旱莲草 150g，黄精 150g，黑豆 180g，天冬 150g，龟甲 180g，鳖甲 180g。

六、痰湿之人的四季养生膏方

1. 痰湿之人体质

痰湿体质的人肥胖、沉重，面色无光，容易犯困，喉头有痰湿，嗜食肥甘，懒动、嗜睡，身重如裹，口中黏腻或便溏，脉濡而滑，舌体胖，苔滑腻等。

2. 膏方调理原则

痰湿之生，与肺脾肾三脏关系最为密切，故痰湿体质之人群膏方调养重点在于化痰理气，同时调补肺脾肾三脏。若因肺失宣降，津失输布，液聚生痰者，当宣肺化痰，方选二陈汤；若因脾不健运，湿聚成痰者，当健脾化痰，方选六君子汤或香砂六君子汤；若肾虚不能制水，水泛为痰者，当温阳化痰，方选金匮肾气丸。

3. 基本膏方

北黄芪 300g，苍术 100g，白术 100g，山楂 100g，薏仁 200g，土茯苓 300g，海藻 100g，法半夏 120g，陈皮 80g，茯苓 150g，白芥子 90g，炒莱菔子 150g，荷叶 150g，广木香 80g，砂仁 50g，黄精 150g，布渣叶 150g，茵陈 150g，鸡内金 90g，阿胶 150g，木糖醇 200g。

依法制成膏方，每天两次，每次 15 ～ 20mL（1 ～ 2 汤匙），温开水化服。

四季加减法：春季，加葛根 150g，柴胡 60g，枳壳 90g，郁金 120g，麦芽 150g，防风 30g；夏季，加茅根 150g，西瓜皮 150g，绿豆 150g，扁豆 150g，莲子 150g，藿香叶 30g，佩兰 30g；秋季，加南沙参 150g，明党参 150g，玉竹 150g，百合 150g，桑白皮 150g，地骨皮 120g，白芍 120g；冬季，加制首乌 150g，核桃仁 150g，羊霍叶 120g，鹿角片 60g，肉苁蓉 120g。

七、血瘀之人的四季养生膏方

1. 血瘀之人体质

头发容易脱落，胸、腹、背、腰、四肢等部位有固定的疼痛，时时发作；妇女常有痛经、闭经现象；面色晦暗，色素沉着，容易出现瘀斑、口唇黯淡；舌黯或有瘀点，舌下络脉紫黯或增粗，脉涩。

2. 膏方调理原则

血瘀体质的膏方调养以活血化瘀为主，气为血之帅，气行则血行，膏方中常配伍行气药。达到行气活血、疏通气血、"以通为补"的目的。常用活血化瘀药如当归、桃仁、三七、川芎、红花、丹参、赤芍等，同时配伍理气药如柴胡、香附、郁金、薤白、枳壳、银杏叶等。

3. 基本膏方

地黄 200g，桃仁 100g，红花 100g，丹参 200g，川芎 150g，当归 150g，五加皮 100g，续断 150g，茺蔚子 150g，柴胡 90g，香附 90g，枳壳 90g，鸡血藤 200g，郁金 150g，延胡索 120g，丹皮 120g，赤芍 150g，三七 50g，阿胶 150g，冰糖 200g。

依法制成膏方，每天两次，每次 15～20mL（一至二汤匙），温开水化服。

四季加减法：春季，加升麻 30g，葛根 150g，桑枝 120g，荆芥 30g，桑椹 150g，佛手 90g；夏季，加水牛角 200g，莲子 30g，鬼箭羽 80g，丝瓜络 150g；秋季，加百合 150g，乌梅 80g，茜草根 120g，枸杞 150g；冬季，加鹿角片 100g，黄精 150g，枸杞 150g，骨碎补 150g，海马 50g。

八、肝郁之人的四季养生膏方

1. 肝郁之人体质

神情忧郁，情感脆弱，烦闷不乐，多愁善感，忧郁，焦躁不安，经常无缘无故地叹气，易心慌、失眠，容易受到惊吓，遇事容易感到害怕，胁肋部或乳房容易胀痛，舌淡红，苔薄白，脉弦。

2. 膏方调理原则

肝郁体质之人，气郁在先，郁滞为本，故膏方调养以疏通气机为基本原则。

中医学理论认为肝主疏泄，肝气具有升发、向上、向外、流通的作用，反映了肝主升、主动的生理特性。肝郁体质之人是肝气郁结，即肝的升发之气不足，会出现心情苦闷、抑郁寡欢、多愁善感、常喜叹息，甚则闷闷欲哭的现象。另一方面肝气郁而化火，肝气升腾太过，会出现急躁易怒、失眠多梦、头目胀痛、面红目赤，甚至狂躁妄言的现象。

3. 基本膏方

柴胡 150g，枳壳 100g，当归 100g，赤芍、白芍（各）150g，白术 120g，茯苓 150g，生姜 100g，薄荷 50g，炙甘草 30g，郁金 150g，佛手 120g，玫瑰花 60g，八月札 120g，夜交藤 120g，合欢皮 150g，青皮 60g，陈皮 60g，百合 150g，阿胶 150g，鳖甲胶 150g，蜂蜜 300g。

依法制成膏方，每天两次，每次 15～20mL（1～2 汤匙），温开水化服。

四季加减法：春季，加葛根 150g，麦芽 150g，绿萼梅 40g，淮山药 150g，升麻 30g；夏季，加莲子 150g，麦冬 120g，五味子 60g，珍珠母 180g，茯神 120g；秋季，加北沙参 150g，乌梅 80g，玉竹 150g，香橼皮 60g，黄精 150g；冬季，加熟地黄 150g，制首乌 150g，穞豆衣 90g，枸杞 120g，沙苑蒺藜 150g，女贞子 150g，旱莲草 120g。

九、阴阳平和之人的四季养生膏方

1. 阴阳平和之人体质

阴阳平和质是功能较协调的体质。具有这种体质的人，其身体强壮，胖瘦适度，或虽胖而不臃滞，虽瘦而有精神；其面色与肤色虽有五色之偏，但都明润含蓄，目光有神，性格随和、开朗，食量适中，二便调畅，自身调节和对外环境适应能力强。

2. 膏方调理原则

平和质人群的膏方调养目的是增强体质，进一步巩固阴阳之平衡。因此其处方法则以平衡阴阳为主，不宜过补也不宜过攻。因为该类人群阴阳平和，一般情况下不需要另用特殊药物纠正阴阳之偏正胜衰，如果过用药物补益反而容易破坏阴阳平衡。

3. 基本膏方

百合 300g，太子参 300g，当归 150g，生地黄 200g，淫羊藿 120g，川芎 90g，知母、黄柏（各）150g，桑寄生 250g，紫丹参 200g，茯苓 300g，生白芍 300g，覆盆子 200g，菟丝子 250g，枸杞 250g，川断 250g，薏苡仁 00g，炒白术 200g，胡桃 200g，阿胶 250g，蜂蜜 250g。

依法制成膏方，每天口服两次，每次 15 ～ 20mL（一至二汤匙），温开水化服。

四季加减法：春季，宜加北黄芪 300g，升麻 30g，柴胡 90g，枳壳 90g，石斛 150g，淮山药 150g；夏季，宜加西洋参 120g，麦冬 150g，五味子 30g，莲子 150g，竹叶 90g，荷叶 120g；秋季，宜加北沙参 150g，麦冬 150g，玉竹 180g，黄精 200g，桑椹 150g；冬季，宜加熟地黄 200g，黄精 200g，巴戟天 150g，肉苁蓉 150g，女贞子 180g。

第六章 常见疾病的实用膏方

一、慢性鼻炎

鼻炎指的是鼻腔黏膜和黏膜下组织的炎症。患者经常会出现鼻塞、流清水涕、鼻痒、喉部不适、咳嗽等症状。慢性鼻炎主要特点是炎症持续三个月以上或反复发作，迁延不愈，间歇期亦不能恢复正常，且无明确的致病微生物，并伴有不同程度的鼻塞、分泌物增多、鼻黏膜肿胀或增厚等。不同类型的鼻炎症状各异，大概有如下几种情况。

1.过敏性鼻炎

一遇粉尘、动物皮毛、花粉、空调冷风等过敏原，就连续性打喷嚏、鼻痒、鼻塞、流清涕，伴有耳闷、耳鸣。

2.慢性鼻炎

长期间歇性或交替性鼻塞，导致头晕脑胀，严重影响睡眠、工作和学习，黏脓性鼻涕常倒流入咽腔，出现咳嗽、多痰。

3.肥厚性鼻炎

严重鼻塞，长期张口呼吸，导致咽喉干燥、呕恶、干呕、异物感、嗅觉减退。

4.鼻窦炎

鼻腔总有脓稠性分泌物，导致持续性鼻塞、头晕脑涨、精神恍惚、注意力不集中、记忆力减退。

5.萎缩性鼻炎

呼吸恶臭，鼻腔分泌物呈脓痂，不易擤出，用力抠出干痂时，有少量鼻出血。

随着城市生活日趋现代化，汽车尾气、化妆品、装饰材料和食品添加剂等，都是引发鼻炎的主要原因。目前，鼻炎患者正在逐年增加，而且年龄趋向低龄化。

鼻炎对人体的危害不容忽视，当影响鼻腔的生理功能时，会出现呼吸障碍，引发血氧浓度降低，影响其他组织和器官的功能与代谢，而出现一些如头痛、头晕、记忆力下降、胸闷胸痛、精神萎靡等症状，甚至会并发肺气肿、肺心病、哮喘等严重并发症。而当鼻炎未能得到及时治疗，影响嗅觉黏膜时，就会出现嗅觉障碍，导致闻不着香臭等气味的现象。当长期反复发作的鼻窦炎未得到及时治疗，炎症就会扩散至邻近器官、组织，从而并发如额骨骨髓炎、脑膜炎、血栓性静脉炎等多种危急重症。因此，得了鼻炎一定要及时治疗，千万莫让鼻炎发展成大病。

（一）膏方对慢性鼻炎的主要作用

中医学将本病归属"鼻渊""脑漏"等范畴。辨证分为实证与虚证。实证分为风寒袭肺、风热犯肺，虚证分为肺气虚寒、脾气虚弱等。膏方对该病的治疗主要是针对虚证，通过增强肺脾之气，提高免疫力。其优势是副作用小，虽然药效较慢，但它却是从根本上改善体质，提高机体抗病力，坚持服用膏方，日久自然见效，而且见效后不易复发，甚至可以达到根治的目的。

（二）基本方

生黄芪 300g，党参 150g，茯苓 120g，苍术 90g，白术 90g，防风 90g，升麻 90g，川芎 90g，炒扁豆 90g，陈皮 60g，淮山药 150g，莲子肉 90g，薏苡仁 150g，砂仁 45g，桔梗 45g，炙甘草 30g，石菖蒲 90g，苍耳子 90g，藿香 90g，生晒参（另炖）150g，鳖甲胶 90g，陈阿胶 90g，鹿角胶 90g，白文冰 250g。

依法制成膏方，每天口服两次，每次 15 ～ 20mL（1 ～ 2 汤匙），温开水化服。

（三）加减法

1. 过敏性鼻炎

加辛夷花 90g，薄荷 60g，蝉衣 30g，白芷 90g，僵蚕 90g，地龙 80g。

2. 肥厚性鼻炎

加法半夏 90g，赤芍 120g，丹皮 150g，路路通 150g，冬瓜仁 150g，薏苡仁 200g，当归 90g，紫苏梗 150g，厚朴 120g。

3. 鼻窦炎

加鱼腥草 180g，丝瓜络 180g，薏苡仁 200g，冬瓜仁 150g，白芷 120g，天花粉 150g，皂角刺 120g。

4. 萎缩性鼻炎

加生地黄 150g，当归 90g，赤芍 150g，丹皮 150g，鱼腥草 180g，丝瓜络 180g，薏苡仁 200g，路路通 150g，蒲公英 150g，半枝莲 150g。

5. 辨证加减

（1）邪热较盛　症见持续性鼻塞，涕多黄稠或白黏，嗅觉迟钝，语音不畅，耳鸣不聪，舌质红或有瘀点，脉弦细。加金银花 90g，蒲公英 90g，赤芍 90g，红花 60g，白芷 90g，黄芩 90g，辛夷花 90g，白菊花 90g，地龙 90g，生牡蛎（先煎）300g。

（2）肺虚较甚　可见交替性鼻塞，时轻时重，流稀涕，遇寒加重，头部微胀不适，咳嗽痰稀，气短，鼻黏膜肿胀，色淡红，脸色㿠白，舌质淡红，苔薄白，脉缓无力。生黄芪 450g，党参 200g，再加五味子 90g，荆芥 90g，细辛 30g，辛夷 90g，白芷 90g，千里光 90g，藁本 90g，半夏 90g。

二、慢性咽炎与慢性扁桃体炎

1. 慢性咽炎

慢性咽炎为咽黏膜、黏膜下及淋巴组织的慢性炎症。弥漫性咽部炎症常为上呼吸道慢性炎症的一部分；局限性咽部炎症则多为咽淋巴组织炎症。慢性咽炎多见于成年人，儿童也可出现。慢性咽炎全身症状均不明显，以局部症状为主。各型慢性咽炎症状大致相似且多种多样，如咽部不适感、异物感，咽部分泌物不易咳出，咽部痒感、烧灼感、干燥感或刺激感，还可有微痛感。

2. 慢性扁桃体炎

慢性扁桃体炎多由急性扁桃体炎反复发作或因扁桃体隐窝引流不畅，窝内细菌、病毒滋生感染演变而来。这些积存的细菌不断分泌毒素，并经过腺窝周围的血管网传播到全身。因而扁桃体成为不少全身性疾病如风湿热、肾炎等的病灶，这也正是其危害所在。病原菌以链球菌及葡萄球菌等最常见。临床表现为经常咽部不适，有异物感，发干，发痒，出现刺激性咳嗽、口臭等症状。

疲劳、受冷、烟酒过度是咽炎与扁桃体炎常见诱因。患者的局部症状也大多基本类似，可有咽干、灼热、咽痛，吞咽加重之感，并可伴有发热、周身不适、食欲差、大便干燥等全身症状。一般而言，急性咽炎的全身症状较轻，急性扁桃体炎的全身症状往往较重。急性期如果处理不当，则可能发展成为慢性咽炎或扁桃体炎。有少数患者甚至可因其引起严重的并发症而危及生命。本病可处处影响人们的生活质量和工作质量使人处于不适之中，故本病虽小，仍当重视处理好。

（一）膏方对咽炎与扁桃体炎的主要作用

中医学称本病为"慢喉痹"，是指因脏腑之阴阳气血津液失调，咽喉失养，气血痰浊郁滞所致，以咽部微干、痒、痛不适等为主要表现的。通过膏方可以有效地调整患者脏腑气血阴阳失调状态，达到阴平阳秘，向自我康复的方向转化。从西医的角度看，可以有效地调整患者全身机能反应状态，促进各种慢性疾病的好转，有利于慢性咽炎向好的方面转化。

（二）基本方

桔梗 150g，百合 150g，生地黄 150g，熟地黄 150g，麦冬 150g，白芍 120g，当归 80g，生甘草 30g，玄参 150g，鱼腥草 150g，板蓝根 150g，岗梅根 150g，僵蚕 90g，西青果 120g，蝉蜕 30g，西洋参（另炖）80g，川贝（研末）60g，阿胶 150g，冰糖或蜂蜜 500g。

依法制成膏方，每天口服两次，每次 15 ～ 20mL（1 ～ 2 汤匙），温开水化服。

（三）加减法

1. 阴虚较甚

咽干不适，微痛，如痰或异物黏着感或灼热感，午后症状明显。检查见咽部黏膜暗红少津、微肿，喉底小瘰高突，粒小紧束，或喉底黏膜干燥、萎缩变薄或苍白发亮。伴手足心热，舌红少苔，脉细数。加女贞子 200g，旱莲草 100g，黄柏 100g，知母 100g，龟甲 300g，薄荷 60g。

2. 气虚较甚

咽喉微干微痛，有异物梗阻感或痰黏着感，或易呕恶作哕，或兼咽喉微痒而咳，上午症状偏重。检查见咽黏膜色淡，或有微肿，脉络清晰，或有滤泡增生，粒大扁平色淡，甚则融合成片，咽后壁黏膜表面可附着黏白分泌物。面色不华或萎黄，倦怠乏力，纳差，小便清。舌淡，或淡胖有齿痕，苔白，脉缓弱。加黄芪300g，党参200g，白术200g，升麻30g，法半夏70g，紫苏梗120g。

3.肺脾郁热较甚

咽喉干燥、疼痛，异物感或痰黏着感，常"吭喀"或咳嗽有黏痰，易呕恶作哕。检查见咽部黏膜肥厚、暗红，喉底小瘰增生，颗粒肥大饱满，色暗红，喉底或有少许分泌物附着。口微渴，小便黄，大便偏结。舌质偏红，苔微黄，脉洪缓有力或略数。加射干150g，黄芩150g，牛蒡子150g，栀子150g，七叶一枝花120g，薄荷60g。

三、慢性支气管炎

慢性支气管炎是由物理、化学刺激或生物、过敏等因素引起的气管、支气管黏膜及其周围组织的慢性非特异性炎症。临床上以咳嗽、咳痰为主要症状，每年持续3个月，连续两年或两年以上。其发病多因受凉或过度疲劳削弱了上呼吸道的生理防御功能而引致，多见于寒冷季节，或气候突变之时，或过度劳累之后，也可由急性上呼吸道感染迁延而来。一般来说，急性支气管炎经积极治疗多于短期内恢复。如果罹患了急性支气管炎没有及时彻底治愈，会导致其迁延不愈或反复发作，可演变为慢性支气管炎。素有吸烟习惯，或患有诸如哮喘或支气管扩张等胸腔疾病，或是生活在空气严重污染的地区，就更有可能会罹患支气管炎。

（一）膏方对本病的主要作用

慢性支气管炎归属中医学"咳嗽""喘证""痰饮"等范畴，早在《黄帝内经》中就有记载。《素问·五常政大论》云："金不及……其发咳喘，其脏肺……其病喘。"这指出了咳喘之疾，其病在肺，而肺之虚实皆可导致咳喘。张仲景在《金匮要略》中专篇论述指出"病疾饮者，当以温药和之"的治疗原则，并创制了苓桂术甘汤、肾气丸、苓甘五味姜辛汤等方剂。一般来说，支气管炎急性发作期应以汤药治标为主，主要是控制感染、镇咳祛痰和平喘。而在缓解之后则用膏方以治本，可以通过补益肺气、健脾祛痰、补肾定喘等作用，达到减少疾病发作、改善肺及全身功能、延缓疾病进展的目的。

（二）基本方

党参200g，白术200g，茯苓200g，陈皮50g，法半夏60g，甘草30g，紫菀120g，款冬花120g，桔梗90g，桑白皮100g，五味子30g，乌梅30枚，旋覆花50g，前胡90g，北细辛15g，大枣30枚，杏仁80g，百部120g，生晒参（另炖）90g，川贝母（研末）50g，阿胶150g，麦芽糖300g。

依法制成膏方，每日两次，每次15～20mL（一至二汤匙），温开水化服。

（三）加减

1.肺气虚

表现为动辄气短，汗出较甚，四肢乏力，食欲减退，食后胃脘作胀，舌见胖大，舌边有齿印，加黄芪200g，莲子150g，淮山药200g，炒扁豆200g，鸡内金50g，炒谷芽100g。

2.肾气不足

咳嗽病程较长，咳嗽易咳出，夜尿增多，舌质淡胖，加熟地黄180g，补骨脂150g，菟丝子150g，仙茅120g，淫羊藿150g，杜仲150g。

3.肺气肿，气促咳逆

加苏子120g，白芥子70g，莱菔子90g，太子参150g，当归90g。

4. 喘息性支气管炎，气喘明显

加炙麻黄 30g，射干 90g，地龙 150 克，厚朴 120g，苏子 150g，干姜 60g，毛冬青 150g。

四、支气管哮喘

支气管哮喘（简称哮喘）是一种表现为反复发作性咳嗽、喘鸣和呼吸困难，并伴有气道高反应性的可逆性、梗阻性呼吸道疾病。本病是由多种细胞特别是肥大细胞、嗜酸性粒细胞和 T 淋巴细胞等参与的呼吸道慢性炎症性疾病。对于易感者，这种炎症可导致气道反应性增高，引起不同程度的、广泛性的、可逆性气道通气障碍的临床症状，表现为喘息、呼吸困难、胸闷和咳嗽。哮喘可反复发作。据我国不完全统计哮喘发病率在 1%～2%，有 1200 万～2000 万人；大多数在 12 岁以前起病，患者儿童比成人多。据国外近 10 年的文献报告指出，哮喘病发病率及死亡率有所增加。这可能与环境污染加重有关。由于哮喘反复发作，往往导致并发肺气肿、肺心病，对人类健康造成极大危害。哮喘引起一系列社会、经济、家庭等问题，从而受到国际上广泛的关注，联合国世界卫生组织 1993 年制定了"全球哮喘防治战略"，参与制定的各国代表对哮喘的流行病学、发病机制、诊断、治疗取得了共识。

（一）膏方对本病的主要作用

中医学认为该病属中医学"哮""喘"范畴，是由于机体脏腑功能失调，宿痰伏肺，遇诱因或感邪引触，以致痰阻气道，肺失肃降，痰气搏击所引起的发作性痰鸣气喘疾患。对该病的治疗应注重避免变应原诱发因素、缓解支气管痉挛、抗支气管炎症。在发作期以降气平喘、迅速控制症状为主。缓解期则以固本培元，提高机体抗病能力，减少及减轻疾病发作为主要目的。膏方强调培补自身正气，故对哮喘缓解期具有很好的治疗作用，可以有效防治哮喘的发作。通过补益脾肾之气达到治疗目的。

（二）基本方

党参 250g，白术 250g，白芍 250g，茯苓 200g，陈皮 90g，炙甘草 45g，生黄芪 250g，山药 150g，防风 90g，炒当归 100g，熟地黄 150g，核桃肉 180g，黄精 150g，十大功劳叶 90g，半夏 90g，炒薏苡仁 150g，补骨脂 120g，莲子肉 150g，细辛 45g，干姜 60g，炒谷芽 120g，五味子 30g，苏子 120g，地龙 90g，鹿角胶 100g，阿胶 100g，白文冰 500g 收膏。

依法制成膏方，每日两次，每次 15～20mL（一至二汤匙），温开水化服。

（三）加减法

1. 肺肾两虚证

咳喘久作，呼多吸少，动则益甚，痰稀色白，畏寒肢冷，苔白而滑，脉沉细无力。加肉桂（研末）60g，熟地黄 200g，山药 250g，山茱萸 150g，猪苓 150g，茯苓 150g，泽泻 90g，补骨脂 150g，菟丝子 150g，厚朴 60g，五味子 120g，鹅管石（先煎）300g，陈皮 90g，脐带 30g。

注：与基本方重复之药，则以加入的药量为准，下同。

2. 痰湿犯肺者

咳嗽多痰，痰白而黏，胸闷腹胀，纳差，苔白，脉弦滑。治以燥湿化痰，健脾行气。加桂枝 60g，陈皮 60g，甘草 45g，杏仁 90g，苍术 90g，炙麻黄 60g，枳壳 60g，炙款冬花 60g，山楂 45g，神曲 45g。

3. 外寒内饮者

咳喘，痰白多泡沫，恶寒无汗，口不渴，身疼重，苔白滑，脉弦紧。加炙麻黄60g，桂枝60g，五味子45g，半夏90g，紫菀90g，冬瓜仁90g，苍术90g，杏仁90g，黄芩60g。

4.外寒内热者

咳嗽，痰浓难咳，恶寒鼻塞，口渴咽痛，或身热，甚则气逆而喘，舌苔白腻或微黄，脉浮滑数。加炙麻黄60g，杏仁90g，生石膏90g，甘草45g，黄芩60g，桔梗45g，紫苏叶45g，紫菀90g，陈皮60g，陈胆星60g，象贝母60g，千里光90g，牛蒡子90g，葶苈子90g，枇杷叶90g，紫苏梗60g。

五、肺炎后期调养

肺炎是一种常见的多发的感染性疾病，是指终末气道、肺泡和肺间质的炎症。可由病原微生物（如多种细菌、病毒及衣原体、支原体等，其中以肺炎球菌引起的细菌性肺炎最为常见）、理化因素、免疫损伤、过敏及药物所致。临床表现可有发热、咳嗽、多痰、胸痛等，重症者喘气急促、呼吸困难，甚至可危及生命。世界卫生组织（WHO）在最近一份报告中指出，在全球引起发病和造成死亡的疾病中，下呼吸道感染（主要是肺炎）被列为第三位高危害疾病。我国在北京等九城市通过对60岁以上的老年人进行重点调查后，发现在所患常见病中有26%为肺炎。北京某医院的死因分析表明，肺炎为80岁以上老年人的第一位死因，为总人口致死病因的第五位。人得过肺炎之后，肺气大伤，由于肺主皮毛，故机体抗病能力也随之大损。因此，必须重视肺炎后期的调养，使机体尽快恢复健康。

（一）膏方对本病的主要作用

中医学认为，肺炎常因劳倦过度等人体正气不足之时，感受风热之邪或风寒之邪入里化热所致。邪伤肺卫，风邪束表，卫气郁闭，故见恶寒发热；肺气失宣，故咳嗽、气喘；肺不布津，聚而为痰，伤于寒邪则为白稀痰，伤于热邪或寒邪化热则见白黏痰或黄痰。邪气阻滞肺络，则致胸痛。邪伤肺络，可见咯血。此病邪气正盛之时当以驱除邪气为主，此时是不适宜用膏方治疗的。到疾病恢复期，表证已解，由于发汗过多，热灼肺阴，症见低热绵绵或午后低热，干咳无痰，或痰中带血，口干不欲饮水，咽喉疼痛，唇干，舌红苔薄黄，甚则无苔，脉细数。此时就可以用膏方扶正祛邪，以滋阴润肺，清除余热。既可以促进机体迅速康复，又可以帮助受伤的肺之气阴及机体恢复健康，减少肺炎引起的一些后遗症状。

（二）基本方

北沙参 150g，太子参 90g，蒲公英 90g，当归 90g，白术90g，赤芍 90g，白芍 90g，黄芩 90g，茯苓 120g，泽泻 90g，黄芩 90g，白菊花 90g，川芎 60g，地龙 90g，薏苡仁 200g，冬瓜仁 150g，麦冬 150g，五味子 30g，生牡蛎（先煎）200g，桔梗 150g，甘草 30g，阿胶 150g，白文冰 250g。

依法制成膏方，每日两次，每次 15 ~ 20mL（一至二汤匙），温开水化服。

（三）加减法

1. 阴虚邪恋

咳嗽，低热，自汗出，手足心热，舌红，苔薄黄，脉细数。加半夏 50g，地骨皮 150g，桑白皮 150g，黄芪 120g，浮小麦 120g，竹叶 100g，西洋参 100g。

2. 气阴两虚，阴损及阳

自汗，面色淡白，呼吸气短，手足不温，脉细。加制西洋参 120g，生晒人参 120g，炙黄芪 150g，五味子 60g，鸡血藤150g，煅龙骨、煅牡蛎各 150g。

六、高血压病

高血压病指以体循环收缩压和（或）舒张压持续升高为主要临床表现，伴或不伴有多种心血管危险因素的综合征，通常简称为高血压。高血压分为原发性高血压和继发性高血压。在绝大多数患者中，高血压的病因不明，称之为原发性高血压，这就是平常所称的高血压病，占高血压患者的 95% 以上；在不足 5% 的患者中，血压升高是某些疾病的一种临床表现，本身有明确的病因，称为继发性高血压。目前，我国采用国际上统一的标准，即收缩压 ≥ 140mmHg 和（或）舒张压 ≥ 90mmHg 即诊断为高血压。目前，高血压病的病因虽不十分清楚，但其发病与长期精神紧张、高血压家族史、肥胖、饮食中含盐量高和大量吸烟等因素密切相关。临床上以头晕头痛、耳鸣健忘、失眠多梦、血压升高等为基本特征。长期高血压还可成为多种心血管疾病的重要危险因素，是脑中风、冠心病、心肌梗死、心力衰竭、肾衰等疾病的罪魁祸首，因此被人们称为"无形杀手"。当前，随着社会节奏的加快，人们生活方式的改变，高血压病的发病率不但居高不下，且有上升的趋势。据统计，我国目前约有 1 亿多人患有高血压。尽管医学界对高血压病的研究和认识已有很大提高，相应的诊断和治疗方法也不断进步，但它迄今仍是心血管疾病死亡的主要原因之一。

（一）膏方对本病的主要作用

中医学认为该病属于"眩晕""头痛"范畴，主要由情志内伤、肝肾阴亏阳亢或饮食不节、痰浊壅滞所致，为本虚标实之病。起病之初多由肝火上炎，肝阳上亢，久则耗气、伤肾、损脾。膏方对该病可以起到整体调理治疗的作用，既可针对病人的症状特点，扶正与祛邪兼顾，又能注重阴阳气血、脏腑经络的调理平衡，改善各种临床症状，更重要的是能同时防止高血压并发症的产生。

（二）基本方

西洋参（另煎冲）90g，生石决150g，生地黄300g，蛤粉90g，山萸肉90g，泽泻90g，钩藤90g，白菊花90g，明天麻90g，海藻90g，丹皮90g，生山栀90g，柴胡60g，桑叶90g，薄荷45g，黄芩90g，炒知母、炒黄柏（各）90g，莲子心90g，石韦150g，生蒲黄90g，川黄连45g，玉竹150g，半夏90g，茯苓90g，川芎90g，丹参150g，赤芍、白芍（各）90g，桃仁90g，红花30g，白蒺藜150g，苍术、白术各90g，地锦草400g，黄芪300g，紫草90g，水牛角300g，陈皮60g，阿胶150g，龟甲胶150g，蜂蜜300g。

依法制成膏方，每日两次，每次15～20mL（一至二汤匙），温开水化服。

（三）辨证膏方

1. 肝阳上亢

症见头晕耳鸣，头痛头胀，心烦易怒，面色潮红，夜分少寐，口苦，舌红苔黄，脉弦。用以下膏方：

北沙参150g，生地黄120g，白芍120g，葛根300g，枸杞120g，首乌120g，龟甲120g，鳖甲90g，灵芝120g，山茱萸120g，熟地黄120g，当归120g，女贞子300g，桑椹300g，桑寄生300g，牛膝120g，丹参150g，川芎120g，红花30g，泽兰90g，玫瑰花30g，三棱90g，莪术90g，全瓜蒌150g，郁金120g，檀香45g，三七60g，延胡索90g，酸枣仁90g，五味子120g，夜交藤180g，鸡内金120g，谷芽120g，麦芽120g，干地龙120g，天麻120g，杜仲120g，白蒺藜180g，青葙子120g，滁菊花90g，阿胶100g，鳖甲胶150g，龟胶150g，饴糖200g，黄酒200g，西洋参100g，生晒参（另炖）

50g，胡桃肉 150g，羚羊角（研末）6g。

依法制成膏方，每日两次，每次 15 ～ 20mL（一至二汤匙），温开水化服。

2. 气血亏虚

高血压病日久，劳则头晕，面色不华，夜寐多梦，心悸，神疲乏力，饮食减少，舌质淡，苔薄白，脉细弱。用以下膏方：

太子参 150g，炒白术 150g，茯苓 120g，生薏苡仁 300g，怀山药 300g，北秫米 300g，黄芪 120g，黄精 300g，玉竹 120g，枸杞 120g，首乌 120g，鳖甲 120g，龟甲 120g，灵芝 120g，山茱萸 120g，熟地黄 150g，女贞子 300g，桑椹 300g，桑寄生 300g，怀牛膝 120g，葛根 300g，丹参 150g，川芎 120g，泽兰 90g，当归 120g，赤芍 120g，三棱 90g，莪术 90g，瓜蒌皮 150g，郁金 120g，天麻 120g，杜仲 120g，干地龙 120g，泽泻 120g，车前子 120g，钩藤 120g，白蒺藜 180g，青葙子 120g，荷叶 180g，生山楂 150g，虎杖 150g，苦参 150g，柴胡 120g，八月札 150g，鸡内金 120g，煨木香 90g，制香附 90g，阿胶 100g，鳖甲胶 120g，龟甲胶 120g，饴糖 200g，黄酒 200g，西洋参 100g，生晒参（另炖）50g，胡桃肉（研末）150，木糖醇 300g。

依法制成膏方，每日两次，每次 15 ～ 20mL（一至二汤匙），温开水化服。

七、卒中后遗症

中风是急性脑血管病，它是以突然猝倒，不省人事，伴发口眼歪斜、言语不利、半身不遂或突然出现半身不遂为主要症状的一类疾病。它包括西医学的脑梗死、脑栓塞、短暂脑缺血发作、脑出血和蛛网膜下腔出血等。中风可分为出血性中风和缺血性中风。脑出血和蛛网膜下腔出血属于出血性中风；脑血栓形成和脑梗死属于缺血性中风，本病起病急骤，来势凶猛，病情险恶，且病情变化迅速。因其发病突然，也称为脑卒中，或称脑血管意外。自从烈性传染病得到控制以来，中风已上升为人类三大死亡原因之一。据世界卫生组织公布的资料，共统计的 57 个国家中，中风列于前三位的就有 40 个国家。在这 57 个国家中，中风的死亡人数占全部死亡人数的 11.3%，仅次于冠心病和癌症。我国中风的发病率、死亡率或致残率一直很高，每年约有 300 万人死于中风。也就是说每年在全国人口中约有 1/1000 死于中风。

卒中后遗症是指中风之后遗留的病症在中风幸存者之中，半数以上留有瘫痪、言语障碍、吞咽障碍、认知障碍、日常活动能力障碍及大小便障碍等严重后遗症状，甚至痴呆、生活不能自理等，给社会和家庭带来沉重的负担。中风发病半年以上者，即为卒中后遗症期。常见的症状有半身不遂，口舌歪斜，言语謇涩或不语，感觉减退或消失等。

（一）膏方对本病的主要作用

卒中后遗症按照中医学辨证属本虚标实，本虚则以气虚、阴虚为主，标实则以血瘀、痰浊为主，以致气血运行受阻，肌肤、筋脉失养。本病往往病情复杂，病势胶结难解，恢复不易，而且大多存在再中风的危险。膏方方大药多，有利于照顾方方面面的整体状况；而且服用方便，养治结合，有利于坚持长期调养与治疗。故卒中后遗症十分适合用膏方进行调治。本病临床可分为气虚血瘀型和阴虚风动型。膏方可通过补虚化瘀、祛痰通络等法，促进卒中后遗症患者的恢复。

（二）基本方

炙黄芪 300g，党参 200g，当归 150g，葛根 200g，毛冬青 200g，红花 100g，川芎 100g，桃仁 150g，当归 100g，赤芍 150g，地龙 150g，丹参 300g，郁金 150g，川断 150g，川牛膝

150g，怀牛膝 150g，茯苓 150g，白术 100g，天麻 100g，刺五加 100g，三七 100g，陈皮 60g，神曲 100g，甘草 60g，阿胶300g，蜂蜜 300g。

依法制成膏方，每日两次，每次 15 ～ 20mL（一至二汤匙），温开水化服。

（三）辨证膏方

1. 痰湿

平素倦怠乏力，头胀呆滞，行缓思卧，迭经中药治疗后，诸症有所缓解，仍胸闷头胀，神识呆钝，腰膝酸软，便溏溲频，舌淡胖，苔白微腻，脉滑。可用如下膏方：

人参（另煎冲）90g，西洋参（另煎冲）60g，北芪 300g，五爪龙 300g，羊霍叶 150g，茯苓 150g，苍术、白术各 90g，潼蒺藜、白蒺藜各 90g，当归 150g，赤芍 90g，党参 150g，炙甘草 60g，葛根 150g，川芎 150g，石菖蒲 90g，远志 60g，益智仁 150g，淮山药 300g，乌药 60g，小茴香 45g，姜制砂仁60g，生地黄、熟地黄各 150g，肉苁蓉 150g，桃仁 90g，金狗脊 90g，杜仲 90g，陈皮 60g，法半夏 90g，山楂 150g，丹参 200g，怀牛膝 150g，补骨脂 150g，骨碎补 150g，鹿衔草150g，金樱子 90g，干姜 90g，郁金 90g，仙茅 90g，鹿角胶120g，龟甲胶 80g，木糖醇 200g。

依法制成膏方，每日两次，每次 15 ～ 20mL（一至二汤匙），温开水化服。

2. 气虚血瘀

气短倦怠，语多乏力，头晕肢麻，舌淡暗，苔薄腻，脉沉。可用如下膏方：

人参（另煎，冲）100g，西洋参（另煎，冲）60g，北芪 300g，五爪龙 300g，桃仁 90g，红花 45g，当归 90g，川芎90g，地龙 60g，水蛭 60g，枳壳 60g，桔梗 60g，怀牛膝 60g，

生地黄、熟地黄各150g，葛根150g，石菖蒲90g，杜仲150g，鹿衔草150g，骨碎补90g，淫羊藿90g，菟丝子90g，生蒲黄90g，丹参150g，山楂150g，淮山药300g，决明子150g，刘寄奴150g，天麻90g，鸡血藤300g，制首乌150g，益智仁150g，苍术、白术各90g，陈皮45g，桂枝45g，茯苓150g，炙甘草30g，姜制砂仁60g，法半夏90g，灵芝150g，泽泻90g，泽兰90g，鹿角胶120g，龟甲胶80g，白冰糖300g。

依法制成膏方，每日两次，每次15～20mL（一至二汤匙），温开水化服。

八、冠心病

冠状动脉性心脏病简称冠心病，是指由于心肌供血的冠状动脉系统发生粥样硬变，导致心肌供血不足，甚至部分心肌严重缺血，从而引起心绞痛等一系列的病变和临床症状，也就是通常所说的缺血性心脏病。由于患者脂质代谢不正常，血液中的脂质沉着在原本光滑的动脉内膜上，在动脉内膜一些类似粥样的脂类物质堆积而成白色斑块，称为动脉粥样硬化病变。这些斑块渐渐增多造成动脉腔狭窄，使血流受阻，导致心脏缺血，产生心绞痛。如果出现持久而严重的心肌急性缺血，从而导致部分心肌坏死，这就是心肌梗死。心肌梗死常表现为突发而持久的胸痛，常并发心律失常、心力衰竭乃至休克、猝死等严重病变。我国在改革开放20多年来，随着人民生活水平的迅速提高，本病的发生率有迅速增长的趋势，发病年龄也越来越趋于年轻化，成为威胁现代人类健康的主要"杀手"之一。

（一）膏方对本病的主要作用

冠心病相当于中医学"胸痹""心痛""真心痛""心络痛"范畴。中医学认为本病"旦发夕死，夕发旦死"，凶险之极。人到中年之后，身体素质下降，五脏渐衰，脏腑功能失调，是冠心病发病的基础。该病多属虚实夹杂证，内脏亏虚，功能失调为本，血瘀、气滞、痰浊、寒凝痹阻心脉为标。治疗方法则有活血化瘀、通阳宣痹、芳香温通及益气养阴活血、益气活血与扶正补肾等。膏方对该病的治疗以扶正补虚为主，辅以通阳化瘀止痛。因其处方全面，服用方便，有利于长期坚持治疗，故最适用于稳定性冠心病的长期治疗。

（二）基本方

生黄芪 200g，瓜蒌 150g，薤白 150g，赤芍 90g，白芍 90g，炒当归 90g，广地龙 90g，桃仁 120g，酸枣仁 120g，红花 60g，炒柴胡 90g，炒枳壳 90g，桔梗 60g，丹参 150g，檀香 30g，砂仁（后下）30g，郁金 90g，青皮 60g，陈皮 60g，川芎 90g，生蒲黄（包煎）90g，延胡索 90g，鳖甲胶 90g，阿胶 90g，鹿角胶 90g，白文冰 250g。

依法制成膏方，每日两次，每次 15～20mL（一至二汤匙），温开水化服。

（三）辨证膏方

1. 心阳不振，痰浊内阻

形体肥胖，胸闷痛如窒，痰多脘闷，苔浊腻，脉滑。

黄芪、党参、云茯苓、丹参、益母草、煅龙骨、煅牡蛎、饴糖各 300g，赤芍、白芍、泽兰、泽泻、生地、桂枝、延胡索、淫羊藿、广郁金、牛膝各 180g，猫人参、苍术、白术、沙参、薤白、葛根各 150g，黄精、玉竹、当归、参三七、制香附、厚朴、麦冬、五味子、防风、灵芝、川芎、瓜蒌皮、法半夏各 120g，红花、桃仁、降香各 90g，生蒲黄 100g，生姜 60g，西红花 30g，阿胶、鹿角胶各 150g，紫河车粉、黄酒各 100g，冰糖 150g，生晒山参（另煎，冲）30g。

依法制成膏方，每日两次，每次 15～20mL（一至二汤匙），温开水化服。

2. 心血瘀阻

心胸刺痛，痛点固定，舌紫唇黯，舌下静脉迂曲粗胀。

野山参（另煎冲）30g，桂枝150g，柴胡90g，赤芍、白芍各90g，当归90g，川芎90g，炒枳壳90g，玉桔梗60g，怀牛膝60g，红花90g，生地黄300g，桃仁90g，生甘草90g，生蒲黄150g，醋灵脂90g，制乳香、制没药各45g，延胡索90g，苏木90g，降香24g，九香虫24g，黄芪300g，丹参150g，血竭（研，冲，收膏）30g，制香附90g，天台乌90g，法半夏90g，小青皮60g，茯苓90g，广郁金90g，百合90g，炙远志90g，酸枣仁150g，活磁石300g，全瓜蒌150g，干薤白120g，木香45g，苍术、白术各90g，鹿角胶150g，麦芽糖300g。

依法制成膏方，每日两次，每次15～20mL（一至二汤匙），温开水化服。

九、肺源性心脏病

肺源性心脏病简称肺心病，是由支气管－肺组织或肺动脉系统病变所致肺血管阻力增加，继而产生肺动脉高压，最后导致右心室肥大的心脏病。根据起病缓急和病程长短，可分为急性肺心病和慢性肺心病。急性肺心病主要由于来自静脉系统或右心的栓子进入肺循环，造成肺动脉主干或其分支的广泛栓塞，同时并发广泛肺细小动脉痉挛，使肺循环受阻，肺动脉压急剧升高而引起右心室扩大和右心衰竭。慢性肺心病是由肺组织、肺动脉血管或胸廓的慢性病变引起的肺组织结构和功能的异常，产生肺血管阻力增加，肺动脉压力增高，使右心扩大、肥大，伴有或不伴有右心衰竭的心脏病。临床上以慢性肺心病最为常见。在我国80%～90%以上的肺心病是由气管炎、慢性支气管炎并发肺气肿而来，其次支气管哮喘、肺结核、支气管扩张、矽肺、结节性肺动脉炎等也均可引发肺心病。本病常因呼吸系统感染而诱发。临床上除原有肺胸疾病的各种症状如长期性咳嗽、咳痰或哮喘外，主要是逐步出现乏力、呼吸困难，劳动耐力下降，并可有心前区疼痛和不同程度的发绀缺氧现象。病情进一步发展会导致心力衰竭，以右心室衰竭为主。早期症状与呼吸衰竭近同，但以后出现心悸气短、恶心呕吐、呼吸困难及发绀明显加重，伴有尿少、浮肿及腹水等。

（一）膏方对本病的主要作用

慢性肺源性心脏病相当于中医学"肺胀""喘咳""痰饮"等范畴。本病多因年老体弱，长期咳喘，加之感受外邪，造成肺、心、脾、肾脏气亏虚，是气血津液运行敷布障碍所致。本病的治疗应分清标本缓急，发作期重在祛邪，治以清热解毒、化瘀祛痰；缓解期则以扶正固本和理气活血为主。膏方对本病的治疗以缓解期为主，多采用扶正固本和理气活血为主，通过改善全身体质，调整机体阴阳气血平衡，从而达到加强心肺功能、减少疾病发作的目的。

（二）基本方

炙黄芪 210g，当归 210g，川芎 210g，熟地黄 210g，枳实 210g，淫羊藿 210g，茯苓 210g，太子参 210g，麦冬 210g，葛根 280g，益母草 280g，瓜蒌皮 280g，生蒲黄 280g，柴胡 140g，桂枝 140g，丹参 140g，红花 140g，参三七片 140g，炒白术 140g，炒白芍 140g，防风 140g，姜半夏 140g，炙远志 140g，山楂 140g，五味子 140g，炙甘草 90g，木香 80g，生晒参 100g，西洋参 100g，西红花 20g，阿胶 200g，鹿角胶 200g，饴糖 200g。

依法制成膏方，每日两次，每次 15 ～ 20mL（一至二汤匙），温开水化服。

（三）辨证膏方

1.痰热内阻

心慌，胸闷，神疲乏力，纳呆，寐差梦多，二便调，舌尖红，苔腻略黄，脉细结代。处以膏方：

黄芪280g，益母草280g，青蒿280g，夜交藤280g，太子参210g，麦冬210g，当归210g，川芎210g，茯苓210g，竹茹210g，炒枣仁210g，甘松210g，龙骨210g，五味子140g，炒白芍140g，姜半夏140g，枳实140g，炙远志140g，丹参140g，苦参140g，生甘草90g，玉竹420g，苍术420g，木香80g，另用生晒参100g，西洋参150g，特级枫斗80g，阿胶150g，鳖甲胶100g，冰糖200g。

依法制成膏方，每日两次，每次15～20mL（一至二汤匙），温开水化服。

2.肾阴阳不足

头胀痛且晕，上重下轻，面烘热，急躁易怒，腰膝酸软，下肢冰凉，口腔溃疡频发，寐差梦多，大便干，二三日一行，舌黯红，苔薄黄，脉弦细。处以膏方：

天麻210g，钩藤210g，潼蒺藜、白蒺藜各210g，麦冬210g，连翘210g，仙茅210g，淫羊藿210g，当归210g，川芎210g，生地黄210g，怀牛膝210g，制狗脊210g，夏枯草140g，五味子140g，炒白芍140g，炙鳖甲140g，山萸肉140g，炙远志140g，参三七片140g，生甘草140g，蒲公英280g，白花蛇舌草280g，益母草280g，磁石420g，木香80g，另用：西洋参100g，阿胶200g，龟甲胶100g，西红花20g，木糖醇200g。

依法制成膏方，每日两次，每次15～20mL（一至二汤匙），温开水化服。

十、风湿性心脏病

风湿性心脏病是指由于风湿热活动引起心脏炎后，累及心脏瓣膜，遗留下来并以瓣膜病变为主的心脏病变。病因主要是由于 A 组溶血性链球菌感染引起，属于自身免疫病。其临床表现是病变的瓣膜区出现相应的心脏杂音；心室、心房增大，后期出现心功能不全等。本病根据其症状可分为以下几种类型：①二尖瓣狭窄型：青壮年有见湿热病史，心功能代偿期可无症状，失代偿后，出现活动后气短、心悸，阵发性呼吸困难，严重时端坐呼吸、咯血等，晚期出现右心衰，明显二尖瓣面容（两颧及口唇紫红，心尖部触到舒张期震颤）。②二尖瓣关闭不全：心功能代偿期可无症状，失代偿期可见心悸、活动后喘促、疲劳、乏力，咯血等左心功能不全，后期出现右心功能不全症状，如肝大、下肢浮肿等，心尖部可见搏动增强及触到有力的局限性抬举样冲动，叩诊心界向左下扩大。③主动脉瓣狭窄：重症者出现头昏，甚者晕厥、心绞痛、心律失常，甚或猝死，晚期出现呼吸困难、咳嗽、咯血等左心功能不全症状，体征为主动脉瓣听诊区听到响亮粗糙的吹风样收缩期杂音，向颈部传导，并伴有收缩期震颤等。④主动脉关闭不全：失代偿期可见心悸、头部有振动感，偶有心绞痛，重者出现阵发性呼吸困难、咳嗽等左心衰竭的表现，颈动脉及足背动脉搏动明显，心尖瓣搏动增强，向左下移位，呈抬举性。据世界卫生组织的不完全统计，全世界有超过 1500 万风湿性心脏病患者，同时每年新增 50 万人患急性风湿热。本病是我国最常见的心脏病，在成人心血管疾病中，本病约占 40%，多数病人为 20～40 岁的青壮年，女性稍多。临床上以单纯二尖瓣病变最为常见，占 70%～80%；二尖瓣合并主动脉瓣病变次之，占 20%～30%。

（一）膏方对本病的主要作用

中医学无此病名，根据心悸、气急、浮肿、咯血等主要临床表现，类似于中医学"心痹"，亦可归属于"痰饮""水肿""惊悸""怔忡"或"喘证"等范畴。病因外为风湿之邪侵袭，内为脏腑虚损。风湿外侵，入络迁延不愈，痹阻经脉，此常见于病变早期或急性活动期。心病既久，势必累及肺、脾、肾诸脏。肺气肃降无权，故有咳嗽痰喘，甚则倚息不能平卧。心气虚影响脾气虚弱，运化失职，则气血生化无源，而致心血愈虚，呈现惊悸、眩晕、食少便溏等心脾两虚证，脾阳不振，难以运湿；水湿内停，肾阳虚衰，蒸化无权，聚水成饮；水饮泛滥，上则凌心射肺，下则腹满肢肿。由此，心、肺、脾、肾互相牵累，阴阳、气血俱虚，病变愈演愈烈，最终导致心力衰竭，阴阳离决。因本病常常表现为虚实夹杂、多脏器受累，必须长期调治，故非常适宜用膏方。膏方对本病的治疗主要以益气养心、温通心脉、活血化瘀为主。

（二）基本方

野山参（另煎冲）30g，生黄芪300g，川桂枝150g，赤芍、白芍各90g，当归150g，川芎90g，炒枳壳90g，桔梗60g，怀牛膝60g，红花90g，大生地300g，桃仁90g，炙甘草90g，淫羊藿150g，鹿角90g，生蒲黄150g，醋灵脂90g，制乳香、制没药各45g，延胡索90g，苏木90g，姜黄90g，紫丹参150g，血竭（研，冲，收膏）30g，制香附90g，天台乌90g，法半夏90g，小青皮60g，云苓90g，广郁金90g，全瓜蒌150g，干薤白90g，木香45g，苍术、白术各90g，鹿角胶150g，麦芽糖300g。

依法制成膏方，每日两次，每次15～20mL（一至二汤匙），温开水化服。

（三）加减法

1. 瘀血

心胸刺痛，痛点固定，舌紫唇暗。重用赤芍、川芎、红花、降香各 250g，丹参 500g。

2. 心血虚

心悸、失眠多梦、体倦乏力、食少，舌淡苔白脉细弱。加龙眼肉、茯苓、远志、茯神、白术各 150g，炙黄芪、党参、酸枣仁各 200g，远志、木香、大枣各 50g，生姜 30g。

十一、暑病后调养

夏天感受暑热邪气而发生的多种急性热病，统称为"暑病"。暑是夏季的主气，暑邪是夏季常见的致病邪气，暑为阳邪，暑性升散，故暑病之性炎热，易伤津耗气扰神，多兼夹湿为其特点。其中，中暑在夏季尤为常见，当外界气温超过 35℃时，人体就有中暑的可能。中暑按照轻重程度可分为三个层次。最轻的是先兆中暑，是指在高温环境下出现大量出汗，口渴，明显疲乏，四肢无力，头昏眼花，胸闷，恶心，注意力不集中，四肢发麻，体温正常或略有升高。此时如能及时离开高热环境，经短时间休息后症状即可消失。其次是轻度中暑，既有先兆中暑症状，同时伴有呕吐、皮肤湿冷、血压下降等症状，为轻度中暑。轻度中暑者经治疗后，一般 4～5 小时内可恢复正常。第三是重度中暑，大多数情况是在高温环境中突然昏迷。此前常有头痛、麻木与刺痛、眩晕等，皮肤灼热而绯红，体温常在 40℃以上，应及时去医院治疗，以免危及生命。暑病之后，人体气津大伤，湿邪留滞，故应抓紧进一步调理，以促进机体早日康复。

（一）膏方对的本病主要作用

暑为阳邪，邪热炽盛，易伤阴耗津，且气候炎热易使腠理开，营卫通，汗大泄，迫津外泄，气随汗泄，而气虚又可加重暑热外邪，可见多汗肢冷、干咳无痰、鼻燥、痰带血丝或口燥咽干、渴饮不止等肺胃津伤之候及精神衰惫、四肢倦怠、头昏嗜睡、胸闷不畅、少气懒言、脉虚等气虚之症。故暑病后期多表现为气津两伤、湿邪阻滞之证，适宜用膏方益气养阴、健脾除湿。

（二）基本方

太子参 180g，黄芪 200g，生白术 150g，生薏苡仁 150g，淮山药 150g，北秫米 150g，五味子 90g，鳖甲 90g，龟甲 90g，山萸肉 90g，玉竹 120g，枸杞 120g，白芍 120g，灵芝 120g，怀牛膝 120g，酸枣仁 120g，黄精 100g，女贞子 100g，桑椹 100g，丹参 100g，丹皮 60g，柏子仁 60g，合欢花 60g，绿萼梅 60g，檀香 60g，郁金 80g，鸡内金 80g，麦芽 180g，谷芽 180g，西洋参（另炖）50g，生晒参（另炖）50g，阿胶 100g，鳖甲胶 150g，龟甲胶 150g，木糖醇 200g，黄酒 200g。

依法制成膏方，每日两次，每次 15 ～ 20mL（一至二汤匙），温开水化服。

（三）辨证膏方

1. 暑病后湿邪偏重

头重身困，四肢酸痛，大便溏泄或黏滞不爽等。处以膏方：

生晒山人参（另炖冲）30g，黄芪 300g，党参 300g，云茯苓 300g，丹参 300g，赤芍 150g，白芍 150g，泽泻 150g，生地黄 150g，桂枝 150g，陈皮 150g，淫羊藿 150g，牛膝 150g，

苍术 150g，白术 150g，薤白 150g，黄精 120g，玉竹 120g，制半夏 120g，当归 120g，参三七 120g，制香附 120g，厚朴 120g，麦冬 120g，羌活 120g，白芥子 120g，防风 120g，灵芝 120g，川芎 120g，瓜蒌皮 120g，降香 90g，生姜 60g，阿胶 150g，鹿角胶 150g，紫河车粉 100g，黄酒 100g，冰糖 150g

依法制成膏方，每日两次，每次 15 ～ 20mL（一至二汤匙），温开水化服。

2. 暑病后阴虚肝郁

情志不畅，郁郁不乐，口干咽燥，胸闷。处以膏方：

柴胡 120g，炒白芍 150g，当归 100g，川芎 120g，制香附 120g，枳实 150g，青蒿 150g，郁金 150g，益母草 150g，竹茹 120g，丹参 150g，枸杞 120g，桑椹 150g，桑寄生 150g，木香 60g，谷芽 150g，麦芽 150g，炙鸡内金 120g，白术 150g，茯苓 150g，党参 150g，知母 120g，黄柏 120g，生龙骨 150g，炙远志 80g，百合 200g，麦冬 150g，合欢皮 180g，夜交藤 200g，炙甘草 90g，生晒人参（另炖）100g，西洋参（另炖）200g，阿胶 200g，饴糖 200g，龙眼肉 100g。

依法制成膏方，每日两次，每次 15 ～ 20mL（一至二汤匙），温开水化服。

十二、慢性胃炎

慢性胃炎系指不同病因引起的各种慢性胃黏膜炎性病变，以淋巴细胞和浆细胞的浸润为主，嗜中性粒细胞和嗜酸性粒细胞也可存在。慢性胃炎是一种常见病、多发病，其发病率在各种胃病中居首位。慢性胃炎的主要临床表现为食欲减退、上腹部不适和隐痛、嗳气、反酸、恶心、呕吐等。病程缓慢，反复发作而难愈。慢性胃炎常见有慢性浅表性胃炎、慢性糜烂性胃炎和慢性萎缩性胃炎 3 种类型。后者黏膜肠上皮化生，常累及贲门，伴有 G 细胞丧失和胃泌素分泌减少，也可累及胃体，伴有泌酸腺的丧失，导致胃酸、胃蛋白酶和内源性因子的减少。胃镜普查证实，我国人群中慢性胃炎的发病率高达60%以上，萎缩性胃炎约占其中的20%。对慢性胃炎要重视，特别是萎缩性胃炎一定要坚持治疗。根据科学推算，萎缩性胃炎发生癌变要在发病后16～24年，所以，我们完全有时间及早发现。中重度萎缩性胃炎，特别是萎缩性胃炎伴有病理检查上的结肠型上皮化生或不典型增生者，属于癌前病变，如不积极治疗、合理调养，比较容易诱变为胃癌。

（一）膏方对本病的主要作用

慢性胃炎是最常见的胃病，属中医学"胃脘痛""痞满""吞酸""嘈杂""纳呆"等病范畴。中医学认为，慢性胃炎多因长期情志不遂、饮食不节、劳逸失常，导致肝气郁结，脾失健运，胃脘失和，日久中气亏虚，从而引发种种症状。膏方对该病的治疗以益气健脾养胃为主，注重扶正祛邪，有利于长期坚持治疗，可以达到根治的目的。

（二）基本方

党参200g，白术150g，煅瓦楞150g，柴胡90g，赤芍90g，白芍90g，郁金90g，香附90g，川芎90g，延胡索90g，炒枳壳90g，姜半夏90g，山楂90g，神曲90g，佛手90g，生麦芽120g，海螵蛸120g，茯苓120g，竹茹60g，甘草60g，阿胶150g，饴糖500g。

依法制成膏方，每日两次，每次15～20mL（一至二汤匙），温开水化服。

（三）辨证加减及膏方

1. 肝郁

胃脘胀满，食后尤甚，嗳气，呕恶反酸，舌苔薄白或薄黄，脉沉弦。在基本方基础上加重柴胡、佛手、郁金、麦芽药量，改为各 150g，加八月札、香橼、厚朴各 150g，陈皮、浙贝各 90g。

2. 寒热互结

有心下痞痛，时感呕恶，干呕作哕，肠鸣辘辘，腹泻，便溏或便秘，舌苔薄腻黄，脉弦或弦滑。可用以下膏方：

制半夏 90g，瓜蒌 90g，炒枳壳 90g，泽泻 90g，藿香 90g，大腹皮 90g，延胡索 90g，党参 150g，黄连 45g，干姜 45g，砂仁 45g，蔻仁 45g，黄芩 60g，陈皮 60g，竹茹 60g，炙甘草 30g，茯苓 120g，苍术 120g，白术 120g，生薏苡仁 120g，熟薏苡仁 120g，阿胶 150g，麦芽糖 300g。

依法制成膏方，每日两次，每次 15 ～ 20mL（一至二汤匙），温开水化服。

3. 胃阴虚

胃脘灼痛，不思饮食，食后腹胀，干呕嗳气，渴喜冷饮，大便干结，舌红苔少且燥，脉细数。可用以下膏方：

太子参 150g，北沙参 150g，蒲公英 150g，炒谷芽 150g，麦冬 120g，白芍 120g，炒扁豆 120g，石斛 150g，炒当归 90g，陈香橼 90g，延胡索 90g，莲子各 90g，炙乌梅 30g，生甘草 30g，木香 30g，黄连 30g，玫瑰花 45g，炙鸡内金 60g，阿胶 150g，饴糖 500g。

依法制成膏方，每日两次，每次 15 ～ 20mL（一至二汤匙），温开水化服。

十三、消化性溃疡病

消化性溃疡主要指发生于胃及十二指肠的慢性溃疡，是一多发病、常见病。其临床特点为慢性过程，周期发作，中上腹节律性疼痛。消化性溃疡的形成与胃酸和胃蛋白酶的消化作用有关，故称消化性溃疡。因溃疡主要在胃和十二指肠，故又称胃及十二指肠溃疡。消化性溃疡的典型临床表现是腹痛。腹部疼痛可归纳为局限性、缓慢性和节律性，多局限于上腹部。胃溃疡疼痛多位于剑突下正中或偏左，十二指肠溃疡则位于上腹正中或稍偏后。起病多缓慢，病程长达数年或数十年。胃溃疡疼痛多在餐后 0.5～2 小时发作，经 1～2 小时胃排空后缓解，其规律是进食→疼痛→缓解。十二指肠溃疡多在空腹时疼痛，一般在餐后 3～4 小时发作，进食后缓解，其规律是进食→缓解→疼痛，也可于晚间睡前或半夜出现疼痛，称夜间痛。如胃溃疡位近幽门，其疼痛节律可与十二指肠溃疡相同。当溃疡较深，特别是穿透性者，疼痛可涉及背部。本病呈周期性发作，与季节有关，秋末冬初最多，春季次之，夏季少见。与饮食、精神情绪、治疗反应等亦有关。疼痛性质常为隐痛、烧灼样痛、钝痛、饥饿痛或剧痛，可为碱性药物所缓解。特殊类型溃疡如幽门管溃疡、球后溃疡、胃底贲门区溃疡、巨大溃疡、多发性溃疡、复合性溃疡或有并发症时，疼痛可不典型。本病除疼痛症状外，还常兼有其他胃肠道症状，如嗳气、反酸、胃灼痛、恶心、呕吐等。呕吐和恶心多反映溃疡具有较高的活动程度，如见大量呕吐宿食，提示幽门梗阻。本病是常见病、多发病，呈世界性分布。一般人口中，有 5%～10% 的人曾患过胃或十二指肠溃疡。临床上十二指肠溃疡较胃溃疡多见，两者的比例约为 3∶1。其中，十二指肠溃疡好发于青壮年，胃溃疡的发病年龄较迟，平均晚十年。性别方面，男性较女性多，二者之比为 2～4∶1。溃疡病如防治不当，可引起严重的并发症，如大出血、胃穿孔或幽门梗阻等。因此，积极防治本病有着重要意义。

（一）膏方对本病的主要作用

消化性溃疡在中医学中属"胃脘痛"范畴。中医学认为本病的发生与情志不调及饮食不节有关。过食生冷，饥饱无常，可致脾胃受伤；忧伤恼怒，情志不遂，可致肝失疏泄，肝胃不和等，日久气滞血瘀，不通则痛，以致发生本病。不论是虚寒，抑或虚热，均会导致脉络瘀阻，表现为兼见血瘀，在少数情况下，亦可兼见夹痰湿，或夹食滞，各类证候之间常相互关联和影响。本病病程长，大多为虚实夹杂之证，故适宜使用膏方作长期的调治。膏方对该病的作用以健脾益胃、消食化滞、活血化瘀为主。

（二）基本方

党参300g，白术250g，茯苓280g，炙鳖甲300g，生地黄300g，玄参360g，天冬300g，麦冬300g，黄连100g，生甘草100g，海螵蛸300g，地骨皮300g，熟枣仁150g，知母300g，夜交藤150g，百合360g，莲子心100g，藿香300g，芦根250g，生蒲黄（包）200g，黄柏200g，凤凰衣180g，赤芍300g，炒谷芽、炒麦芽各300g，炒六曲300g，炙鸡内金300g，阿胶300g，蜂蜜1000g。

依法制成膏方，每日两次，每次15～20mL（一至二汤匙），温开水化服。

（三）加减法

1.肝胃不和

胃脘痛连及两胁疼痛，情绪波动时疼痛加重，脉弦滑。加柴胡150g，枳实160g，白芍200g，陈皮90g，制半夏90g，延胡索150g，青皮90g，八月札150g。

2.脾胃湿热

胃脘疼痛，口干口苦，大便干，小便黄，舌红苔黄腻，脉滑数。加黄芩150g，姜半夏90g，苍术90g，陈皮60g，木香120g，佩兰90g，厚朴90g，茵陈180g。

3.气滞血瘀

胃脘疼痛、胀痛、刺痛，舌质黯，脉涩。加侧柏叶120g，三七90g，茜草根150g，延胡索160g，丹参200g，五灵脂120g。

4.脾胃虚寒

胃脘冷痛，纳呆食少大便稀溏，舌质淡，苔白，脉紧。加炙黄芪150g，桂枝120g，白芍120g，干姜120g，炙甘草90g，大枣90，延胡索150g，吴茱萸90g，去蜂蜜，改用麦芽糖1000g收膏。

十四、慢性胆囊炎

慢性胆囊炎是胆囊的慢性病变，绝大多数病人都伴有胆囊结石，或由亚急性或急性胆囊炎反复发作引起。胆囊功能异常，部分患者存在细菌感染，胆囊管或胆总管梗阻是其发病基础。慢性胆囊炎有时可为急性胆囊炎的后遗症，但大多数病人过去并没有患过急性胆囊炎。由于胆囊长期发炎，胆囊壁会发生纤维增厚，瘢痕收缩，造成胆囊萎缩，囊腔可完全闭合，导致胆囊功能减退，甚至完全丧失功能。极少数慢性胆囊炎是由细菌或寄生虫引起的。依据胆囊内是否存在结石，可分为结石性胆囊炎与非结石性胆囊炎。非结石性胆囊炎是由细菌、病毒感染或胆盐与胰酶引起的慢性胆囊炎。慢性胆囊炎多长期无症状表现，但有部分病人有右上腹或中上腹或剑突下反复疼痛，有的还有右肩背难受，或晚餐后或在晚上出现右肩部疼痛等症状，疼痛多在进食油腻或饱食后诱发或加重，常伴有腹胀、嗳气、呕恶、纳差、厌油腻、大便异常等症状。如有胆石嵌顿，则可发生右上腹难以忍受的胆绞痛，常持续15～60分钟，同时还有恶心、呕吐、饱胀、胃灼痛、打嗝、反胃等症状。有的也表现为消化不良，对脂肪饮食难以忍受。通过B超检查多可明确诊断，显示出胆囊有结石和沉积物、胆囊壁增厚或萎缩；如果有胆囊积液，则显示出胆囊增大。因腹部 B 超检查有一定局限性，有时需要做 X 光的胆囊造影，以进一步确诊。若发作比较频繁，症状比较重，明显影响生活和工作，用利胆药等保守疗法又不见效时，应考虑用手术治疗，以求根治。但大部分患者可通过保守疗法达到治愈的目的。

（一）膏方对本病的主要作用

慢性胆囊炎大致属于中医学"胆胀""黄疸""胁痛"范畴。中医学认为凡情志不畅、寒温不适、饮食不节、过食油腻或虫积等，均可导致肝胆气滞，脾失健运，湿热蕴结，影响肝脏疏泄和胆腑的通降而发为本病。中医学根据临床表现辨证一般分为肝胆气郁、肝胆血瘀、肝胆湿热、肝胃不和等证型。膏方可根据病人不同的临床表现分别施以不同的处方，在疏肝理气、清热利湿基础上辨证加减，坚持长期调治，往往可以收到很好的治疗效果。

（二）基本方

茵陈 150g，栀子 120g，柴胡 90g，白芍 120g，玉米须 150g，鸡内金 120g，香附 90g，川芎 90g，枳壳 90g，陈皮 60g，茯苓 120g，党参 90g，甘草 30g，白术 90g，土茯苓 120g，郁金 120g，黄芩 90g，法半夏 90g，大黄 60g，蒲公英 150g，生晒参 60g，西洋参 120g，鳖甲胶 120g，冰糖 300g，黄酒 250g。

依法制成膏方，每日两次，每次 15 ～ 20mL（一至二汤匙），温开水化服。

（三）加减法

1. 肝气犯胃

胁肋疼痛，胃脘胀满，攻撑作痛，嗳气频繁，大便不畅，每因情志因素而疼痛发作,舌苔薄白,脉弦。加白花蛇舌草、广木香、广郁金各150g,青皮、佛手、救必应、厚朴各120g。

2. 肝胃郁热

胁肋疼痛,胃脘胀满灼痛,烦躁易怒,泛酸嘈杂,口干口苦,舌质红苔黄,脉弦或数。加丹皮150g,栀子150g,浙贝母100g,黄连60g,吴茱萸30g。

3. 瘀血停滞

胁肋疼痛,痛有定处而拒按,胃脘胀满疼痛,舌质紫黯,脉涩。加桃仁100g,红花100g,当归120g,川芎60g,生地黄100g,茜草100g,延胡索120g,三七粉(冲)30g。

十五、溃疡性结肠炎

溃疡性结肠炎是慢性非特异性溃疡性结肠炎的简称,是一种病因尚不十分清楚的结肠和直肠慢性非特异性炎症性疾病,病变局限于大肠黏膜及黏膜下层。病变多位于乙状结肠和直肠,也可延伸至降结肠,甚至整个结肠。本病见于任何年龄,但20～30岁最多见。其临床表现主要为腹痛、腹泻。腹泻的程度轻重不一,轻者每日3～4次;重者每日排便次数可多至30余次。粪质多呈糊状及稀水状,混有黏液、脓血。轻型及病变缓解期可无腹痛,或呈轻度至中度隐痛,少数呈绞痛。严重病例可有食欲不振、恶心及呕吐。病情轻重不等,多反复发作或长期迁延呈慢性经过。本病起病多数缓慢,少数急性起病。病程呈慢性经过,数年至十余年,常有反复发作或持续加重,偶有急性暴发性过程。精神刺激、劳累、饮食失调常为本病发病的诱因。本病常反复发作,久治不愈,容易引起多种并发症。如大量便血会导致患者因失血过多而休克;肠炎感染会导致肠狭窄;肠溃疡任意发作极易造成肠穿孔,其死亡率高达44%,更有5%的患者最终癌变,留下终生遗憾,故必须引起高度重视。

（一）膏方对本病的主要作用

中医学没有相应的名称，一般将其归入"肠风""飧泄""溏泄""腹痛""肠澼""滞下""久痢"便血"等范畴。本病发病多与湿邪热毒侵及，恣食生冷肥甘之品及郁怒思虑，情志不遂等有关。其病机可分为以下三个方面：一是湿热内蕴。因感受湿邪热毒，蓄积大肠；或饮食不节，壅滞肠胃，郁久则热毒壅盛，湿热互相搏结，伤及气血，化为脓血而下泄。二是气滞血瘀，多由情怀不畅，郁怒伤肝，气滞血涩。三是脾胃虚弱，久痢不愈，使脾胃受损，亦可因禀赋不足，脾胃素虚，感受寒湿或饮食生冷，伤及脾脏阳气，病程过久，继而损伤及肾而发病。本病初起，多以湿热壅滞肠胃为主，病情进一步发展则可致气滞血瘀，最后则出现脾肾两亏乃至阴阳俱虚之证候。本病多呈虚实夹杂之候，故适宜用膏方以补益脾胃，培补正气，兼以清化湿热，凉血解毒。

（二）基本方

党参150g，苍术150g，白术150g，赤芍90g，白芍90g，木香45g，黄连50g，香附90g，生薏苡仁120g，熟薏苡仁120g，生蒲黄（包）90g，延胡索90g，茯苓120g，扁豆90g，藿香90g，荷叶45g，地榆炭90g，炒莲子肉120g，金银花90g，炮姜30g，甘草30g，槐花120g，火炭母150g，凤尾草200g，阿胶150g，白文冰250g。

依法制成膏方，每天口服二次，每次15～20mL（一至二汤匙），温开水化服。

（三）加减法

1.肠道湿热
腹痛腹泻，便下脓血，便次较多，口干口苦，或有发热，舌质红，苔黄腻，脉滑数。加黄柏 90g，黄芩 90g，木香 60g，生地榆 90g，仙鹤草 90g，石菖蒲 60g，败酱草 150g，白头翁 120g。

2. 脾胃虚弱

腹部隐痛，大便溏薄，食欲不振，稍进油腻则腹痛腹泻，神疲乏力，舌质淡，体胖大，边有齿印，苔薄白，脉细弱。加山药 300g，扁豆 300g，砂仁 60g，陈皮 60g，神曲 60g，焦山楂 90g，肉豆蔻 90g，吴茱萸 60g，五味子 60g，补骨脂 200g。

3. 肝肾阴虚

大便干结不畅，夹有黏液，或便下脓血，形体消瘦，口干，或有低热，舌质光红无苔，有裂纹，脉细数。加干地黄、山茱萸、山药、茯苓、丹皮、枸杞各 150g，决明子 90g，何首乌 100g，当归 100g。

十六、风湿性关节炎

风湿性关节炎是一种与溶血性链球菌感染有关的变态反应性疾病，是一种常见的急性或慢性结缔组织炎症。风湿性疾病可反复发作并累及心脏。临床以关节和肌肉游走性酸楚、重著、疼痛为特征。它是风湿热的主要表现之一，以成人为多见，受累关节以大关节为主。开始侵及下肢关节者占85%，膝和踝关节最为常见，其次为肩、肘和腕，手和足的小关节很少见。急性风湿性关节炎多数患者有明显的受风湿侵犯而急骤发病史，并有半数患者在发病前 1 ～ 3 周有咽峡炎、扁桃体炎等上呼吸道感染史。全身表现有乏力、食欲减退、烦躁、发热（大多数有高热）、出汗等。关节炎主要表现为游走性、对称性、复发性。由一个关节转移至另一关节，常对称累及膝、踝、肩、肘、腕等大关节，局部出现红肿热痛等急性炎症表现。关节功能多因肿痛而活动受限，有时关节腔伴有渗出液。部分病人几个关节同时受累。儿童关节炎症状多轻微，或仅 1 ～ 2 个关节受累，成年则较显著。在急性炎症消退后，关节完全恢复正常功能。慢性风湿性关节炎多有急性风湿性关节炎或不典型的风湿热病史。主要表现：一般无高热，仅少数病人有低热。关节多为酸痛，呈游走性窜痛或限于一两个关节轻度肿痛，关节功能因疼痛轻度受限。如累及膝关节则行走、上下楼梯及蹲站时困难。呈反复发作，遇天气变化（刮风、下雨、阴天）时加重。其中一些患者病情可发展至心脏，可引发心肌炎，甚或遗留心脏瓣膜病变甚至危及生命。

（一）膏方对本病的主要作用

本病在中医学大致属于"痹证"范畴。中医学认为风湿性关节炎的主要病机为气血不足，肝肾亏虚，风寒湿邪痹阻肢体经络，经络蓄热，痰瘀互结，气血运行失畅，肌肉、筋骨失养，日久可致肝、脾、肾三脏受损，使脏腑气血阴阳随之而亏。本病为本虚标实、虚实夹杂之病，且有寒、热、阴、阳之别。正气亏虚、热毒、瘀血在风湿性关节炎的发病中占有重要地位。膏方治疗主要适宜于慢性风湿性关节炎，因其作用以培补正气、化瘀通络、强壮筋骨为主，故尤其适用于慢性风湿性关节炎静止期，可以有效改善体质、减轻症状、减少发作。如果是急性风湿性关节炎或是慢性风湿性关节炎急性发作期，则非膏方所宜，而应以汤药治之，待急性症状解除后再服用膏方。

（二）基本方

生晒参（另炖）50g，黄芪 300g，秦艽 200g，丹参 100g，桂枝 90g，鸡血藤 90g，独活 120g，桑寄生 120g，防风 90g，荆芥 90g，桑枝 90g，白芍 300g，狗脊 200g，续断 120g，豨莶草 300g，骨碎补 120g，海风藤 120g，枸杞 90g，另用：陈

酒 200g，文冰糖 300g，陈阿胶 150g，鹿角胶 150g，胡桃肉 120 克。

依法制成膏方，每日两次，每次 15 ～ 20mL（一至二汤匙），温开水化服。

（三）加减法

1. 风热湿浸

关节屈伸不利，红肿疼痛，局部有烧灼感，并伴有咽喉疼痛、恶心、发热，脉浮数，舌苔薄黄。加羌活 150g，连翘 150g，生甘草 30g，防风 100g，生姜 30g，赤小豆 300g，夜交藤 300g，赤芍 100g，桂枝 50g。

2. 热邪迫络

肢体关节肿胀、疼痛剧烈，痛处有灼热，嫩红，遇暖则程度加重，冷则好转，痛不可触，筋脉拘急，无法屈伸，夜重日轻，口渴烦闷，舌质红，脉数小滑，苔黄燥。加石膏 300g，白花蛇舌草 200g，知母 100g，夜交藤 200g，炙甘草 100g，络石藤 200g，粳米 100g，丹参 150g，桑枝 30g。

3. 脾肾阳虚

关节变形僵硬，痹症迁延不愈，肌肉萎缩，骨节疼痛，面色淡白无华，明显冷感，肢冷形寒，腰膝酸软，弯腰驼背，尿多便痛，脉沉弱，舌淡，。加当归 150g，煅瓦楞 100g，白芍 150g，白花蛇 100g，乌梢蛇 150g，瓜蒌 100g，陈皮 50g，枳实 60g，半夏 100g，地龙 150g，骨碎补 150g，狗脊 200g。

十七、类风湿关节炎

类风湿关节炎（Rheumatoidarthritis，RA）是一种以慢性侵蚀性关节炎为特征的全身性自身免疫病。类风湿关节炎的病变特点为滑膜炎，以及由此造成的关节软骨和骨质破坏，最终导致关节畸形。类风湿关节炎的临床表现多样，多数为缓慢隐匿起病，少数急性起病，发作与缓解交替出现。类风湿关节炎受累关节的症状表现为对称性、持续性关节肿胀和疼痛，常伴有晨僵。一般认为本病是一种兼有细胞免疫异常和体液免疫的自身免疫性疾病。引起免疫异常的原因可能与以下三个因素有关：感染、家族遗传、内分泌失调。类风湿关节炎起病缓慢，病初可有疲倦无力、食欲不振、体重减轻、低热和手足麻木刺痛等先驱症状，随后发生关节疼痛、肿胀、僵硬，近端指关节（即靠近手掌的指关节）肿，呈梭形肿胀，以晨间最为显著，活动后减轻（此种现象称为晨僵）。受累关节以两手小关节（尤其是近端指间关节和掌指关节）、腕、膝、足关节为主，肘、肩、髋、踝关节也可受累。病初可能只有一两个关节受累，以后发展为对称性关节炎。病变晚期关节畸形、僵硬、功能受限，关节附近肌肉萎缩。还可发生皮肤慢性溃疡、肌炎、心包炎、神经病变、心胸膜炎、瓣膜病、肉芽肿性肺炎或广泛肺间质性纤维化等。本病多见于温带湿度较大的地区，我国的发病率为 0.35%～0.4%，以东北、华北地区为多。发病高峰年龄在 20～45 岁，约占 80%，多见于女性，男女之比约为 1∶3。本病发病多隐渐，而以潜伏期 1～5 年者最多。本病对患者的生活质量有严重影响，所以要采取措施及早预防，及早发现以阻止病情进展就显得至关重要。

（一）膏方对本病的主要作用

类风湿关节炎属中医学的"痹症""顽痹"范畴，其临床特征则与"历节病""白虎历节风"较为相似。中医学认为该病的病因病机主要有外邪、正虚、瘀血三个方面：由于久居严寒之地，或常在野外、露天住宿或居住潮湿、冒雨涉水等，以致风寒湿邪侵袭人体，壅塞经络，凝滞关节，久而为痹。若风寒湿邪郁久化热，熏蒸津液，饮酒积聚形成湿火而成风湿热痹。由于禀赋不足或调摄不当，遂使气血虚弱，腠理疏豁，寒湿之邪乘虚而入，阻遏营卫，留连于筋骨血脉而致病。病变主要涉及脾、肝、肾三脏。初起以邪实为主，病位在皮肉经络，久病则多属正虚邪恋，病邪深入筋骨脏腑。由于病情反复发作，久病入络而致血瘀。邪、虚、瘀三者既相互区别，又互相渗透，互为因果。由于本病缠绵难愈，必须坚持长期治疗，故用膏方最为适宜。

（二）基本方

生北芪 200g，五爪龙 200g，熟地黄 150g，当归 150g，白芍 150g，续断 150g，鸡血藤 150g，补骨脂 150g，骨碎补 150g，狗脊 150g，巴戟天 150g，肉苁蓉 150g，菟丝子 150g，杜仲 150g，淫羊藿 150g，白花牛大力 150g，怀牛膝 150g，桑寄生 150g，千年健 90g，伸筋草 150g，延胡索 150g，桂枝 80g，木瓜 150g，桑枝 150g，乌梢蛇 150g，地龙 120g，鹿衔草 150g，两面针 150g，七叶莲 150g，走马胎 100g，宽筋藤 150g，黑老虎 150g，苍术 100g，黄柏 90g，豨莶草 150g，丝瓜络 150g，知母 150g，薏苡仁 200g，茯苓 150g，秦艽 150g，佛手 80g，陈皮 60g，砂仁 60g，枳壳 150g，海风藤 150g，炙甘草 60g，生晒参（另炖）150g，阿胶 150g，鹿角胶 150g，饴糖 300g，蜂蜜 300g。

依法制成膏方，每日两次，每次 15～20mL（一至二汤匙），温开水化服。

（三）加减法

1.偏风寒湿

肢体关节肿胀、疼痛剧烈，痛处有冷痛，遇寒加重，暖则好转，痛不可触，筋脉拘急，无法屈伸，夜重日轻，舌质淡苔薄白，脉滑。加炙麻黄 60g，细辛 30g，独活 100g，白术 150g，茯苓 300g。

2. 偏风湿热

肢体关节肿胀、疼痛剧烈，痛处有灼热，焮红，遇暖则程度加重，冷则好转，痛不可触，筋脉拘急，无法屈伸，夜重日轻，舌质红，脉数小滑。加生地黄300g，玄参200g，独活90g，忍冬藤300g，秦艽150g，丹皮150g，蚕砂130g，络石藤200g。

3. 偏气血两虚

关节变形、僵硬，疼痛迁延不愈，肌肉萎缩，骨节疼痛，面色淡白无华，明显冷感，肢冷形寒，腰膝酸软，弯腰驼背，尿多便溏，脉沉弱，舌淡。加高丽人参60g，炙黄芪200g，茯苓200g，白术200g，鸡血藤200g，羌活150g，独活150g。

十八、慢性泌尿系感染

泌尿系感染又称尿路感染，是指病原体在尿路中大量生长繁殖，并侵犯尿路黏膜或组织引起的尿路炎症。根据感染部位，尿路感染可分为上尿路感染和下尿路感染，前者为肾盂肾炎，后者主要为膀胱炎。根据有无基础疾病，尿路感染还可分为复杂性尿感和非复杂性尿感。临床上根据发病情况又可分为急性和慢性两种。慢性泌尿系感染患者可有或没有临床症状，有些较典型的病例可见尿频、尿急、尿痛、腰痛或尿液改变等临床症状。它是一种很常见的疾病，其发病人数占总人口的0.91%，居肾脏疾病的首位。男性发病率为0.23%，女性为2.37%，女性发病率为男性的10倍。其中非特异性泌尿系感染的发病率仅次于呼吸道及胃肠道的非特异性感染。可见，泌尿系感染是临床上的常见病、多发病，对新生儿、婴幼儿和儿童危害性尤大，感染能直接危害生命，在成人可发展成严重的肾疾病。故应注重加以预防与治疗。

（一）膏方对本病的主要作用

尿路感染在中医学属"淋证"等范畴。本病主要与湿热毒邪蕴结膀胱及脏腑功能失调有关。外阴不洁，秽浊之邪入侵膀胱，酿生湿热；饮食不节，损伤脾胃，蕴湿生热；情志不遂，气郁化火或气滞血瘀；年老体弱、禀赋不足、房室失节及久淋不愈引起脾肾亏虚等，均可导致本病的发生。本病以肾虚为本，膀胱湿热为标，且与肝脾密切相关，其病机以湿热蕴结下焦，导致膀胱气化不利为主。因本病易于复发，常常反复发作，缠绵难愈，故适宜用膏方长期调治，膏方对本病的治疗强调补肾为主，兼利水渗湿清热，扶正祛邪，以达到根治的目的。

（二）基本方

生地黄、熟地黄各150g，菟丝子150g，山萸肉120g，黄精200g，淮山药150g，泽泻150g，茯苓200g，怀牛膝150g，丹参150g，车前子150g，玉米丝200g，薏苡仁200g，萆薢150g，泽兰150g，虎杖90g，大青叶90g，白花蛇舌草150g，白芍90g，金银花90g，连翘90g，石韦150g，黄柏90g，萹蓄60g，白茅根150g，白蔻仁90g，甘草60g，阿胶150g，龟胶150g，白文冰300g。

依法制成膏方，每日两次，每次15～20mL（一至二汤匙），温开水化服。

（三）加减法

1. 膀胱湿热

有时见小便频数，短涩刺痛，点滴而下，急迫灼热，溺色黄赤，少腹拘急、胀痛，或发热恶寒，口苦呕恶，或腹痛拒按，大便秘结，舌红，苔黄腻，脉滑数。加蒲公英、石韦、车前草各200g，滑石300g，山栀150g，灯心草100g，鱼腥草

250g。

2. 肝胆郁热

有时见寒热往来，口苦咽干，心烦欲呕，不思饮食，尿频而痛，溺色黄赤，少腹胀痛，舌红苔黄或腻，脉弦数。加龙胆草60g，柴胡120g，生地黄180g，当归120g，山栀150g，黄芩150g，茵陈200g。

3. 脾肾阳虚

面色发白，形寒肢冷，腰膝或下腹冷痛，久泄久痢不止，或五更泄泻，完谷不化，粪质清冷，或面浮身肿，或小便不利，甚则腹胀如鼓，或舌质淡胖，舌苔白滑，脉沉迟无力。加黄芪200g，党参180g，桂枝130g，白术150g，杜仲150g，巴戟天150g，肉苁蓉150g，补骨脂150g，锁阳150g。

4. 肾阴不足

五心烦热，失眠，盗汗，口干咽燥，头晕目眩，梦遗，午后颧红，舌红少苔或有裂纹，脉细数等。加干地黄240g，女贞子150g，枸杞150g，旱莲草150g，天冬、麦冬各150g，北沙参150g，石斛150g，玉竹150g。

十九、抑郁症

抑郁症是精神疾病的一种，是一种常见的心境障碍，可由各种原因引起，以显著而持久的心境低落为主要临床特征，且心境低落与其处境不相称，严重者可出现自杀念头和行为。多数病例有反复发作的倾向，每次发作大多数可以缓解，部分可有残留症状或转为慢性。抑郁症与一般的"不高兴"有着本质区别，具有明显的特征，综合起来有三大主要症状：情绪低落、思维迟缓和运动抑制。情绪低落就是高兴不起来，总是忧愁伤感，甚至悲观绝望。思维迟缓就是自觉变笨了，记不住事，思考问题困难。运动抑制就是不爱活动，浑身发懒，走路缓慢，言语少等。严重者可能不吃不动，生活不能自理。具备以上典型症状的患者并不多见。很多患者只具备其中的一点或两点，严重程度也因人而异。心情压抑、焦虑、兴趣丧失、精力不足、悲观失望、自我评价过低等，都是抑郁症的常见症状，有时很难与一般的短时间的心情不好区分开来。抑郁症有昼重夜轻的节律变化，上述的不适症状晨起严重，下午或晚上有所缓解。抑郁症患者由于情绪低落、悲观厌世，重者为了结束痛苦而产生自杀的念头和行为。及早发现、及早治疗并坚持治疗，对抑郁症的患者非常重要。

（一）膏方对本病的主要作用

中医学认为抑郁障碍多由忧愁思虑、愤懑郁怒所致。肝主疏泄，性喜条达，情志过极可使肝失条达，疏泄失司，气机不畅，而致肝气郁结，表现为情志抑郁、悲观厌世、善叹息等。病久则由气及血，影响五脏，如肝郁横逆犯胃克脾，脾胃受制，纳谷运化失常，水谷不为精微，反为痰湿；肝病及脾，肝脾气结，气滞则脾精不布，聚湿生痰，痰气郁结，肝郁化火，扰动心神，心血亏耗，神失所养；肝气上逆犯肺，肺气不展，百脉失朝，气血不畅；肝郁可影响肾之封藏，肝气郁久化火，暗耗阴精，致肾阴亏虚或阴虚火旺。总之，抑郁症的病因多为情志内伤，基本病机为肝失疏泄，致脾失健运，心失所养及脏腑阴阳气血失调。病变初起以气滞为主，常兼血瘀、痰凝，多属实证；病久则由实转虚，其影响脏腑及损耗气血阴阳的不同，而形成心、脾、肝、肾亏虚的不同病变。总之，常以虚证范围为其归宿。由于本病易于反复，坚持治疗就尤为关键，膏方对本病的作用以补养心脾、疏肝解郁、调和五脏及阴阳气血、恢复机体平衡为主，坚持服用，日久自可获良效。

（二）基本方

生晒参200g，生黄芪200g，太子参100g，生地黄200g，制黄精 100g，焦白术 100g，炒白芍 150g，淮山药 100g，肥知母 100g，淫羊藿 100g，京玄参 100g，软柴胡 100g，炒黄芩 100g，广郁金 150g，枸杞 150g，山萸肉 100g，合欢花 150g，开心果 150g，金沸草 100g，景天三七 150g，路路通 100g，蒲公英 150g，玉桔梗 120g，牛蒡子 100g，浙贝母 150g，珍珠母 200g，陈皮 100g，白茯苓 150g，大枣 200g，炙甘草 100g，淮小麦 200g，百合 200g，酸枣仁 150g。

依法制成膏方，每日两次，每次 15 ～ 20mL（一至二汤匙），温开水化服。

（三）加减法

1. 肝郁气滞

精神抑郁，情绪低落，意志消沉，悲观厌世，少与人语，喜静恶声，心绪不宁，时或心烦，多疑善怒，胸胁胀满，小腹胀痛，脘闷嗳气，食少，大便失调，妇女可见月经不调，舌苔薄白或薄腻，脉弦。加枳壳 150g，佛手 150g，青皮 70g，玫瑰花 90g，白芍 200g，郁金 180g。

2. 肝郁化火

性情急躁，见人强装笑脸，背人悲泣厌世，终日长吁短叹，懊恼难解，心烦躁扰，夜不安寐，胸胁胀满疼痛，头痛眩晕，目赤耳鸣，口苦咽干或嘈杂吞酸，大便秘结，小便黄赤，舌红苔黄，脉弦数。加丹皮 150g，栀子 150g，黄芩 120g，枳壳 150g，白芍 200g，郁金 180g，石决明 200g，菊花 150g，夏枯草 180g。

3. 肝郁脾虚

患者精神抑郁，情绪低落，表情呆板，或惊恐不安，心悸失眠，胸胁胀痛或咽中梗阻咳之不出，咽之不下，或头晕目眩，舌苔白腻或黄腻，脉沉弦滑。加当归、生白芍、白术、茯苓各 200g，薄荷 50g，丹皮、栀子各 200g。

4. 心脾两虚

多思善虑，表情淡漠，多喜独处，善悲欲哭，心悸怔忡，头晕头昏，失眠健忘，纳食腹胀，倦怠无力，妇女月经量少色淡或淋沥不尽，舌质淡嫩，脉细弱。加高丽人参80g，白术(麸炒)160g，茯神160g，黄芪(蜜炙)150g，当归160g，木香40g，远志(去心甘草炙)120g，龙眼肉160g，酸枣仁(炒)150g。

5. 肝肾阴虚

焦虑，忧郁，紧张，猜疑，五心烦热，盗汗颧红，心悸失眠，舌红少苔脉细数。加生地黄200g，山茱萸200g，丹皮150g，泽泻100g，枸杞200g，菊花90g，女贞子180g，旱莲草150g。

二十、失眠

失眠是指无法入睡或无法保持睡眠状态，导致睡眠不足，睡眠的质和量不能满足个体正常需要的一种状况。失眠的表现有多种形式，包括难以入睡、睡眠不深、易醒、多梦、早醒、醒后不易再睡、醒后不适感、疲乏，或白天困倦及睡眠时间不足或质量差等，是一种常见病。失眠会引起人的疲劳感、精神不安、全身不适、无精打采、反应迟缓、头痛、注意力不能集中，它的最大影响是精神方面的，严重一点会导致精神分裂、抑郁症、焦虑症、自主神经功能紊乱等功能性疾病，以及各个系统疾病，如心血管系统、消化系统等。

（一）膏方对本病的主要作用

中医学认为失眠病机多属阴阳失调，心神受扰。心脾两虚之失眠以夜寐易醒、多梦为主，兼见心血虚与脾气虚的症状；心肾不交失眠，以心烦、不易入睡，甚则彻夜不眠为特征，兼见心肾阴虚与心火上扰的症状；心胆气虚之失眠以心虚胆怯、入夜惊悸不寐为特征。膏方可根据不同的病机处方用药，从根本上调整机体阴阳气血及五脏的平衡协调，消除引起失眠的根本原因，其失眠症状就会慢慢缓解直至消失。这不是一般所谓的安眠药所能比拟的。

（二）基本方

生黄芪200g，太子参180g，炒白术120g，茯神300g，炒枣仁300g，夜交藤300g，广木香90g，茯苓150g，生牡蛎（先煎）300g，当归100g，法半夏120g，秫米（包）300g，淮山药200g，益智仁120g，桑椹300g，枸杞200g，野生无柄赤芝（先煎）120g，鲜铁皮石斛（先煎）120g，郁金120g，丹参300g，柴胡100g，赤芍、白芍120g，炒枳壳120g，佛手90g，炒谷芽、炒麦芽各120g，生山楂150g，鸡内金120g，阿胶200g，龟甲胶200g，饴糖400g。

依法制成膏方，每日两次，每次15～20mL（一至二汤匙），温开水化服。

（三）加减法

1. 心脾两虚

症见多梦易醒，心悸健忘，头晕目眩，神疲乏力，面色不华，大便易溏，舌淡苔薄，脉细弱。加炙黄芪100g，党参150g，莲子200g，炙远志90g，当归90g，广木香60g，炒白术改为150g。

2. 心肾不交

症见心烦不寐或多梦易醒，头晕耳鸣，口干舌燥，腰膝酸软，男子遗精，女子月经不调，舌红，脉细数。加生地黄200g，百合200g，龙骨300g，黄连60g，丹参200g，肉桂30g，莲须150g，沙苑蒺藜150g。

3. 心胆气虚

失眠多梦，时有惊醒，心悸，胆怯怕声，胸闷气短，舌淡，脉细弦。加党参 200g，麦冬 150g，五味子 120g，炙远志 90g，石菖蒲 90g，琥珀粉 30g，珍珠母 300g。

二十一、急性肾小球肾炎后期调养

急性肾小球肾炎简称急性肾炎，因病因不同有人称为急性肾炎综合征。它是一组急性起病，因感染后免疫反应引起的弥漫性肾小球非化脓性炎性病变。其病情轻重不一，临床上以水肿、少尿、血尿、蛋白尿和高血压为主要表现，并可有一过性氮质血症的一组临床综合征。本病可发生于世界各地，在我国是一种常见的肾脏病，儿童和青年多见。调查研究表明，在北方，急性肾小球肾炎大约90%以上发生于呼吸道链球菌感染之后；南方30%～80%发生于脓疱病之后。如猩红热流行期间，急性肾小球肾炎发病率明显高于平时。虽急性肾小球肾炎经过恰当的治疗大多能自行恢复肾功能，近期效果较为理想，但长期预后尚难以定论。急性肾炎见于成年人，预后较儿童为差，病程较长，恢复较慢，有不少患者长期隐匿而发展成为慢性肾炎或慢性肾功能衰竭。故应重视对本病后期的调养康复，以防止留下病根，造成更为严重的后果。

（一）膏方对的主要作用

本病在中医学中大致属于"肾风""风水"范畴。临床以眼睑浮肿，继则四肢及全身皆肿，来势迅速，多有恶寒、发热、肢节酸楚、小便不利、脉浮、苔薄白等症为特点。病因多为外感风寒暑湿，或疮毒内侵，劳倦损伤肺脾等所致。病机关键为肺脾肾失调，脾肾虚弱，水液泛溢肌肤。病位在肾，与肺、脾、膀胱、三焦等密切相关。早期多为实证，病程迁延日久，后期则多成虚实夹杂证。正如《景岳全书·肿胀》篇指出"凡水肿等症，乃肺脾肾三脏相干之病，盖水为至阴，故其病本在肾，水化于气，故其标在肺，水唯畏土，故其制在脾。今肺虚则气不化精而化水，脾虚则土不制水而反克，肾虚则水无所主而妄行"。在辨证施治中必须以阴阳为纲，须注意辨别阴阳、寒热、虚实之间的错杂与转化。膏方主要适用本病后期的调理，通过益气健脾补肾，兼以利水消肿、祛除余邪，从而拔除病根，促进身体完全康复。

（二）基本方

生地黄、熟地黄各150g，山萸肉120g，黄精200g，枸杞150g，莲须150g，芡实150g，首乌150g，天冬、麦冬各150g，北沙参150g，泽泻150g，茯苓200g，白术150g，怀牛膝150g，车前子150g，玉米丝200g，薏苡仁200g，萆薢150g，泽兰150g，女贞子150g，旱莲草150g，山药200g，黄芪300g，丹参120g，白花蛇舌草150g，茅根180g，益母草120g，鳖甲胶120g，阿胶120g，鹿角胶100g，白文冰300g。

依法制成膏方，每日两次，每次15～20mL（一至二汤匙），温开水化服。

（三）加减法

1. 气虚邪恋

本证常在恢复期或病程较长时出现，表现为肢体轻度浮肿或浮肿不显，面色少华，困倦乏力，纳少便溏，多汗易感冒，舌质淡，苔薄白，脉缓弱。加莲子肉150g，砂仁60g，桔梗90g，白扁豆150g，生晒人参100g，党参200g，谷芽、麦芽各160g。

2. 水凌心肺

全身浮肿，或有水臌，频咳气急，心悸胸闷，烦躁不能平卧，面色苍白，甚则唇甲青紫，舌质黯红，苔白或白腻，脉沉细或细数无力。加麻黄 60g，桂枝 150g，干姜 150g，细辛 30g，五味子 60g，白芍 120g，法半夏 120g，大腹皮 150g，葶苈子 150g，大枣 150g，半边莲 150g，马鞭草 150g。

二十二、慢性肾小球肾炎

慢性肾小球肾炎是原发于双侧肾脏肾小球的变态反应性疾病，简称慢性肾炎，是一组多病因的慢性肾小球病变为主的肾小球疾病。多数患者病因不明，据统计仅 15% ～ 20% 从急性肾小球肾炎转变而至。以蛋白尿、血尿、高血压、水肿为基本临床表现。起病方式各有不同，病情迁延，病变缓慢进展，可以不同程度肾功能减退，最终将发展为慢性肾衰竭的一组肾小球病。由于本组疾病的病理类型及病期不同，主要临床表现各不相同，疾病表现呈多样化。一般认为本病是由于免疫复合物沉积，通过激活补体系统而引起一系列炎症反应。部分病人的发病与溶血性链球菌感染有关。此外，如肺炎双球菌、葡萄球菌、流感嗜血杆菌等亦可引发本病。普通病人可见腰酸腰痛、全身乏力、眼睑及下肢轻度或中度水肿。肾脏病水肿的特点是晨起眼睑或颜面水肿，午后多消退，劳累后加重，休息后减轻。严重水肿可出现在身体低垂部位，如双脚踝内侧、双下肢、腰骶部等。或有纳食减少，腹胀，大便溏薄；或有气短多汗，易于感冒；或有夜尿频多，眼目干涩，可伴高血压。肾脏病引起的高血压与其他高血压一样，也会出现头痛、头昏、眼花、耳鸣等症状，但有些病人由于长期血压较高，对高血压症状已经耐受，故可以没有任何不适，所以，单凭有无症状来判断血压是否升高是不可取的，经常测量血压十分必要。肾区酸痛不适、隐隐作痛或持续性钝痛；尿量过多或过少正常人的尿量为 1000 ～ 2000mL／d，平均为 1500mL／d 左右。无论尿量增多还是减少，都可能是肾脏病的表现，特别是夜间多尿往往是肾脏病的信号。慢性肾小球肾炎后期可出现贫血，最终将发展演变成为慢性肾功能衰竭。而一旦发展到慢性肾功能衰竭，病人情况将会急转直下，病情迅速恶化，直至演变成为终末性尿毒症。

（一）膏方对本病的主要作用

慢性肾小球肾炎临床上多以水肿、高血压、蛋白尿、血尿及肾功能损害等为主要表现。在中医学属于"水肿""腰痛""虚劳""血尿""淋证"等范畴。中医学理论认为本病以阴虚为本，燥热为标，其衍变常以阴虚燥热开始，随后发展渐损及气阴、精血和元气，晚期可致脾肾阳虚，水湿泛滥，阴竭阳微，终致阴阳离决。由于本病对人体危害大，往往反复发作，缠绵难愈，故应注重对本病的预防与调治。膏方对本病着重扶正固本、利湿祛邪，应立足长期治疗，使机体逐步康复，而不至于发展成为终末性尿毒症。

（二）基本方

生地黄、熟地黄各 200g，生黄芪 300g，山药 200g，川芎 100g，生薏苡仁 300g，菟丝子 150g，杜仲 150g，巴戟天 150g，肉苁蓉 150g，山萸肉 120g，黄精 200g，女贞子 150g，枸杞 150g，莲须 150g，芡实 150g，旱莲草 150g，泽泻 150g，茯苓 200g，白术 150g，怀牛膝 150g，丹参 150g，车前子 150g，玉米须 200g，薏苡仁 200g，草薢 150g，泽兰 150g，全蝎 30g，金毛狗脊 150g，蝉蜕 100g，鳖甲胶 150g，鹿角胶 100g，白文冰 300g。

依法制成膏方，每日两次，每次 15 ～ 20mL（一至二汤匙），温开水化服。

（三）加减法

1. 脾肾气虚

面色暗黄，面浮肢肿，畏寒乏力，腰脊痛困，声怯气少，便溏纳差，男子遗精，阳痿早泄，女子月经紊乱，舌淡胖边有齿痕，脉细弱。加生晒人参70g，炙黄芪180g，党参180g，猪苓150g，覆盆子120g，通草50g，桂枝80g，砂仁60g，干姜60g，小茴香60g，肉桂30g，炒苍术150g，灵芝160g，淫羊藿150g，五加皮120g，木瓜160g，寄生180g，金樱子120g，陈皮80g。

2. 气虚阴虚

面色无华，少气乏力，易感冒，午后低热，口干咽燥，目睛干涩，视物模糊，烦躁易怒，腰膝酸痛，男子多梦遗精，女子月经不调，面浮肿胀，纳差痞满。加西洋参120g，太子参150，沙参150g，五味子70g，五加皮120g，何首乌150g，炒苍术80g，猪苓150g，桂枝60g，丹皮90g，覆盆子120g，楮实子150g，百合200g，天冬、麦冬各150g，石斛120g，砂仁40g，桑皮70g，灵芝150g，陈皮50g。

二十三、肾病综合征

肾病综合征可由多种病因引起，以肾小球基膜通透性增加，表现为大量蛋白尿、低蛋白血症、高度水肿、高脂血症的一组临床症状群。其临床表现以"三高一低"的四大症状群为特征：患者出现高度而顽固的水肿，其水肿以面部、下肢、外阴部最为明显，严重水肿时可伴有胸腹水；患者尿中带有大量蛋白质，从而使尿液变得胶黏，小便时尿液上面出现大量泡沫；患者血脂明显升高，因而其皮肤可出现黄斑瘤，如果脂血症持续过久，可以引起血管动脉粥样硬化、血栓形成和栓塞；同时患者出现明显的低蛋白血症，这是造成高度水肿的主要原因。依据这些肾病综合征特有的表现，就可以明确诊断。

（一）膏方对本病的主要作用

肾病综合征大抵属于中医学"水肿""肿胀"范畴。本病的发生多在人体御邪能力薄弱时，外感风热之邪或思虑劳倦过度，损伤脾胃致气血失和，湿热内聚，瘀血阻络，血络损伤而成。病延日久，或反复发作，正气损伤，邪气仍盛。故本病的病机性质总属本虚标实，一般发作期多为风热犯肺或火热炽盛，或湿热瘀阻，终致络伤血溢，以邪实为主；慢性持续阶段多因脾肾气虚，或气血双亏，或阴亏阳伤，或因虚致瘀，以致阴络损伤，血溢于外，故辨证以正虚为主，或虚中夹实，或虚实错杂。膏方对本病的治疗主要适宜于慢性持续阶段，主要通过益气健脾补肾以固本，兼疏风清热除湿以治标。标本兼治，以减轻临床症状，控制病情发展，减少其发作。

（二）基本方

制附子60g，肉桂60g，党参180g，生黄芪300g，干姜60g，猪苓150g，茯苓150g，苍术150g，白术150g，木瓜120g，大腹皮120g，木香45g，煨草果45g，赤芍90g，白芍90g，川厚朴90g，川断150g，杜仲150g，山药250g，乌药60g，泽泻120g，泽兰120g，生蒲黄（包）90g，六月雪90g，龙葵90g，白毛藤90g，鳖甲胶90g，鹿角胶90g，白文冰250g。

依法制成膏方，每日两次，每次15～20mL（一至二汤匙），温开水化服。

（三）加减法

1.脾虚湿困

面色苍白，神疲肢冷，疲倦乏力，肢体浮肿，尿少便溏，舌淡红，苔白浊脉沉缓或滑。加生晒参（另炖，冲）150g，防风 90g，升麻 90g，川芎 90g，炒扁豆 90g，陈皮 60，淮山药 150g，莲子肉 90g，薏苡仁 250g，砂仁 45g，桔梗 45g。

2. 脾肾阳虚

全身明显浮肿，以腰腹以下为甚，指压深陷难起，常伴有胸水与腹水，形寒肢冷，精神不振，面色苍白，舌淡胖边有齿印、苔白，脉沉细无力。偏于脾虚者，大便多溏，神疲纳呆；偏于肾阳虚者，多见腰酸肢冷，小便清长，夜尿多。加葫芦巴 150g，桂枝 150g，熟地黄 250g，巴戟肉 150g，山药 180g，仙茅 120g，淫羊藿 150g，肉苁蓉 150g，苍术、白术改为各 200g，干姜改为 150g。

3. 肝肾阴虚

浮肿不明显，但常伴有头晕头痛，面色潮红，神态兴奋，手足心热或有潮热，腰酸腿软，舌红、舌体瘦长，少苔或剥苔，脉弦细数。加生地黄、熟地黄各 250g，山茱萸 150g，枸杞 150g，菊花 90g，沙苑子 150g，桑寄生 120g。

4. 气滞血瘀

面色晦暗，唇色紫黯，皮肤干燥无光泽，有瘀点、瘀斑，水肿可不明显，舌质紫黯，苔少，脉涩或弦。加柴胡 100g，赤芍、白芍各 100g，枳实 150g，香附 100g，郁金 120g，八月札 100g，延胡索 100g，土鳖虫 100g，山楂 200g。

二十四、糖尿病

糖尿病是由多种原因引起，以慢性高血糖为特征的代谢紊乱，是由遗传、精神、环境等因素作用于机体，导致胰岛素分泌相对或绝对不足等引发的糖、蛋白质、脂肪、水和电解质等一系列代谢紊乱综合征。现代医学发现它是由于人体内胰岛素绝对或相对缺乏而引起的血中葡萄糖浓度升高，进而糖大量从尿中排出，并出现多饮、多尿、多食、消瘦、头晕、乏力等症状。进一步发展则引起全身各种严重的急慢性并发症，威胁身体健康。故本病临床上以高血糖为主要特点，典型病例可出现多尿、多饮、多食、消瘦等表现，即"三多一少"症状。糖尿病一旦控制不好会引发急慢性并发症，可引起多系统损害，导致心脏、肾脏、眼、足、神经、血管等组织器官的慢性病变，引起功能缺陷及衰竭。病情严重或应激时可发生急性代谢紊乱，如酮症酸中毒、高渗性昏迷等。本病致残率和致死率极高，严重危害人们身心健康。糖尿病临床上可分为1型糖尿病、2型糖尿病、妊娠期糖尿病及其他糖尿病。其中1型糖尿病多发生于青少年，其胰岛素分泌缺乏，必须外源性补充胰岛素治疗。2型糖尿病多见于中老年人，我国大部分人属于2型糖尿病（95%），其胰岛素的分泌量相对不足，多伴有胰岛素抵抗。糖尿病是常见病、多发病，其患病人数正随着人民生活水平的提高、人口的老化、生活方式的改变及诊断技术的进步而迅速增加。目前，全世界约有1.5亿糖尿病患者，糖尿病已经成为发达国家继心血管病和肿瘤之后的第三大非传染病，是严重威胁人类健康的世界公共卫生问题。

（一）膏方对糖尿病的主要作用

我国是记载糖尿病最早的国家，早在《黄帝内经》中就有"消渴""肺消""膈消"等病名，并对其病因病机、辨证论治进行了较为详细的论述。中医药对2型糖尿病具有较好的治疗作用，主要有以下几个方面优势。首先，有一定的降糖作用，特别可以辅助西药加强降糖作用，虽然其降糖效果不如西药易显效，但其整体调节、缓解临床症状的优点明显优于西药。两者可以优势互补。二是具有预防或延缓并发症发生，有效治疗多种并发症的优势。糖尿病对人体最大危害来自其急慢性并发症，它会引起大小血管及神经系统的损害，导致多器官如眼、肾、心脏等病。膏方对糖尿病肾病、糖尿病视网膜病变、糖尿病足等确实具有较好的治疗作用，能明显提高患者的生存质量。三是膏方治疗糖尿病还有安全、毒副作用少、无低血糖发生、具有长期耐受性等优点。

（二）基本方

生北芪 200g，西洋参 150g，生晒人参 60g，熟地黄 150g，黄精 200g，楮实子 100g，女贞子 150g，枸杞 150g，麦冬 150g，旱莲草 120g，葛根 150g，玉米须 150g，人参叶 150g，五味子 60g，乌梅 80g，山萸肉 120g，金樱子 100g，菟丝子 100g，芡实 100g，淮山药 150g，扁豆 80g，茯苓 80g，丹皮 80g，鸡内金 90g，陈皮 60g，砂仁 50g，白蔻仁 40g，枳壳 80g，阿胶 150g，龟胶 150g，木糖醇 300g。

依法制成膏方，每日两次，每次 15 ～ 20mL（一至二汤匙），温开水化服。

（三）加减法

1. 阴虚有热

口干口渴，咽干鼻燥，头目眩晕，夜寐不安，舌红苔薄黄，脉弦细数。加生地黄 150g，天冬 150g，天花粉 120g，玉竹 150g，石斛 150g，知母 120g，桑叶 80g，菊花 80g，玄参 100g。

2. 阴损及阳

肾气虚弱，腰酸背痛，夜多小便，舌质淡，脉沉细。加巴戟天 120g，肉苁蓉 120g，益智仁 120g，覆盆子 150g，杜仲 120g，莲须 150g，沙苑蒺藜 150g。

3. 气血瘀滞

肢体麻木，舌边瘀点，舌下静脉曲张，脉涩者。加丹参 150g，赤芍 120g，田七 60g，当归 50g，鸡血藤 150g，毛冬青 150g。

4.脾虚

食少纳呆，加谷芽、麦芽各 150g，山楂 150g，白术 120g，莲子 150g，布渣叶 120g。

二十五、脂血症

脂血症是指血液中的一种或多种脂质的含量超过正常高限时的病症，称为高脂蛋白血症。一般以成年人空腹血清总胆固醇 > 5.7mmoL/L（220mg/dL），甘油三酯 > 1.8mmoL/L（160mg/dL），儿童总胆固醇 > 4.14mmoL/L（160mg/dL），称之为脂血症。脂血症可直接引起一些严重危害人体健康的疾病，如动脉粥样硬化、冠心病、胰腺炎等。脂血症可分为原发性和继发性两类。原发性与先天性和遗传有关，是由于单基因缺陷或多基因缺陷，使参与脂蛋白转运和代谢的受体、酶或载脂蛋白异常所致，或由于环境因素（饮食、营养、药物）和通过未知的机制所致。继发性多发生于代谢性紊乱疾病（如糖尿病、高血压、黏液性水肿、甲状腺功能低下、肥胖、肝肾疾病、肾上腺皮质功能亢进等），或与其他因素如年龄、性别、季节、饮酒、吸烟、饮食、体力活动、精神紧张、情绪活动等有关。有数据表明，脂血症的现实发生率是已确诊的心脑血管疾病患者的 3 ～ 4 倍，据此推算，仅在中国，就有 3 亿人的身体里埋下了引发心脑血管疾病的定时炸弹！因此医学界已将脂血症定义为 21 世纪危害人类健康的"沉默杀手"。

（一）膏方对本病的主要作用

高血脂是为病理产物，亦是致病因素，统属中医学"痰"的范畴，但痰的含义甚广，脂血症仅是痰症中的一部分，不能认为凡痰症皆有脂血症的存在，二者的区别在于痰在机体内无处不到到，而脂血症仅存在血脉之中。痰有广义、狭义、有形、无形之分，高血脂是为狭义有形之痰。中医学理论归纳其病机为"清从浊化，脂由痰生"。凡饮食不节、情志失调、脾失健运、津液不能输布，皆可酿聚为痰；或是肝胆疏泄失度，清浊难分，胆气郁遏则清净无权，脂浊难化以致脂质代谢紊乱。另外禀赋不足或不能鼓动五脏之阳，火不生土，可衍生痰饮脂浊，或肝肾阴虚可滋生内热，灼津炼液酿而成痰，熬而成脂，也可形成本症。膏方治疗本病主要以健脾补肾以治本，兼以利湿化浊消脂以治标。因痰湿之邪往往凝滞难解，必须长期坚持治疗，假以时日，逐步消减其邪。膏方标本兼治利于久服，而不至于有伤肝伤肾之弊，故用治本病最为适宜。

（二）基本方

黄芪 200g，黄精 200g，党参 150g，苍术 150g，白术 150g，赤芍 90g，白芍 90g，木香 45g，黄连 30g，香附 90g，生薏苡仁、熟薏苡仁各 150g，生蒲黄（包）90g，延胡索 90g，山楂 120g，炒决明子 120g，布渣叶 120g，泽泻 120g，茯苓 120g，扁豆 90g，藿香 90g，荷叶 90g，地榆炭 90g，炒莲子肉 120g，金银花 60g，炮姜 30g，甘草 30g，阿胶 150g，白文冰 250g。

依法制成膏方，每日两次，每次 15 ～ 20mL（一至二汤匙），温开水化服。

（三）加减法

1. 脾虚湿盛

脘腹胀闷，不思饮食，泛恶欲呕，口淡不渴，腹痛腹泄，头身重困，舌胖，苔白腻，脉濡滑。当以健脾化湿为治，可加厚朴 90g，陈皮 60g，桂枝 60g，猪苓 90g，生姜 3 0g，大枣 90g，甘草 30g，苍术、白术各改为 180g，泽泻、茯苓各改为 150g。

2.气血不足

少气懒言，乏力自汗，面色苍白或萎黄，心悸失眠，舌淡而嫩，脉细弱。当以气血双补为治，可选加当归100g，川芎90g，熟地黄90g，龙眼肉100g，大枣90g，去生甘草加炙甘草60g，党参改为200g，白术改为180g，茯苓改为150g，黄芪改为250g。

3.肝肾阴虚

头晕目眩，健忘失眠，耳鸣如蝉，咽干口燥，胁痛，腰膝酸软，五心烦热，颧红盗汗，男子遗精，女子月经量少，舌红少苔，脉细数。当以滋补肝肾为治，可加枸杞、女贞子各150g，菊花、生地黄、熟地黄、山药、枣皮、丹皮、天冬、麦冬各100g，石斛200g。

4.肝胆湿热

胁肋胀痛，口苦纳呆，口气臭秽，呕恶腹胀，大便不调，小便短赤，或阴囊湿疹，或睾丸肿胀疼痛，或带下黄臭，外阴瘙痒，舌苔黄腻，脉弦数。当以清泄湿热、疏利肝胆为治。可选加龙胆草30g，黄芩、山栀、生地黄、车前草各50g，柴胡、当归各120g，茵陈180g。

二十六、肥胖

肥胖是指体内脂肪尤其是甘油三酯（三酰甘油）积聚过多和（或）分布异常，体重增加的一种状态。通常由于食物摄入过多或机体代谢的改变而导致体内脂肪积聚过多，造成体重过度增长，并引起人体病理生理的改变。体重指数（body mass index，BMI）为体重（kg）除以身高（m²）的平方，是评估肥胖程度的指标。在欧美，BMI $\geqslant$ 25kg/m² 为超重，BMI $\geqslant$ 30kg/m² 为肥胖。亚太地区人群根据 BMI 不同可分为：健康 18.5 ～ 22.9kg/m²；超重 23 ～ 24.9kg/m²；1 度肥胖 25 ～ 29.9kg/m²；2 度肥胖 30 ～ 34.9kg/m²；3 度肥胖 >35kg/m²。

根据肥胖病因的不同，肥胖可以分为单纯性肥胖和继发性肥胖两大类。单纯性肥胖无明确病因，可能与遗传、饮食和运动习惯等因素有关。医学上也可把它称为原发性肥胖，在所有的肥胖中，99%以上是单纯性肥胖。这种肥胖的确切发病机制还不是很清楚。任何因素只要能够使能量摄入多于能量消耗，都有可能引起单纯性肥胖，这些因素包括年龄、进食过多、体力活动过少、社会心理因素、遗传因素及脂肪组织特征等。继发性肥胖是指由于其他疾病所导致的肥胖。继发性肥胖占肥胖的比例仅为1%。肥胖病是遗传因素和环境因素共同作用的结果，它常与2型糖尿病、高血压病、血脂异常、缺血性心脏病等集结出现，因而它又是一个慢性的代谢异常疾病。肥胖不只是外观问题，而是与许多健康问题与并发症并存的危险因素。在西方国家成年人中，约有半数人超重，通常女性多于男性。我国肥胖症的患病率总的来说较欧美国家低，程度也较轻，但有逐渐增加的倾向，尤其在儿童群体中的发病率更高。肥胖已经成为重要的世界性健康问题之一，必须引起注意。

（一）膏方对本病的主要作用

中医学虽然没有专门的病名对其进行阐述，但很早就对肥胖病有了认识，如对"肥人多痰"的论述，就是指肥胖病患者的中医病机主要是"痰湿"。中医学认为，膏脂虽为人体的营养物质，但过多则形成高脂血症。凡导致人体摄入膏脂过多，以及膏脂转输、利用、排泄失常的因素均可使血脂升高。肥胖病的病因、病机错综复杂，根据文献和临床实践，以中医的角度看，其病因主要是湿、痰、水、瘀（脂）。有先天禀赋因素，也有后天饮食、情志因素。从脏腑辨证分析，主要是人体正气的虚衰，以脾胃机能失调、阳气虚损为本，涉及肝肾功能失调，代谢能力降低，膏脂痰浊聚集身体内，引起体重增多，形成肥胖。中医中药对脂血症的治疗具有效果好又无毒副作用的特点。膏方对本病的治疗以健脾益气为主，化痰除湿为辅，既能减肥，又不伤身，坚持服用，日久自会生效。

（二）基本方

吉林参（另炖）90g，潞党参150g，黄芪180g，生地黄、熟地黄各150g，山萸肉90g，淮山药150g，福泽泻120g，牡丹皮120g，云茯苓150g，肥知母120g，川黄柏120g，炒山栀120g，软柴胡120g，白术150g，白芍150g，全当归150g，金樱子120g，椿根皮200g，桑螵蛸120g，车前子（包）150g，怀牛膝150g，八月札120g，广郁金150g，延胡索120g，青皮、陈皮各90g，桑寄生150g，女贞子150g，枸杞150g，金毛狗脊150g，菟丝子150g，大川芎120g，制香附120g，广木香90g，缩砂仁（后下）30g，炙甘草90g，阿胶150g，龟胶100g，鹿角胶100g，木糖醇300g。

依法制成膏方，每日两次，每次15～20mL（一至二汤匙），温开水化服。

（三）加减法

1. 脾虚湿痰

饮食不多，体肥臃肿，胸闷憋气，气短乏力，体重倦怠，汗多，有人可出现下肢浮肿或闭经。多见于中老年肥胖者。加陈皮60g，法半夏120g，荷叶150g，何首乌150g，山楂180g，鸡内金120g。

2. 胃热内滞

多食，消谷善饥，体肥健壮，面色红润，大便秘结，多见于青少年及产后肥胖。加黄连90g，法半夏90g，陈皮60g，山楂160g，苍术120g，茵陈180g，藿香90g，冬瓜皮200g，薏苡仁200g。

3. 气滞血瘀

烦躁易怒，胸肋胀痛，月经不调，大便偏干，失眠多梦。加丹皮 120g，栀子 120g，黄芩 90g，夏枯草 90g，郁金 150g，泽兰 120g，蒲黄 90g，丹参 150g，枳壳 120g。

4. 脾肾阳虚

肥胖，颜面虚浮，头昏眼花，腰膝酸软，腹胀，便溏，阳痿。加鹿角 60g，肉桂 60g，桂枝 90g，淫羊藿 160g，补骨脂 150g，肉苁蓉 150g，苍术 150g，厚朴 120g，陈皮 80g。

二十七、脂肪肝

脂肪肝是指由于各种原因引起的肝细胞内脂肪堆积过多的病变，是人体代谢紊乱的早期征兆，同时预示肝脏损伤和一些潜在疾病。患有脂肪肝的人不必紧张，如能早期诊治，可以阻止脂肪肝的进一步发展，甚至使其好转。脂肪肝的症状仅仅是肝区不舒服，早期不做检查基本上发现不了，但是如果不注意任其发展的话，其后果是不容乐观的，其纤维化的发生率高达 25%，发生肝硬化甚至肝癌的概率是正常人的 150 倍！同时脂肪肝还会引发消化系统疾病、性欲减退及视力下降等。因此，脂肪性肝病正严重威胁着国人的健康，成为仅次于病毒性肝炎的第二大肝病，已被公认为隐蔽性肝硬化的常见原因。脂肪肝是一种常见的临床现象，而非一种独立的疾病。其临床表现轻者常无症状。一般而言，脂肪肝属可逆性疾病，早期诊断并及时治疗常可恢复正常。脂肪肝的高危人群比普通人群更易发生脂肪肝。脂肪肝的患病人群主要包括肥胖症，特别是内脏脂肪性肥胖病人；糖尿病，特别是成年型非胰岛素依赖性糖尿病病人；长期大量饮酒者；高脂血症，特别是有血液甘油三酯升高者；长期服用损肝药物者；以及有肥胖症、糖尿病和脂肪肝家族史的个体。因此，脂肪肝高危人群要定期到医院进行 B 超检查。脂肪肝有多种类型，临床上大致有酒精性脂肪肝、肥胖性脂肪肝、糖尿病性脂肪肝、营养过剩和营养不良性脂肪肝、妊娠性脂肪肝、药物性脂肪肝等。

（一）膏方对本病的主要作用

脂肪肝大致属于《黄帝内经》"肥气""息积"范畴。脂肪肝致病因素众多，多为饮食不节、劳逸失度、情志失调、体质因素、他病失治等。此病病位在肝，与脾胃肾等脏腑功能失调密切相关，因肝失疏泄，脾失健运，湿热内蕴，痰湿郁结，瘀血阻滞，痹阻肝脏脉络而形成脂肪肝，究其病机多为湿阻、热蕴、痰凝、气滞、血瘀、食积等致肝胆失于条达，气血运行不畅所致。肝脾肾亏虚为本，痰湿瘀互结为标。膏方对本病的作用以扶正补益肝脾肾为主，化痰除湿理气为辅，标本兼治，利于长服久服，逐步达到减脂消脂、恢复肝细胞正常功能的目的。

（二）基本方

党参 150g，白术 150g，茯苓 150g，当归 150g，白芍 120g，川断 200g，熟地黄 150g，杜仲 150g，菟丝子 200g，枸杞 150g，桑寄生 200g，炙黄芪 150g，山萸肉 100g，川芎 100g，山药 200g，制香附 120g，广木香 100g，炙甘草 60g，柴胡 120g，丹参 120g，合欢皮 120g，大枣 150g，龙眼肉 150g，核桃肉 150g，阿胶 200g，冰糖 100g，饴糖 200g。

依法制成膏方，每日两次，每次 15～20mL（一至二汤匙），温开水化服。

（三）加减法

1. 痰瘀互结

形体肥胖，嗜睡，肢体沉重，大便溏而不爽，舌质胖嫩，边有齿痕，舌苔白腻或薄白，脉弦滑。CT 或 B 超检查确诊为脂肪肝，肝功能、血脂均在正常范围。加陈皮 100g，法半夏 100g，茯苓 200g，枳实 150g，竹茹 100g，胆南星 100g，泽泻 200g，海浮石 300g，苍术 150g。

2. 肝郁气滞

肝区胀痛或两胁走窜不定，每因情志变动而增加，胸闷不舒，嗳气纳少，或大便不通，妇女经期乳房胀痛，或月经不调，舌苔薄白，脉细弦。加柴胡 100g，白芍 100g，枳实 150g，郁金 150g，八月札 150g，延胡索 100g，土鳖虫 100g，山楂 200g。

3. 痰瘀互结

形体肥胖，面色晦暗，纳呆口渴，脘腹痞闷，肝脏肿大，钝痛或刺痛，舌体胖大而有瘀斑，苔腻，脉弦滑。加浙贝 100g，牡蛎 200g，三棱 100g，莪术 100g，槟榔 100g，海浮石 100g，泽兰 150g，鸡内金 120g，郁金 150g，全瓜蒌 300g。

4. 肝肾阴虚

形体虚胖，肤粗毛丛，面色油光，神倦乏力，手足心热，四肢微肿，舌淡胖，边有齿印，苔厚腻或灰黑，脉沉细数。加生地黄 150g，沙参 150g，麦冬 150g，当归 120g，大腹皮 150g，山楂 130g，郁金 150g。

二十八、痛风

痛风是由单钠尿酸盐（MSU）沉积所致的晶体相关性关节病，与嘌呤代谢紊乱和（或）尿酸排泄减少所致的高尿酸血症直接相关，由于嘌呤代谢紊乱导致血尿酸增加而引起组织损伤，病变常侵犯关节、肾脏等组织。痛风主要临床特点是体内尿酸产生过多或肾脏排泄尿酸减少，引起血中尿酸升高，形成高尿酸血症及反复发作的痛风性急性关节炎、痛风石沉积、痛风性慢性关节炎和关节畸形等。痛风常累及肾脏而引起慢性间质性肾炎和尿酸性肾结石。重者可出现关节残疾和肾功能不全。痛风常伴腹型肥胖、高脂血症、高血压、2型糖尿病及心血管病等表现。痛风病在任何年龄都可以发生，多发生在40岁以上，患病率随年龄而增加，男女之比为50∶1，多数女性病人为绝经后妇女，常在春秋季节发病。此外，痛风病大约半数以上都有家族史，因此，遗传在痛风病的成因上也是很重要的。典型的首次发作的痛风性关节炎多为单关节炎，以第一跖趾及蹈趾关节为多见，其次为踝、膝、肘、腕、手及足部其他关节。急性期多起急骤，常在夜间突发，可因疼痛而醒并且彻夜不能入睡。病情反复发作则可发展为多关节炎，或游走性关节炎。受累关节红、肿、热、痛，活动受限，大关节受累时常有渗液，可伴有发热、寒战、疲倦、厌食、头痛等症状。一般历时1～2周症状缓解。局部皮肤红肿转为棕红色而逐渐恢复正常，有时可出现脱屑和瘙痒。慢性期尿酸钠在关节内沉着逐渐增多，发作逐渐频繁，间歇期缩短，受累关节增多，疼痛加剧，炎症不能完全消退，出现痛风石。痛风石以关节和肾脏较多见，外耳的耳轮、跖趾、指间和掌指关节等处也会出现痛风石，随着痛风石的不断沉积增多，导致关节肥大、畸形、僵硬、活动受限。痛风的病情发展全过程可以分为以下四期。

1. 高尿酸血症期

这一期又称痛风前期，在这一期病人可无痛风的临床症状，仅表现为血尿酸升高。

2. 痛风早期

此期由高尿酸血症发展而来。突出的症状是急性痛风性关节炎的发作。在急性关节炎发作消失后关节可完全恢复正常，亦不遗留功能损害，但可以反复发作。此期一般有皮下痛风石的形成，亦无明显的肾脏病变如尿酸性肾病及肾结石的形成，肾功能正常。

3. 痛风中期

此期痛风性关节炎由于反复急性发作造成的损伤，使关节出现不同程度的骨破坏与功能障碍，形成慢性痛风性关节炎。可出现皮下痛风石，也可有尿酸性肾病及肾结石的形成，肾功能可正常或轻度减退。

4. 痛风晚期

出现明显的关节畸形及功能障碍，皮下痛风石数量增多、体积增大，可以破溃出白色尿盐结晶。尿酸性肾病及肾结石有所发展，肾功能明显减退，可出现氮质血症及尿毒症。

（一）膏方对本病的主要作用

本病主要病机为外邪阻滞经络，气血运行不畅，以致关节、肌肉疼痛、麻木、重着、屈伸不利而形成痹证。由于感受外邪的性质不同，或有偏胜，临床表现亦不同。风邪偏胜者为行痹，风邪善行而数变，故关节疼痛游走不定；寒邪偏胜者为痛痹，寒主收引，其性凝滞，故关节疼痛有定位；湿邪偏胜者为着痹，湿性重着黏腻，故关节、肌肉麻木、重着、肿胀；热偏胜者为热痹，经络蓄热，故见关节红肿灼热，痛不可近。痹证初起属实证，久则正虚邪实，虚实夹杂。痹证容易出现下述三种病理变化。一是痹证日久不愈，气血津液运行不畅，血脉瘀阻，津液凝聚，以致瘀血、痰浊痹阻经络，出现关节肿大，关节周围瘀斑、结节，屈伸不利等。二是病久气血耗伤，呈现气血双亏或肝肾亏损的证候。三是痹证不愈，由经络及脏腑，出现脏腑痹。膏方对本病的治疗一方面补肾健脾，加强肾脏排泄能力以治本；一方面利湿通络、活血通痹以治标。坚持长期服用，标本兼治，降尿酸而又不伤肾，具有较好的治疗效果。

（二）基本方

黄芪 200g，熟地黄 200g，沙苑蒺藜 150g，锁阳 150g，枸杞 150g，黄精 200g，骨碎补 150g，太子参 150g，走马胎 150g，山萸肉 100g，杜仲 120g，核桃肉 150g，淮山药 150g，

丹皮 90g，怀牛膝 150g，车前子 150g，车前草 150g，陈皮 60g，厚朴 80g，法半夏 60g，茯苓 150g，海风藤 150g，泽泻 150g，鹿衔草 150g，枳壳 100g，络石藤 80g，山楂 150g，鸡内金 150g，甘草 40g，佛手 150g，砂仁 80g，白蔻仁 80g，西洋参（另炖）120g，鹿茸 30g，生晒参（另研末）90g，阿胶 150g，龟甲胶 150g，饴糖 400g。

依法制成膏方，每日两次，每次 15～20mL（一至二汤匙），温开水化服。

（三）加减法

1. 风湿热痹

足趾关节红肿热痛，或游走痛，或有发热、汗出、烦热、咽痛，舌红苔薄，脉弦数。加苍术 90g，黄柏 120g，川牛膝 120g，薏苡仁 300g，海桐皮 120g，桑枝 300g，威灵仙 120g，忍冬藤 150g，茜草 200g，秦艽 100g。

2. 风寒湿痹

足趾关节冷痛而肿，遇寒益剧，得温则减，局部皮肤微红或不红，舌淡红，苔薄，脉弦紧。加制川乌 60g，麻黄 90g，白芍 120g，桂枝 90g，白术 120g，防风 90g。

3. 痰瘀互结

关节刺痛，夜晚加剧，发作频繁，伴结节、关节畸形肿胀，活动受限，舌黯红，或有瘀斑，脉细弦或涩。加桃仁 90g，红花 90g，当归 90g，川芎 90g，白芥子 90g，胆南星 90g，全蝎 30g，蜈蚣 6 条，延胡索 150g，丹参 150g。

二十九、慢性肝炎

慢性肝炎是指由不同病因引起的，病程至少持续超过 6 个月以上的肝脏坏死和炎症，如感染肝炎病毒、长期饮酒、服用肝毒性药物等。其中感染肝炎病毒引起的肝炎占大多数，故称为病毒性肝炎，它是由肝炎病毒引起的消化道传染病，根据所感染的肝炎病毒至少可分成甲、乙、丙、丁、戊5种。根据发病情况分为急性与慢性两类，急性肝炎主要表现为食欲减退、恶心、乏力、肝大、肝功能受损，出现黄疸者称为急性黄疸型肝炎，否则为急性无黄疸型肝炎。慢性肝炎多由急性肝炎转变而来，其中以慢性迁延性肝炎多见，其症状轻微，主要表现为肝区痛，腹胀，食欲不好，乏力，肝脏可轻度肿大，有压痛，质软，脾脏多无肿大。临床上可有相应的症状、体征和肝生化检查异常，但也可以无明显临床症状，仅有肝组织的坏死和炎症。病程呈波动性或持续进行性，如不进行适当的治疗，部分患者可进展为肝硬化。

（一）膏方对慢性肝炎的主要作用

本病相当于中医学"黄疸""肝癖"范畴。中医学认为本病的发生主要是正气不足，邪毒侵袭，迁延失治，其次为饮食不节、劳逸失度、情志失常及药物中毒等因素。病机以肝气阴两虚为本，湿热痰浊为标。病变部位主要在肝，与脾（胃）、肾等脏腑有密切关系。本病往往迁延日久，因为临床症状不甚明显，患者常常疏于治疗，待临床症状明显时，往往已出现肝细胞坏死或肝硬化。所以，充分利用膏方可以长期服用的特点，以益气养阴补肝为主，兼祛湿化痰散瘀为辅，标本兼治，促使疾病向愈。

（二）基本方

生黄芪300g，生鳖甲200g，女贞子300g，石决明300g，枸杞150g，山茱萸120g，白背叶根300g，熟地黄150g，炙黄精150g，柴胡120g，白芍150g，茵陈150g，灵芝250g，炙半夏90g，猪苓150g，白术120g，酸枣仁90g，夜交藤120g，茯苓150g，鸡骨草150g，莲子心60g，垂盆草150g，麦冬

60g，甘草 60g，龟甲胶 200g，陈阿胶 150g，胡桃肉 150g，文冰糖 300g。

依法制成膏方，每日两次，每次 15 ～ 20mL（一至二汤匙），温开水化服。

（三）加减法

1. 湿热未净

恶心厌油，纳呆腹胀，大便不畅，小溲黄赤，脉滑数，苔黄腻。加溪黄草 200g，佩兰 90g，车前子 150g，黄柏 90g，山栀 150g，大青叶 150g，丹参 120g，郁金 150g，白蔻仁 50g，藿香 100g。

2. 肝郁脾虚

胁肋隐痛，脘腹胀满，头晕目眩，精神抑郁，纳食减少，体倦乏力，面色苍白，大便溏薄，脉沉弦无力，舌淡苔白或薄白腻。加柴胡 90g，当归 120g，赤芍 120g，党参 150g，白术 150g，丹参 150g，郁金 120g，青皮 60g，白蔻仁 50g。

3. 肝肾阴虚

两胁疼痛，腰膝酸软，头晕耳鸣，多梦易醒，两目干涩，口燥咽干，五心烦热，脉细数无力，舌红瘦少苔，花剥或有裂纹。加生地黄 150g，山萸肉 90g，旱莲草 150g，菟丝子 120g，板蓝根 150g，丹参 200g，郁金 150g，楮实子 150g，丹皮 120g，胡黄连 60g。

4. 脾肾阳虚

神疲怕冷，脘腹胀闷，气短纳差，眩晕肢浮，便溏溲频，面色晦暗，脉弦细或弦滑，苔薄白或少腻，舌淡有齿印。加桂枝 60g，菟丝子 150g，沙苑子 150g，巴戟天 150g，熟地黄 120g，丹皮 60g，泽泻 150g，山药 150g，淫羊藿 150g，炙甘草 15g。

5.气滞血瘀

两胁刺痛，固定不移，按之疼痛加剧，且有癥块，面色晦暗，赤缕红斑、朱砂掌，女子经行腹痛，经水色暗有块，脉沉细涩，舌质紫黯，或有瘀斑。加当归120g，丹参150g，郁金150g，桃仁100g，红花60g，八月札90g，马鞭草150g，木香60g，茜草根150g，草河车90g，山栀100g，莪术60g，土鳖虫90g。

三十、早期肝硬化

肝硬化是一种影响全身的慢性疾病，主要是肝实质细胞广泛破坏、变性、坏死与再生，纤维组织增生，以及正常的肝结构紊乱。由于瘢痕的收缩，导致肝脏质地变硬，形成了肝硬化。最常见的肝硬化原因是饮酒过量，尤其是长期酗酒；其次的原因是病毒引起的肝炎，有少数乙型肝炎病人长期不愈而发展为肝硬化；营养不良及慢性发炎也能导致肝功能不全，极少数的还有遗传缺陷（铜代谢遗传缺陷、半乳糖血症、胆道畸形等）、胆结石等引起的肝硬化。早期肝硬化时临床上无任何特异性症状或体征，肝功能检查无明显异常，但有些病例也可出现便秘或下痢、发热、恶心、胃痛、黄疸等症状。然而，无论有无临床症状，患者在肝脏组织学上已有明显的病理变化。早期肝硬化患者，肝内各种胶原含量均有所增加，其中以Ⅰ、Ⅲ型胶原沉积增多为主。晚期肝硬化以Ⅰ型增多为主，早期以Ⅲ型为主，随着肝纤维化的进展，Ⅰ／Ⅲ型胶原比率由1增至1.59，Ⅰ型胶原纤维增多，参与结缔组织的形成，其可逆性强，主要见于晚期肝硬化。随着肝硬化病情的发展，肝机能逐步减退，肝脏生成的白蛋白、纤维蛋白原减少，白蛋白参与血浆蛋白所产生的胶体渗透压降低，血液的阻力减小，在血压的作用下，血中的漏出液增多，过多的组织液积聚在腹膜腔内时，即成了肝硬化腹水症。一旦出现腹水，就表示肝硬化已进入晚期。肝硬化晚期的症状表现为恶心，呕吐，食欲下降，不寻常的体重增加或减少，皮肤及眼睛黄染，尿色深，血性黑便或不寻常的便色变浅，呕血，腹胀，持续瘙痒，手掌变红，睡眠障碍或意识模糊，疲乏，耐力下降。男性乳房增长，无性欲。女性月经失调。胸及肩部可见蜘蛛痣、瘀伤（由于皮下流血）、水肿等。肝硬化中有极少数病例最终可发展为肝癌。

（一）膏方对本病的主要作用

肝硬化大致属于《黄帝内经》"肝胀""鼓胀"范畴。其病因主要是情志所伤、饮食不节、嗜酒无度、黄疸积聚失治及感染血吸虫等。其病位在肝，但根据中医学五脏相关理论，认为其发病与肝、脾、肾三脏功能障碍，导致气滞、血瘀、水湿停积于内而成。肝硬化治疗关键是及早发现、及早治疗，力争在疾病早期阶段进行治疗，此时利用膏方益气健脾、补肾养肝以治本，疏肝理气、活血消积、软坚化瘀以治标，坚持不懈调治，就可有效控制病情的发展。否则，病情发展至晚期，变症丛生，此时治疗往往会捉襟见肘、顾此失彼，而难于治疗。

（二）基本方

黄芪 300g，苍术 150g，白术 150g，知母 90g，黄柏 90g，生地黄 180g，熟地黄 180g，山药 150g，丹皮 90g，川牛膝 90g，怀牛膝 90g，炙鳖甲（先煎）300g，牡蛎（先煎）300g，赤芍 150g，白芍 150g，泽泻 90g，泽兰 90g，山羊角（先煎）300g，田基黄 180g，茵陈 150g，仙鹤草 150g，灵芝 200g，半枝莲 150g，白花蛇舌草 150g，鸡骨草 150g，八月札 150g，鸡内金 120g，炮山甲 50g，枸杞 150g，制半夏 90g，黄连 45g，郁金 120g，柴胡 90g，菊花 90g，石菖蒲 90g，生蒲黄（包）

90g，芦根 300g。白茅根 300g。龟甲胶 150g，阿胶 150g，饴糖 300g。

依法制成膏方，每日两次，每次 15 ~ 20mL（一至二汤匙），温开水化服。

（三）加减法

1.湿热蕴结

腹胀脘闷、纳差、恶心呕吐、黄疸、大便黏滞不畅等症。绵茵陈改为 300g，加栀子 150g，溪黄草 190g，车前子 150g，虎杖 150g，藿香梗 120g。

2.瘀血阻络

初期血滞较轻，故有的病人除可见舌淡黯外，其他瘀血阻络征象不甚明显。随着病情进展，血瘀征象越来越明显，舌质黯红或青紫，或有瘀斑，症状多出现面色晦暗，蜘蛛痣，肝掌，肝脾肿大、硬化，腹壁静脉曲张等。加桃仁 100g，红花90g，川芎 90g，当归 90g，土鳖虫 90g，马鞭草 150g，田七90g，茜草根 150g，仙鹤草 150g。

三十一、泌尿系结石

泌尿系结石是泌尿系的常见病，是指在泌尿系统管道中异常生成的结石性病变，实际上是人体异常矿化的一种表现。结石可见于肾、膀胱、输尿管和尿道的任何部位，故泌尿系结石主要包括肾结石、输尿管结石、膀胱结石和尿道结石 4 种，但以肾与输尿管结石为常见。临床表现因结石所在部位不同而有异。肾与输尿管结石的典型表现为肾绞痛与血尿，在结石引起绞痛发作以前，病人没有任何感觉，由于某种诱因，如剧烈运动、劳动、长途乘车等，会突然出现一侧腰部剧烈的绞痛，并向下腹及会阴部放射，伴有腹胀、恶心、呕吐、程度不同的血尿；膀胱结石主要表现是排尿困难和排尿疼痛。本病常可反复发作；结石的存在还容易引起泌尿系反复感染和引起尿路梗阻导致肾功能受损，甚至肾功能衰竭；结石如长期不愈还可能引起癌变。故应引起足够重视。

（一）膏方对本病的主要作用

中医学称本病为"石淋""砂淋"等。中医学认为肾虚、膀胱湿热为本病的基本病机。人体的水液代谢调节与肺、脾、肾及三焦有关，正常的泌尿是由膀胱的气化产生的，气化的动力来自于肾。各种原因导致肾虚，影响膀胱的气化功能，使体内水液代谢失调，开合失司，引起水道涩滞；或因情志抑郁，气机不畅，均可导致气滞血瘀，水液蓄结尿路，日久水液杂质沉渣结为砂石，可发为本病。本病发作期，尿频、尿急、尿痛等临床症状明显时，应以汤剂治疗为主。当疾病静止期，临床表现不甚明显时，可以使用膏方扶正祛邪、标本兼治，促使结石排出。

（二）基本方

生北黄芪200g，太子参200g，肉苁蓉150g，生地黄、熟地黄各150g，黄精150g，核桃肉350g，女贞子150g，枸杞150g，鹿角霜350g，广郁金180g，绵茵陈150g，金钱草400g，柴胡90g，王不留行200g，车前子150g，车前草150g，丹参150g，玉米须250g，海金沙200g，山萸肉150g，怀牛膝150g，川牛膝150g，山楂150g，淮山药150g，泽泻150g，茯苓150g，瞿麦150g，萹蓄150g，石韦400g，陈皮60g，枳壳150g，佛手120g，鸡内金200g，法半夏120g，路路通150g，穿破石400g，延胡索120g，生甘草梢30g，西洋参（另炖）150g，砂仁80g，白蔻仁（研末）60g，阿胶150g，龟胶150g，蜂蜜500g。

依法制成膏方，每日两次，每次15～20mL（一至二汤匙），温开水化服。

（三）加减法

1. 湿热蕴结

腰或下腹痛，痛处觉热或兼重坠，小便浑浊黄赤，小便时常伴急迫、灼热等感觉，舌苔白腻或黄腻，脉弦或滑数。加栀子、黄芩、冬葵子、滑石各150g，广木香、香附各120g。血尿甚者，加白茅根、苎麻根、小蓟、藕节、生地黄各150g；伴发热、脓尿，加白花蛇舌草、马齿苋各180g，蒲公英、鱼腥草各200g，黄芩150g。

2. 肝郁气滞

腰或下腹胀痛，牵引至少腹阴部，脉沉弦。加枳实、赤芍、白芍各150g，柴胡、香附、素馨花各120g，甘草60g。气滞血瘀，尿中夹有血块加五灵脂（包煎）、蒲黄（包煎）各90g。

3. 瘀血内阻

腰或下腹刺痛不移，面色黑或晦暗，小便时夹有血块，疼痛满急加重，舌质紫黯或有瘀点瘀斑，脉细涩。加虎杖、赤芍各150g，泽兰、当归、桃仁、牛膝、王不留行各120g，红花90g。

4. 脾肾不足

腰或下腹隐痛，或灼痛，或冷痛，遇劳加剧，尿后自觉空痛，余沥不尽，面色无华，腰膝疲软，神疲体倦乏力，脉沉细。加菟丝子150g，杜仲150g，巴戟天150g，淫羊藿120g，肉桂（研末）30g。

三十二、胆管与胆囊结石

胆管与胆囊结石病是指人体肝内外胆道系统（包括胆囊和胆管）中的结石性病变。因结石阻塞胆囊、胆管，影响胆汁排泄而出现各种病症。胆石阻塞于胆囊颈管，胆汁不能储存于胆囊，直接流入十二指肠，反流于胃，中和胃酸，引起消化不良。另一方面胆汁淤于胆道，与结石一同引起胆管及胆囊的平滑肌牵张和括约肌痉挛，出现阵发性的绞痛或胀痛。过多的胆汁淤积于胆囊和胆管，造成肝管和肝内的胆小管压力增高，肝细胞不能正常地分泌胆汁，或胆汁大量逆行进入血管溢出于皮肤、黏膜，使皮肤和黏膜呈现黄色。本病病因可能与胆汁淤积、胆道细菌和寄生虫感染、胆固醇代谢失常等有关。本病多发于中年人。

（一）膏方对本病的主要作用

本病大抵属于中医学"黄疸""砂淋"范畴。中医学认为本病可由外感湿热、内伤忧怒、嗜肥酗酒等因素引起。内伤忧愁，郁怒太过，内伤肝胆，肝胆疏泄失职，胆气郁而不行，肝血瘀滞不散，日久结成石。嗜肥酗酒，偏食肥腻之食，经常过量饮酒，肥则滞阳生热，酒能伤阴化热，热邪蕴遏成毒，热毒内攻于胆，胆毒结聚不散，从而成石。感受湿邪，外感湿热，内客于胆，肝胆疏泄失职，胆气郁结不畅，胆液不得下泄，而致湿热不能排除，从而蕴结成毒，日久成石。本病在急性发作时，胆绞痛等临床症状明显时，当用汤剂迅速控制其标病。在临床症状不甚明显的静止期，则可用膏方扶正祛邪，标本兼治，既益气、健脾、养肝以固本，又疏肝理气、清热祛湿、化瘀排石以治标，坚持日久，病可自愈。

（二）基本方

生地黄150g，山茱萸90g，山药150g，茯苓120g，砂仁（后下）30g，蔻仁（后下）30g，黄柏90g，瞿麦90g，草薢90g，生薏苡仁120g，熟薏苡仁120g，牛膝90g，泽泻90g，柴胡150g，枳实150g，金钱草300g，海金沙200g，白芍

150g，八月札 120g，延胡索 200g，香附 120g，郁金 200g，鸡内金 150g，佛手 120g，甘草 30g，女贞子 150g，茵陈 150g，栀子 120g，车前子 120g，溪黄草 150g，丹参 150g，黄精 150g，全瓜蒌 150g，玉米须 180g，陈皮 60g，青皮 60g，广木香 120g，黄芩 150g，茅根 200g，王不留行 150g，西洋参（另炖）150g，阿胶 150g，饴糖 200g，冰糖 300g。

依法制成膏方，每日两次，每次 15 ～ 20mL（一至二汤匙），温开水化服。

（三）加减法

1. 肝郁气滞

胁肋痛或绞痛时牵掣背部疼痛，口苦咽干，心烦易怒，脘腹胀满，不欲饮食，或呃逆嗳气，舌黯红，苔薄白，脉弦。加赤芍 150g，枳壳 150g，厚朴 150g，法半夏 120g，丹皮 150g，竹茹 100g。

2. 胆火炽盛

胁肋及脘腹灼热疼痛，痛连肩背，口苦咽干，恶心，便干，或有黄疸，舌红苔黄干，脉弦滑或弦。加龙胆草 90g，姜半夏 90g，赤芍 200g，蒲公英 150g，大黄 90g，生地黄改为 300g，甘草改为 100g。

3. 湿热内蕴

胁肋胀闷疼痛，背部酸沉疼痛，口苦而黏，泛恶欲呕，厌油腻，周身困倦，大便不畅或便溏，目黄、身黄、尿黄，舌红体胖，苔黄腻，脉弦滑数。茵陈改为 200g，加龙胆草 50g，救必应 150g，蒲公英 150g，厚朴 150g，石韦 200g，木香 50g。

三十三、甲状腺功能亢进

甲状腺功能亢进症（简称甲亢），是由于甲状腺素分泌过多造成的内分泌疾病。由于甲状腺本身或甲状腺以外的多种原因引起的甲状腺激素增多，作用于全身的组织和器官，造成机体的神经、循环、消化等各系统的兴奋性增高和代谢亢进为主要表现的疾病的总称。甲状腺功能亢进症主要由自身免疫、遗传及精神创伤等因素引起。发病一般都有烦躁易怒，心悸多汗，易饥消瘦，手指震颤，甲状腺肿大或眼球突出等表现。本病多见于女性，男女之比约为 1：4 ～ 6，临床表现轻重不一，轻症或发病早期症状不明显，随着病情发展可以出现甲状腺肿大、心率快、多汗、怕热等症状。弥漫型者为整个甲状腺弥漫性的肿大；结节型者为在某一叶扪及一至数个结节，随吞咽运动上下活动。病人可出现食量增加，体重减轻，甚至显著消瘦，手指颤抖，容易激动、暴怒（基础代谢率增高征），眼球突出，炯炯有神，很少眨眼的症状；少数患者可出现肌肉无力和瘫痪。甲亢可由多种原因引起，最常见的是弥漫性甲状腺肿并甲亢，其次为多结节性甲状腺肿并甲亢和毒性甲状腺腺瘤，另外，还有一些不常见原因引起的甲状腺功能亢进症。随着社会的发展，生活节奏正在加快，工作压力也在逐渐增大，而甲状腺疾病的发病率也随之明显增加，甲亢患者越来越多。流行病学调查显示，我国甲亢的总发病率已高达 3%。甲亢是一种危及人体健康和生命的严重病症，如果不及时治疗或治疗不当，均会引起人体机能的严重衰退、脏器萎缩。另外，甲亢病人的甲状腺癌发病率也很高，治疗 10 年左右未愈者容易转为甲状腺癌，危及生命。

（一）膏方对本病的主要作用

甲状腺功能亢进症俗称"大脖子"病，中医学称之为"瘿"，每因禀赋虚弱，邪聚体内，滞留不去，阻碍气机，血瘀痰凝，搏结于颈下而成瘿肿。甲亢以心悸易怒、怕热多汗、指舌颤抖、多食消瘦、甲状腺肿大为中心证候，病位在颈部缨脉（即甲状腺），病变脏器波及心、脾、肝、肾、肺，而以肝肾为主。病因上既有先天禀赋不足，又有后天调理失度，更有外邪侵袭而发病。先天禀赋不足与肾之关系最为密切，肾阴不足不能上涵肝木，可致肝阳上亢，阳亢化风则见手指及舌颤抖之症。肾阳不足，气不化津，为痰为饮，上结颈前缨脉则见颈前肿大。后天调理失度包括情志内伤、饮食不节等，情志不畅，肝失疏泄可致气机郁滞，血行不畅，横逆犯脾致湿生痰，终则痰热瘀互结为患。饮食不节，恣食肥甘，聚湿生痰为患。总之，本病是以内伤虚损为基础，复加外邪侵袭，形成瘀、气、痰、火共同为患的本虚标实之证。膏方对本病的治疗以滋阴潜阳、息风化痰等为主。

（二）基本方

生地黄 250g，熟地黄 250g，山茱萸 150g，山药 150g，党参 150g，枸杞 120g，炒知母 90g，炒黄柏 90g，旱莲草 120g，女贞子 120g，茯苓 120g，茯神 120g，泽泻 90g，杜仲 90g，葛根 90g，牛膝 90g，菟丝子 90g，山药 120g，路路通 90g，沙苑子 90g，炙甘草 30g，鳖甲胶 90g，龟甲胶 90g，鹿角胶 50g，白文冰 250g。

依法制成膏方，每日两次，每次 15～20mL（一至二汤匙），温开水化服。

（三）加减法

1.肝郁气滞

精神紧张，情绪不稳或易激动，或情绪低落，胸闷不舒，常喜叹息，失眠，或低热多汗，舌质红，苔薄白或薄黄，脉弦。加柴胡 90g，薄荷 60g，白芍 90g，八月札 150g，合欢花 90g，当归 100g，陈皮 90g，枳壳 90g，青皮 60g，甘草 30g。

2. 肝郁脾虚

甲状腺肿大，急躁易怒，或胸闷不舒，喜叹息，腹胀纳呆，便溏，神疲乏力，或气短汗出，舌淡红，苔薄白，脉弦细。加太子参150g，白术120g，莲子150g，法半夏90g，川朴90g，贝母100g，柴胡90g，赤芍100g，当归100g，夏枯草150g，皂角刺120g。

3. 肝胃火盛

急躁易怒，面热目赤，多食易饥，怕热多汗，口干口苦，小便黄，大便秘结，舌质红，苔黄欠润，脉弦数。加柴胡90g，栀子90g，川芎90g，淡竹叶60g，白芍90g，牡丹皮90g，当归100g，知母90g，麦冬90g，牛膝90g，生石膏200g。

4. 阴虚阳亢

甲状腺肿大，头晕目眩，面红目赤，烦躁易怒，眼球突出，消谷易饥，心悸耳鸣，畏热多汗，口干喜饮，手指震颤，舌质红少苔，脉细数。加牡丹皮120g，玄参120g，郁金90g，知母150g，白蒺藜150g，枣仁120g，麦冬150g，贝母90g，夏枯草150g，龙骨200g，龙齿120g，牡蛎200g，石决明200g。

5. 气阴两虚

形体消瘦，神疲乏力，心悸气短，口干咽燥，五心烦热，甲状腺肿大，舌质淡红，边有齿印，苔薄白，脉细弱，或舌红少苔，脉细数。加太子参150g，麦冬120g，沙参150g，玄参150g，枸杞150g，贝母100g，黄芪200g，夏枯草150g，煅牡蛎200g。

三十四、甲状腺结节

结节性甲状腺肿是甲状腺结节中最常见的一种良性病变，由单纯性甲状腺肿发展而来，广泛见于世界各地，常见于离海较远的高原山区。我国古代医学家称其为"瘿瘤"，瘿与"婴"同，是缠绕的意思，即在颈绕喉也。隋朝的《诸病源候论》、明代的《本草纲目》对此病均有提及。结节性甲状腺肿表现为甲状腺腺体内不均质的增生结节，一般是多发，也可以单发。后期可发生囊性变并在局部形成纤维化、钙化等。

（一）膏方对本病的主要作用

中医学认为本病的发生多由于长期郁忿恼怒或忧思郁虑，使气机郁滞，肝气失于条达，则津液易于凝聚成痰，气滞痰凝，壅结颈前，形成瘿病。痰气凝滞日久，使血液的运行亦受到障碍而产生血行瘀滞，则可致瘿肿乃至结节。再者饮食失调，一则影响脾胃功能，使脾失健运，不能运化水湿，聚而生痰；二则影响气血的正常运行，痰气瘀结颈前发为瘿瘤。总之，本病的主要病机是肝气郁结，脾失健运，痰湿内生，气血瘀滞，痰湿凝结颈前。膏方对本病的作用以疏肝理气、活血化瘀散结为主。

（二）基本方

生黄芪300g，当归尾150g，柴胡120g，赤芍120g，白芍120g，猫爪草180g，夏枯草150g，牡丹皮150g，丹参150g，桃仁90g，生蒲黄（包）90g，五灵脂90g，延胡索90g，川牛膝90g，怀牛膝90g，小茴香45g，石韦90g，广地龙90g，王不留行150g，白芥子120g，泽泻120g，泽兰120g，赤茯苓150g，淡竹叶80g，瞿麦90g，桑寄生120g，牡蛎200g，鳖甲胶150g，龟胶150g，白文冰250g。

依法制成膏方，每日两次，每次15～20mL（一至二汤匙），温开水化服。

（三）加减法

1. 气郁痰阻

颈前瘿肿，可触及结节，质软不痛，颈部胀感，胸闷不舒，精神抑郁，颈前乳胀，或伴乳房亦有结节肿块，舌质淡，苔薄白，脉弦。加炒谷芽、炒麦芽各60g，生甘草60g，地骨皮120g，粉丹皮160g，制香附120g，青皮、陈皮各60g，瓜蒌皮150g，枳壳150g，胆南星90g。

2. 脾虚痰盛

颈肿不痛，形体肥胖，神疲乏力，胸闷腹胀，纳食减少，或便溏，带下清稀，舌体胖大、质淡，苔白或白腻，脉沉细。加生晒人参（另炖，冲）120g，炙黄芪300g，焦白术180g，怀山药180g，茯苓120g，扁豆90g，陈皮60g，佛手90g，乌药60g。

3. 痰瘀互结

颈肿质硬经久不消，伴胸闷、纳差，女子可有月经不调，或经色紫暗，或伴有血块，舌淡或淡紫，或有瘀块，苔白薄或白腻，脉弦细或涩。加京三棱120g，蓬莪术120g，鳖甲200g，广地龙100g，皂角刺120g，茜草根150g，留行子120g，路路通120g。

三十五、便秘

便秘是指排便次数减少，每2～3天或更长时间一次，无规律性，粪质干硬，常伴有排便困难感。临床常见排便次数减少、粪便量减少、粪便干结、排便费力等，上述症状同时存在2种以上时，可诊断为症状性便秘。通常以排便频率减少为主，一般每2～3天或更长时间排便一次（或每周＜3次）即为便秘。对一组健康人调查结果表明，排便习惯多为每日1～2次或1～2日1次（60%），粪便多为成型或软便；少数健康人的排便次数可达 1 日 3 次（30%），或 3 天 1 次（10%），粪便半成型或呈腊肠样硬便。因此必须结合粪便的性状、本人平时排便习惯和排便有无困难做出有无便秘的判断。如超过 6 个月即为慢性便秘。便秘多见于老年人，可分为急性与慢性两类。急性便秘多由肠梗阻、肠麻痹、急性腹膜炎、脑血管意外、急性心肌梗死、肛周疼痛性疾病等急性疾病引起，主要表现为原发病的临床表现。慢性便秘多无明显症状，但神经过敏者会出现食欲减退、口苦、腹胀、嗳气、发作性下腹痛、排气多等胃肠症状，还可伴有头昏、头痛、易疲劳等神经官能症症状。症状的发生可能与肠蠕动功能失调有关，与精神因素有关。由于粪便干硬，或呈羊粪状，患者可有下腹部痉挛性疼痛、下坠感等不适感觉。有时左下腹可触及乙状结肠痉挛等症状。引起慢性便秘的原因有肠道病变、全身性病变和神经系统病变，其中肠易激综合征是很常见的便秘原因。为数不少的便秘是特发性便秘，经常服用某些药物易引起便秘，如止痛剂，肌肉松弛剂，抗惊厥剂，抗抑郁剂，抗帕金森病药，抗胆碱能药，阿片制剂，神经节阻滞药，某些降压药，含钙、铝、铋的止酸剂，以及利尿剂等。本文讨论的主要是慢性便秘。

（一）膏方对本病的主要作用

中医学认为便秘最直接的病因是饮食失节、劳倦过度、情志失调、六淫袭扰、热病伤津、老年体虚、妇人多产、痰滞虫积、药石中毒、排便隐忍、久蹲强努、裂痔畏便等一系列因素。以上致病因素导致脏腑功能失调、气血津液紊乱、大肠传导功能失常引发为便秘。膏方对本病的作用以理气活血、润肠通便为主。

（二）基本方

炒党参 150g，杭白芍 150g，炙甘草 50g，炒白术 100g，茯苓 150g，柴胡 60g，葛根 100g，炒川连 15g，乌梅 50g，炒扁豆 150g，明大麻 60g，枸杞 300g，核桃肉 200g，首乌 150g，莱菔子 150g，火麻仁 150g，肉苁蓉 180g，熟地黄 150g，淮山药 150g，瓜蒌仁 150g，泽泻 60g，藤梨根 150g，香茶菜 100g，佩兰 100g，绿梅花 100g，炒枳壳 150g，炒枣仁 150g，夜交藤 300g，淮小麦 300g，玫瑰花 30g，佛手片 60g，川朴花 100g，炒薏苡仁 300g，龟甲胶 200g，阿胶 200g，红枣 150g，蜂蜜 500g。

依法制成膏方，每日两次，每次 15 ~ 20mL（一至二汤匙），温开水化服。

（三）加减法

1. 肠胃积热

大便干结，腹胀腹痛，面红身热，口干口臭，心烦不安，小便短赤，舌红苔黄燥，脉滑数。加大黄 90g，枳实 150g，厚朴 150g，生地黄 200g，玄参 150g，杏仁 90g。

2. 气机郁滞

大便干结，或不甚干结，欲便不得出，或便而不爽，肠鸣矢气，腹中胀痛，胸胁满闷，嗳气频作，食少纳呆，舌苔薄腻，脉弦。加木香 60g，乌药 60g，沉香 60g，大黄 60g，槟榔 90g，枳实 90g，厚朴 90g，香附 60g。

3. 阴寒积滞

大便艰涩，腹痛拘急，胀满拒按，胁下偏痛，手足不温，呃逆呕吐，舌苔白腻，脉弦紧。加熟附子 60g，大黄 60g，细辛 30g，枳实 90g，厚朴 90g，木香 60g，干姜 90g，小茴香 60g。

4. 气血虚弱

大便干结，面色无华，心悸气短，失眠多梦，健忘，口唇色淡，舌淡苔白，脉细。或汗出气短，便后乏力，面白神疲，肢倦懒言，舌淡苔白，脉弱。加当归 150g，黑芝麻 150g，女贞子 150g，旱莲草 300g，生黄芪 300g，桑椹 150g，柏子仁 120g，锁阳 100g。

三十六、心律失常

心律失常，是指心脏冲动的频率、节律、起源部位、传导速度与激动次序的异常。按其发病原理，可区分为冲动形成异常和冲动传导异常。心律失常大体上可分为缓慢性心律失常（包括停搏、传导阻滞、心动过缓）及快速性心律失常（包括期前收缩、心动过速、扑动及颤动等）。心律失常常见于各种原因的心脏病人，少数类型也可见于无器质性心脏病的正常人。心律失常在性别上无明显差异，但年轻女性中（青年人）因心脏神经功能紊乱引起的心律失常比男性稍多。一般正常的心率随年龄的增长而逐渐减慢，在婴幼儿，当窦性心动过速时，其频率可高达 230 次 / 分；成人却很少超过 180 次 / 分，通常低于 140 次 / 分。窦性心律不齐，在儿童和青年期很常见，至成年期就较少见，但到老年期又较多见。期前收缩在婴幼儿期是罕见的，但至成年期却极为常见。先天性完全性房室性传导阻滞多见于儿童，后天性慢性房室传导阻滞却多见于成年人。故心律失常的发生与性别、年龄的关系十分密切。心律失常的临床表现是一种突然发生的规律或不规律的心悸、胸痛、眩晕、心前区不适感、憋闷、气急、手足发凉和晕厥，甚至神志不清。有少部分心律失常病人可无症状，仅有心电图改变。

（一）膏方对本病的主要作用

心律失常大致属于中医学"心悸""怔忡"等范畴。本病主要由于心气不足，心血亏虚，或气阴两虚，导致心脏失养，心跳失司，而出现心悸、怔忡等症。或是由于外邪侵袭，情志失调，扰动心火，而致心悸失常。由于本病属于慢性疾病，必须长期调理，以防止其进一步加重，故适宜使用膏方调治。应用膏方时应根据其标本虚实情况施以益气养血、养心安神、养阴平肝、清心宁悸、理气活血等法，以减轻症状，预防并发症发生。

（二）基本方

生北芪 200g，太子参 200g，生地黄、熟地黄各 150g，黄精 200g，山萸肉 120g，枸杞 150g，肉苁蓉 150g，淫羊藿 120g，杜仲 150g，郁金 150g，百合 200g，钩藤 150g，白芍 150g，女贞 150g，旱莲草 150g，延胡索 150g，龙眼肉 150g，酸枣仁 150g，炙甘草 90g，天冬、麦冬各 150g，枳壳 120g，五味子 150g，瓜蒌皮 150g，薤白 150g，法半夏 90g，陈皮 80g，炒山楂 150g，佛手 120g，茯苓 150g，泽泻 150g，淮山药 150g，丹皮 120g，炒栀子 120g，煅龙骨、煅牡蛎各 200g，珍珠母 200g，苦参 150g，生晒人参（另炖）80g，西洋参（另炖）120g，灵芝（另炖）300g，田七 60g，水蛭（研末）60g，砂仁（研末）60g，阿胶 200g，龟胶 150g，麦芽糖 500g。

依法制成膏方，每日两次，每次 15～20mL（一至二汤匙），温开水化服。

（三）加减法

1. 心阳不足

心律缓慢，传导阻滞，手足冰凉，气短乏力者。加当归 150g，桂枝 120g，细辛 30g，炙甘草 90g，鹿角 120g，干姜 120g。

2. 心阴虚弱

心火偏旺，心动过速，心悸不宁，口干舌燥，夜寐不安。加生地黄 200g，莲子心 90g，黄连 80g，灯心草 50g，珍珠（研末）30g，琥珀（研末）30g。

三十七、心功能不全

心功能不全，简称"心衰"，是指由不同原因引起的心脏收缩和（或）舒张功能障碍，发展到使心排血量在循环血量与血管舒缩功能正常时不能满足全身代谢对血流的需要，从而导致具有血流动力异常和神经激素系统激活两方面特征的临床综合征，也称为心功能不全综合征或心力衰竭综合征。传统观点认为心功能不全患者均有器官淤血的症状，因而又称为充血性心力衰竭。据心功能不全发生的缓急、循环系统代偿程度的差别，临床还有急性心功能不全、慢性心功能不全和代偿性心功能不全等不同表现。慢性原发性心肌病变和心室长期压力或容量负荷过重，可分别引起原发性或继发性心肌舒缩功能受损。在早期，通过代偿调节，尚能使心室每搏排血量（心搏量）和每分排血量（心排血量）满足休息和活动时组织代谢的需要；在后期，即使通过充分代偿调节已不能维持足够的心搏量和心排血量。前者称为慢性心功能不全的代偿期，后者称为慢性心功能不全的失代偿期。由于慢性心功能不全的失代偿期大多有各器官阻性充血（或瘀血）的表现，因而通常称为充血性心力衰竭，亦称有症状性心力衰竭。充血性心力衰竭的主要临床表现是"充血"，其次是周围组织灌注不足。临床上习惯于按心力衰竭开始发生于哪一侧和充血主要表现的部位，将心力衰竭分为左心衰竭、右心衰竭和全心衰竭。心力衰竭开始发生在左侧心脏和以肺充血为主的称为左侧心力衰竭；开始发生在右侧心脏并以肝、肾等器官和周围静脉淤血为主的，称为右侧心力衰竭。两者同时存在的称全心衰竭。以左侧心力衰竭开始的情况较多见，大多经过一定时期发展为肺动脉高压而引起右侧心力衰竭。单独的右侧心力衰竭较少见。心力衰竭在临床上十分常见，尤其是慢性心力衰竭是大多数心血管疾病的最终归宿，也是患者最主要的死亡原因。在我国，心功能不全的发病率和死亡率尚无确切的统计。据美国心脏病学会的统计报告显示：全美有490万心衰患者；50～60岁成年人中心衰患者为1%，而80岁以上的老年人中心衰的发生率为10%。心衰的年增长数为40万，年死亡数为25万。

（一）膏方对本病的主要作用

心功能不全在《黄帝内经》中称之为"心痹"，亦属于中医学"水肿""喘咳""痰饮"等范畴。中医学认为本病主要是正气虚衰，元气大伤所致。因心之阳气虚衰，无力鼓动心运行血脉，五脏六腑失于供养，故造成五脏皆虚；肾虚则不能主水，水湿泛滥成灾；脾虚则不能运化水湿，水湿失制则更为猖獗；肺虚则气化失司，三焦水道不行；肝虚则不能疏泄，气机郁滞则水湿蕴积难化。如此诸多因素造成水湿内停，气血瘀滞，成为内生的邪气危害机体。因而形成虚者愈虚、实者愈实的恶性循环。而且本病往往阳损及阴，而形成阴阳两虚之候，则病情更为复杂。因膏方使用药物众多，能顾及方方面面，故对慢性心功能不全有较好治疗效果，如果在代偿期使用膏方则效果更佳，可有效改善心功能及全身体质，提高心脏代偿能力。

（二）基本方

北芪200g，党参200g，熟地黄200g，红景天150g，核桃肉200g，补骨脂150g，淫羊藿150g，桂枝120g，白芍150g，麦冬150g，菟丝子150g，淮山药200g，巴戟天

150g，杜仲 150g，山萸肉 150g，黄精 150g，酸枣仁 150g，茯苓 150g，怀牛膝 150g，白术 150g，当归 150g，陈皮 90g，法半夏 120g，苏子 120g，北杏仁 120g，鹿衔草 150g，紫菀 150g，款冬花 150g，大枣 150g，莲子 150g，鸡血藤 150g，地龙 150g，瓜蒌皮 150g，薤白 150g，丹参 150g，炙甘草 60g，葶苈子 150g，毛冬青 200g，水蛭 120g，紫苏梗 120g，佛手 150g，五味子 120g，厚朴 150g，生晒人参（另炖）150g，灵芝（另炖）300g，紫河车（研末）120g，白豆蔻（研末）80g，蛤蚧（研末）2 对，阿胶 150g，鹿角胶 150g，饴糖 500g。

依法制成膏方，每日两次，每次 15 ～ 20mL（一至二汤匙），温开水化服。

（三）加减法

1. 阳气虚衰较甚

畏寒肢冷，心跳缓慢，舌质淡白，舌苔白滑，脉沉微或迟缓。加高丽参 120g，炮附子 60g，肉桂 40g，鹿茸 30g。

2. 正虚邪实

水湿内盛，下肢水肿，甚至全身水肿，气息喘促者。加茯苓皮 150g，大腹皮 200g，干姜皮 120g，五加皮 150g，马鞭草 150g，泽兰 150g，猪苓 180g，泽泻 150g，葶苈子改为 200g。

3. 阳损及阴

阳损及阴出现阴阳两虚之畏寒咽干，心跳偏快，心悸不宁或心律失常者。加花旗参 150g，玉竹 120g，天冬 150g，生地黄 180g，百合 150g，苦参 150g，车前子 150g。

三十八、慢性肾功能衰竭

慢性肾功能衰竭是由多种疾病引起的，从而导致体内有毒的代谢产物不能排除体外，水电解质紊乱、酸碱平衡失调引起的一系列全身中毒症状，故又称尿毒症。其病情进展缓慢，不可逆转，所以预后极差。肾脏相当于一个滤过器，把人体内代谢所产生的废物、多余的水分排出体外，同时调节电解质和酸碱平衡，为体内的新陈代谢和正常的生理活动提供一个所必需的环境。当肾脏由于疾病等原因引起肾功能严重减退到一定程度，不能满足上述需要时，机体内就出现了一系列中毒及紊乱现象，表现为全身各系统病理改变。临床上称为慢性尿毒症。本病按肾功能水平分成几期。①肾功能代偿期：肾功能单位受损未达到总数 1/2 时，不产生血尿素氮和肌酐升高，体内代谢平衡，不出现症状。②肾功能不全期：肾功能水平降至 50% 以下，病人有乏力、食欲不振、夜尿多、轻度贫血等症状。③肾功能衰竭期：当内生肌酐清除率（Ccr）下降到 25ml/min 以下，病人出现贫血、血磷水平上升、血钙下降、代谢性酸中毒、水电解质紊乱等。④尿毒症终末期：酸中毒明显，出现各系统症状，甚至昏迷。慢性肾功能衰竭、尿毒症可造成全身各个系统的损害，出现多样的临床表现。故对慢性肾功能衰竭的早期临床症状要引起特别的重视，人们定期进行尿常规和其他检查诊断，才能及早发现，及早治疗。

（一）膏方对本病的主要作用

慢性肾功能衰竭大致属于中医学"癃闭""关格""水肿"范畴。其发病机制主要是肾精虚弱，肾气衰减，体内水湿气化失司，水湿留置体内形成湿毒，影响机体气血运行和气机升降，而出现小便癃闭不行、饮食呕吐不下、全身水肿不消等一系列症状。慢性肾功能衰竭是典型的本虚标实之证。故可用膏方补肾益精、益气健脾以治本，行气化浊、利水消肿以治标。标本兼治，可获良效。

（二）基本方

生北芪 300g，菟丝子 200g，杜仲 200g，巴戟天 150g，肉苁蓉 150g，熟地黄 200g，黄精 200g，女贞子 150g，枸杞 150g，莲须 150g，芡实 150g，补骨脂 150g，核桃肉 150g，锁阳 150g，淫羊藿 150g，山萸肉 120g，淮山药 200g，泽泻 150g，茯苓 200g，白术 150g，怀牛膝 150g，广郁金 150g，丹参 150g，车前子 150g，玉米须 200g，薏苡仁 300g，木瓜 150g，白果 120g，厚朴 150g，金樱子 150g，覆盆子 150g，丹皮 90g，陈皮 80g，砂仁 80g，白蔻仁 80g，枳壳 150g，佛手 150g，生晒参（另炖）120g，虫草菌丝体（另炖）600g，阿胶 150g，鹿角胶 150g，木糖醇 400g。

依法制成膏方，每日两次，每次 15 ～ 20mL（一至二汤匙），温开水化服。

（三）加减法

1 水肿者

如果患者水肿明显，加大腹皮 150g，鹿衔草 150g，萆薢 150g，泽兰 150g，葶苈子 150g，大枣 150g，五加皮 150g，猪苓 200g。

2 肝肾阴虚

如果患者肝肾阴虚明显，口干舌燥，目视模糊，眼睛干涩。加楮实子 200g，桑椹 150g，蕤仁 150g，石斛 150g。

3 阳虚

如果患者阳虚之证明显，手足冰凉，口淡畏寒。加桂枝 120g，制附子 60g，干姜 90g，椒目 120g，鹿茸 30g。

三十九、贫血

贫血是指外周血中单位容积内血红蛋白浓度、红细胞计数和（或）血细胞比容低于相同年龄、性别和地区的正常标准。它是临床上常见的由多种不同的原因或疾病引起的症状，常见的原因有失血过多、红细胞生成障碍和红细胞破坏过多。一般认为在平原地区，成年男性血红蛋白浓度＜ 120g/L、红细胞计数＜ 4.5×10^{12}/L 和（或）血细胞比容＜ 0.42；成年女性血红蛋白浓度＜ 110g/L、红细胞计数＜ 4.0×10^{12}/L 和（或）血细胞比容＜ 0.37，就可以诊断为贫血。其中以血红蛋白浓度降低最为重要。贫血分为缺铁性贫血、再生障碍性贫血等多种，但以缺铁性贫血最为常见。贫血是临床上最常见的疾病之一。据世界卫生组织统计：全球约有 30 亿人存在不同程度贫血，每年因患贫血引致各类疾病而死亡的人数上千万。中国患贫血的人口概率高于西方国家，在患贫血的人群中，女性明显高于男性，老人和儿童高于中青年。有 30％ ～ 40％的婴幼儿患有贫血，主要是由于母体贫血造成的连锁反应。妇女的贫血发病率为 64.4％，月经、怀孕、分娩出血都是直接原因。近年来，因减肥而造成营养失调，形成了严重贫血的又一个庞大的人群。贫血的发病率并没有随着物质生活的日益提高而有所下降，这必须引起足够的重视。

（一）膏方对本病的主要作用

本病在《黄帝内经》中称为"血脱"，后世多称为"血虚"。其发病原因主要是脾胃虚弱，运化乏力，血之生化乏源。此外，贫血与肾精虚衰，精不化血；肝失疏泄，不能藏血；心气不足，不能主血等也有很大关系。本病是一慢性疾病，故可在准确辨证基础上应用膏方长期调理，当可收到较好效果。

（二）基本方

生北芪 300g，党参 200g，菟丝子 150g，杜仲 150g，山萸肉 150g，黄精 150g，熟地黄 200g，女贞子 150g，枸杞 180g，仙鹤草 150g，首乌 150g，桑椹 180g，鸡血藤 200g，当归 150g，白芍 150g，旱莲草 150g，麦冬 150g，五味子 120g，淮山药 150g，泽泻 90g，茯苓 150g，白术 150g，桑寄生 150g，桂圆肉 150g，厚朴 90g，紫苏梗 120g，陈皮 60g，枳壳 150g，佛手 120g，生晒参（另炖）150g，灵芝（另炖）250g，砂仁 60g，白蔻仁（研末）60g，阿胶 200g，鹿角胶 180g，饴糖 500g。

依法制成膏方，每日两次，每次 15 ~ 20mL（一至二汤匙），温开水化服。

（三）加减法

1. 肾虚

如患者肾虚症候明显，或者表现为全血指标降低，或为再生障碍性贫血者。加巴戟天 150g，肉苁蓉 150g，补骨脂 180g，淫羊藿 150g，鹿角霜 200g，紫河车 120g。

2. 脾虚

脾虚表现为胃口差，纳食不馨，大便溏薄。加莲子 200g，谷芽、麦芽各 180g，芡实 200g，鸡内金 120g。

3. 阴虚

阴虚表现为心烦舌燥，口干潮热。加生地黄 200g，百合 180g，天冬 150g，知母 120g，花旗参 120g。

四十、颈椎病

颈椎病是指颈椎间盘退行性变、颈椎骨质增生及颈部损伤等引起颈段脊柱内外平衡失调，刺激或压迫颈部神经、血管而产生一系列症状。主要表现为颈肩痛、头晕头痛、上肢麻木、肌肉萎缩，严重者双下肢痉挛、行走困难，甚至四肢麻痹，大小便障碍，出现偏瘫。颈椎病还常可累及心血管系统，如心前区疼痛，类似冠心病样心绞痛；也可因骨赘刺激或压迫脊髓和脊髓血管，引起侧角内交感神经细胞功能障碍，或由于椎－基底动脉供血不足，使延髓内心血管调节中枢缺血，引起反射性冠状动脉痉挛收缩，导致心肌缺血，诱发心律失常。以上这些由于颈椎病而引起的心血管损害，统称为"颈心综合征"。心前区疼痛称之为"颈性心绞痛"，心律失常称之为"颈性心律失常"。除心前区疼痛外，还可有胸闷不适、心悸、气促等。心电图上可见有缺血性 ST 段与 T 波变化，有室性期前收缩或房性期前收缩。此外，还可有血压升高，这与椎骨增生或椎周组织无菌性炎症刺激交感神经有关。颈心综合征常易被误诊为冠心病。但颈心综合征的心绞痛与冠心病中的心绞痛是有区别的。它与劳力负荷增加、情绪激动无关，服用硝酸甘油类药物及钙离子拮抗剂不能缓解；而颈椎负荷增加却常常是此类心绞痛的诱发因素，如高枕卧位，长时间维持过度仰头、低头的体姿，长时间头颈转向一侧，脊背受凉、潮湿、扭伤、劳累等。此外，颈椎病还有其他六大并发症状：吞咽困难、高血压、下肢瘫痪或排便障碍、视力障碍、突然摔倒等。颈椎病可发于任何年龄，以 40 岁以上的中老年人为多。颈椎病是多种疾病的根源，其退行性病变是一个长期、缓慢的过程，并非一日之寒。因此，早预防、早发现、早治疗，才能拥有健康的生活。

（一）膏方对本病的主要作用

中医学对于颈椎病并无相应病名，相关论述散见于"痹症""头痛""眩晕""项强"等病症中。其起病为气血亏虚、肝肾不足的基础上，兼有劳损、外伤及感受风寒湿邪等因素。故治疗上应分清其标本虚实，分别以益气养血、补益肝肾、祛风通痹、活血祛痰等法。在准确辨证基础上应用膏方，长期服用，可获良效。

（二）基本方

熟地黄150g，女贞子150g，枸杞150g，葛根200g，姜黄150g，桑枝150g，黑老虎150g，杜仲150g，肉苁蓉150g，当归100g，丹参150g，狗脊150g，续断150g，怀牛膝150g，鹿衔草150g，走马胎120g，宽筋藤150g，西洋参150g，灵芝150g，北芪200g，白花蛇80g，太子参200g，黄精200g，山萸肉120g，巴戟天150g，茯苓120g，炒淮山150g，佛手120g，郁金120g，陈皮60g，砂仁60g，枳壳80g，白芍150g，阿胶150g，鹿角胶150g，麦芽糖500g。

依法制成膏方，每日两次，每次15～20mL（一至二汤匙），温开水化服。

（三）加减法

1. 风寒湿盛
加桂枝120g，羌活90g，防风90g。

2. 阴虚内热
加天冬、麦冬各150g，玉竹150g，丹皮120g，黄芩150g，知母150g。

3. 瘀血阻络
加田七60g，水蛭80g，地龙150g，全蝎30g，蜈蚣30条。

4、颈心综合征明显
加人参叶150g，百合150g，瓜蒌皮150g，薤白150g。

四十一、腰椎骨质增生症

腰椎骨质增生症又称肥大性腰椎炎、增生性脊椎柱炎、腰椎骨刺、骨赘等。腰椎骨质增生症是常见的退行性骨关节病，实质上是一种代偿性改变。脊椎骨是人体中持重最大的骨骼之一，长期承受过大的压力，促使骨骼发生退行性变。腰椎在脊椎骨中，又是承受压力最大的骨骼，可谓重之又重，所以临床上腰椎增生是引起腰痛最常见的疾病之一。腰椎增生病主要病因有二：一是随着年龄的增长，内分泌、免疫和骨代谢等发生衰老性改变，椎间盘逐渐发生退行性变；二是异常应用，即外力致伤，包括急性损伤、慢性劳损及慢性积累性损伤，致使椎间关节内应力失衡，引起腰椎退变、增生和椎间关节不稳定。腰椎增生主要表现为腰痛、腰部僵硬，其次是下肢发紧或有麻木感。疼痛程度不一，晨起时腰部僵硬酸痛，稍事活动后反觉减轻；负重和活动增多时加重，当腰椎不稳定时，微小的活动或干扰便可引起急性腰痛。有的病人在急性发作时腰部出现突然卡住性疼痛，活动、翻身均困难，并可使疼痛加重。这种病人睡觉时常翻身，因一个姿势睡久后即觉腰痛不适。多数病人为慢性腰痛或慢性腰腿痛，可扩散至一侧或双侧臀部，甚至达膝下。半数病人感到下肢麻木，行走困难。X线片可显示，腰椎椎体边缘唇样骨质增生，椎间隙变窄，小关节硬化变尖并有骨赘形成。本病病程迁延，缠绵难愈，历来有"腰痛腿痛，医生头痛"之说。

（一）膏方对本病的主要作用

本病大致属于中医学"腰痛""痹症"范畴。中医学认为腰为肾之府，故腰椎骨质增生的本质就是肾虚，不能主骨生髓，因而造成腰椎骨质老化而增生。此外，因肾虚不能抗邪，风寒湿邪趁机侵入，气血运行受阻，经脉瘀滞，络脉闭塞，而致腰痛时作。故临床上本病多见本虚标实之证。故可利用膏方补肾壮腰以治本，行气活血、通经除痹以治标，坚持长期的治疗，加上适当的体育锻炼，自可收到良好效果。

（二）基本方

北芪 200g，生地黄、熟地黄各 150g，当归 150g，白芍 150g，续断 150g，杜仲 150g，制首乌 150g，鸡血藤 150g，补骨脂 150g，骨碎补 150g，狗脊 150g，菟丝子 150g，淫羊藿 150g，白花牛大力 150g，怀牛膝 150g，木瓜 150g，桑寄生 150g，千年健 120g，伸筋草 150g，延胡索 150g，沙苑子 150g，女贞子 150g，枸杞 150g，川芎 120g，乌梢蛇 150g，地龙 120g，鹿衔草 150g，两面针 150g，七叶莲 150g，走马胎 120g，宽筋藤 150g，黑老虎 150g，徐长卿 120g，佛手 80g，陈皮 60g，砂仁 60g，枳壳 120g，西洋参（另炖）120g，生晒参（另炖）60g，阿胶 120g，鹿角胶 150g，龟胶 150g，饴糖 400g。

依法制成膏方，每日两次，每次 15 ～ 20mL（一至二汤匙），温开水化服。

（三）加减法

1. 风寒湿邪

加独活 120g，防风 120g，细辛 30g。

2. 湿热明显

加黄柏 120g，石韦 150g，丝瓜络 150g，知母 150g，薏苡仁 200g，茯苓 150g。

3. 瘀血内阻

加水蛭 100g，土鳖虫 90g，田七（研末）60g。

四十二、腰椎间盘突出症

腰椎间盘主要由软骨板、纤维环、髓核三部分构成，它位于两个椎体之间，其主要功能有：①保持脊柱的高度，维持身高；②联结椎间盘上下两椎体，并使椎体间有一定活动；

③使椎体表面承受相同的力；④缓冲作用；⑤维持侧方关节突一定的距离和高度；⑥保持椎间孔的大小；⑦维持脊柱的曲度。成人椎间盘组织无血液供应，靠淋巴的渗透维持营养，仅纤维环表层有少量血液供应。腰椎间盘是身体负荷最重的部分，因此，20 岁以后，腰椎间盘开始退行性变，髓核含水量逐步减少。由于脱水，髓核张力减低，椎间盘可变薄。同时髓核中的蛋白多糖含量下降，胶原纤维增多，髓核失去弹性。身体的剧烈运动，可引起纤维环的各层纤维互相摩擦，产生玻璃样变，从而失去弹性，最后导致纤维破裂。因此，随着年龄的增大，腰椎间盘的结构老化，其弹性和抗负荷能力也随之减退。腰椎间盘突出是椎间盘发生退变后，由于外力或积累性劳损的作用，使纤维环破裂，髓核突出，刺激或压迫邻近的神经而出现它所支配的部位和肢体出现一系列症状。突出髓核的水肿、纤维环及后纵韧带的损伤引起的渗出、粘连等无菌性炎症，使神经根受到机械性的压迫和化学性的刺激，而出现腰腿痛、酸、沉、胀、麻、凉、无力，甚至肌肉萎缩等症状。治疗时，解除突出组织对神经根的机械性压迫和无菌性炎症的化学性刺激是根治此症的关键。

（一）膏方对本病的主要作用

腰椎间盘突出症属于中医学"腰痛"范畴。中医学认为本病关键是肾气虚弱，不能主骨生髓，从而引起椎间盘老化，加之过劳过用，日久劳损，导致椎间盘突出，影响经络气血运行，不通则痛。故可用膏方补肾壮骨、益精生髓以治本，活血化瘀通经以治标。加上适当的体育锻炼和理疗，多可收到较好的疗效。

（二）基本方

熟地黄 200g，鸡血藤 150g，补骨脂 150g，骨碎补 150g，狗脊150g，桑寄生150g，千年健120g，白蒺藜150g，走马胎120g，肉苁蓉150g，淫羊藿150g，鹿衔草150g，菟丝子150g，七叶莲150g，石南藤120g，宽筋藤150g，黑老虎150g，薏苡仁150g，北芪200g，鸡内金90g，炒白术150g，当归150g，黄精150g，枸杞120g，白芍150g，佛手80g，枳壳120g，炙甘草30g，陈皮90g，茯苓150g，炒杜仲150g，怀牛膝150g，丹皮150g，续断150g，核桃肉150g，巴戟天150g，制首乌150g，炒淮山药150g，丹参120g，生晒参（另炖）120g，阿胶150g，鹿角胶150g，龟胶150g，麦芽糖500g。

依法制成膏方，每日两次，每次15～20mL（一至二汤匙），温开水化服。

（三）加减法

1. 湿热内盛

加知母150g，黄芩150g，黄柏150g，玄参150g，毛冬青150g，茵陈150g，玉米须150g。

2. 风寒湿盛

加干姜90g，独活120g，桂枝120g，天麻150g，细辛30g。

3. 瘀血阻络

加三棱120g，莪术120g，土鳖虫100g，血竭90g，白花蛇90g，川芎120g。

4. 痰瘀阻络

加法半夏120g，白芥子120g，制南星80g。

四十三、骨质疏松症

骨质疏松症是指各种原因引起的全身性骨数量减少，骨的机械强度衰减导致非创伤性骨折，或轻微外力即可发生某些部位骨折的一种临床综合征。老年骨质疏松症表现没有明确特征性，开始时可有腰背疼痛，严重时脊柱椎体压缩、变形，出现驼背，身高降低。遇到外伤时，可出现脊柱压缩性骨折、股骨上段骨折及科雷骨折和肱骨上段骨折。绝经后骨质疏松症因内分泌紊乱出现头晕、多汗、心悸、失眠等症状，有时可伴有血压升高。很多老年病人虽有骨质疏松，临床表现可不明显。所以，多数病人是在骨折后拍摄 X 线片时才明确有骨质疏松存在。随着人口老龄化的增长，骨质疏松威胁老年人特别是绝经后妇女健康的情况日趋严重，因骨质疏松造成的腰背痛及多种老年骨折疾病的人群数目庞大，给老年人带来巨大痛苦。

（一）膏方对本病的主要作用

骨质疏松症大致属于中医学"骨痹""骨痿"范畴。中医学认为本病主要由于肾虚不能主骨，脾虚生化乏源，导致骨质疏松；风寒湿邪趁机侵入，日久劳作易于伤损。正虚邪实，而出现腰痛、身痛等症。故可用膏方补肾以壮骨、健脾以生骨，辅以行气、活血、通络以祛邪。标本兼治，坚持日久，可获良效。

（二）基本方

党参200g，北芪200g，红景天150g，白术150g，淮山药150g，炙甘草30g，茯苓150g，熟地黄150g，山萸肉120g，丹皮90g，泽泻90g，补骨脂150g，核桃肉150g，巴戟天150g，肉苁蓉150g，菟丝子150g，益智仁150g，怀牛膝150g，桑寄生150g，淫羊藿150g，骨碎补150g，炒白芍150g，当归150g，川芎120g，女贞子200g，丹参150g，郁金150g，延胡索150g，制天麻120g，白蒺藜150g，钩藤150g，枸杞150g，大枣150g，炒谷芽、炒麦芽各150g，煅龙骨、煅牡蛎各200g，陈皮60g，姜半夏120g，佛手150g，海螵蛸

150g，浙贝 90g，香橼 150g，炙鸡内金 120g，生晒参（另炖）150g，灵芝（另炖）300g，砂仁 60g，白豆蔻（研末）60g，阿胶 150g，鹿角胶 150g，饴糖 500g。

依法制成膏方，每日两次，每次 15 ～ 20mL（一至二汤匙），温开水化服。

（三）加减法

1. 肾阳虚

加鹿角 150g，桂枝 90g，干姜 120g，肉桂（研末）50g。

2. 肾阴虚

加龟甲 200g，鳖甲 200g，知母 150g，黄柏 150g，龟甲胶 150g，花旗参 120g，生地黄 180g。

3. 汗多

加浮小麦 200g，麻黄根 150g，糯稻根 150g，五味子 90g。

4. 血瘀

加炙水蛭 60g，土鳖虫 90g，鸡血藤 150g，泽兰 150g。

四十四、肺癌

肺癌是最常见的肺原发性恶性肿瘤，绝大多数肺癌起源于支气管黏膜上皮，故亦称支气管肺癌。其发病率占肿瘤之首，吸烟者发病率较高。近 50 多年来，世界各国特别是工业发达国家，肺癌的发病率和病死率均迅速上升，死于癌病的男性病人中肺癌已居首位。

（一）膏方对本病的主要作用

中医学认为，肺癌发生是由于正气虚弱，脏腑气血阴阳失调，导致邪毒内侵，肺失治节，宣降失司，气机不利；血行不畅，为痰为饮，痰瘀阻络，日久形成肺部积块。病变部位在肺，晚期可波及他脏。其发病以正虚为根本，因虚而致实，机体产生痰湿、瘀血、毒聚、气郁等病理改变，故本病是全身为虚、局部为实的疾病，虚以阴虚、气阴两虚多见，实则不外乎气滞、血瘀、痰凝、毒聚之病理变化。对于肺癌手术后或化疗后，或是晚期体质虚弱、不任手术和化疗的病人，膏方是较好的选择。膏方对本病的作用以补脾益气、补肾益肺以固本，宣肺理气、化瘀散结以治标。标本兼治，以期改善体质，减轻疾病，延长生命，提高生存质量。

（二）基本方

太子参200g，北芪200g，白术150g，淮山药200g，云苓150g，大枣150g，北沙参150g，麦冬150g，百合200g，熟地黄150g，黄精150g，枸杞150g，女贞子150g，山萸肉100g，补骨脂150g，菟丝子150g，淫羊藿120g，核桃肉150g，鸡血藤150g，白芍150g，仙鹤草150g，旱莲草150g，姜半夏120g，枳壳100g，地龙120g，僵蚕120g，鱼腥草150g，薏苡仁200g，半枝莲150g，七叶一枝花120g，白花蛇舌草150g，蜂房100g，石上柏150g，浙贝120g，鹿衔草150g，陈皮80g，砂仁80g，佛手120g，白豆蔻80g，谷芽、麦芽各150g，鸡内金120g，山楂150g，竹茹120g，合欢皮150g，田七花150g，五味子90g，西洋参（另炖）120g，生晒参（另炖）100g，灵芝（另炖）350g，守宫（研末）100g，阿胶150g，龟胶120g，鹿角胶100g，饴糖300g，冰糖200g。

依法制成膏方，每日两次，每次15～20mL（一至二汤匙），温开水化服。

（三）加减法

1.肺热阴虚

干咳或呛咳，无痰或少痰而黏，口干咽燥，低热盗汗，大便干结，舌质红或黯红，苔少，脉细数。加天冬150g，生地黄 150g，地骨皮 120g，杏仁 120g，百部 150g，桑白皮 120g；气促，加苏子 120g，诃子肉 60g；潮热，加功劳叶 120g，银柴胡 150g，炙鳖甲（先煎）200g；盗汗，加乌梅 80g，瘪桃干 100g，浮小麦 150g；咳吐黄痰，加黄芩 150g，知母 150g。

2. 肝火犯肺

上气咳逆阵作，咳时面赤，咽干，痰少质黏，胸胁胀痛，苔薄黄少津，脉弦数。加炙桑白皮 150g，地骨皮 150g，牡丹皮 120g，栀子 120g，生甘草 30g，黄芩 150g，枇杷叶 120g，八月札 120g，夏枯草 150g。

3. 痰湿蕴肺

咳嗽频繁，咳声重浊，痰色白呈清涎状或如泡沫状，伴腹胀纳差、胸闷、便溏，舌质淡胖，或边有齿印，苔白腻而滑或白厚腻，脉滑或濡滑。加法半夏 100g，陈皮 60g，生薏苡仁 200g，炒白芥子 100g，炒莱菔子 120g，厚朴 120g，苍术 120g，猫爪草 120g。

四十五、肝癌

肝癌是指发生于肝脏的恶性肿瘤，包括原发性肝癌和转移性肝癌两种，人们日常说的肝癌指的多是原发性肝癌。原发性肝癌是临床上最常见的恶性肿瘤之一，根据最新统计，全世界每年新发肝癌患者约 60 万人，居恶性肿瘤的第五位。原发性肝癌按细胞分型可分为肝细胞型肝癌、胆管细胞型肝癌及混合型肝癌。原发性肝癌在我国属于高发病，一般男性多于女性。中国是乙肝大国，我国的肝癌有许多是在乙肝、肝硬化的基础上发展而来的。我国丙肝病人也在逐渐增加，而丙肝中有一些病例到后期也会发展为肝癌。目前我国肝癌发病人数约占全球的半数以上，占全球肝癌病人的 55%，已经成为严重威胁我国人民健康和生命的一大杀手，其危险性不容小视。

（一）膏方对本病的主要作用

中医学认为，肝癌的病因病机有两方面。一是外因，如外感湿热之邪、饮食不洁，水谷不能正常运行，致水湿内停，日久郁而化热，湿热熏蒸，可致黄疸等。加之痞块日渐增大，复使气机壅塞，水湿难以外泄，可致腹水。另一方面是内因，如七情内伤会导致气滞血瘀。因肝为刚脏，性喜条达，恶抑郁，情志不畅，肝气郁结，或感受外邪，气滞日久，必致血瘀，渐为肿块，留积于肝，成为肝癌。或正气虚损，邪气乘虚而入，阻滞气血水液，成湿成瘀，日久积聚，且使气血耗损，病体陷入恶性循环。对于肝癌手术后或化疗后，或是晚期体质虚弱、不任手术和化疗的病人，膏方都是较好的选择。膏方对本病的作用主要以益气健脾、补肾养肝以固本，以疏肝理气活血、化瘀散结解毒治标。通过标本兼治，以改善体质，减轻疾病，延长生命，提高生存质量。

（二）基本方

北芪250g，党参250g，白术150g，淮山药250g，肉苁蓉150g，淫羊藿150g，熟地黄180g，沙苑蒺藜200g，枸杞300g，黄精300g，桑椹300g，菟丝子200g，巴戟天150g，溪黄草200g，苍术120g，陈皮60g，厚朴80g，鳖甲300g，法半夏80g，茯苓250g，猪苓250g，泽泻250g，白茅根150g，黄芩90g，柴胡90g，白芍200g，郁金200g，枳壳150g，神曲120g，山楂150g，鸡内金180g，甘草30g，佛手150g，绵茵陈250g，莱菔子150g，砂仁80g，白蔻仁80g，白背叶根400g，延胡索150g，丹参180g，白花蛇舌草250g，七叶一枝花150g，鬼箭羽120g，半枝莲250g，虎杖150g，鸡骨草200g，灵芝（另炖）300g，西洋参（另炖）150g，生晒人参（另炖）150g，田七（研末）60g，阿胶150g，龟甲胶250g，饴糖

300g。

依法制成膏方，每日两次，每次 15～20mL（一至二汤匙），温开水化服。

（三）加减法

1. 肝胆湿热

黄疸日深，经久不退，色晦暗，面黎黑，发热胁痛，恶心纳差，口苦干，小便短赤，舌红或绛，苔黄糙或焦黄，脉弦或滑数。加野菊花 150g，金钱草、半边莲、败酱草、红藤各 120g，山栀 150g，大黄 90g，黄柏、八月札、赤芍各 150g。

2. 气滞血瘀

胸闷腹胀，纳呆乏力，两胁窜痛或肿痛，肚腹结块，推之不移，舌淡红或暗红，或边有瘀斑，苔薄白或微黄，脉弦。加三棱 100g，马鞭草 150g，赤芍 150g，茜草 150g，当归 100g，制香附 100g，莪术 150g，全瓜蒌 200g，炮山甲 60g。

3. 气滞湿阻

神疲乏力，纳呆消瘦，腹胀腹满，胁痛肢楚，足肿，舌淡胖，苔白腻，脉弦滑或濡。加三棱 90g，莪术 90g，广郁金 90g，炒枳壳 90g，生牡蛎 300g，半边莲 300g，马鞭草 300g，薏苡仁 300g，太子参 150g。

四十六、胃癌

胃癌在我国各种恶性肿瘤中居首位，胃癌发病有明显的地域性差别，我国的西北与东部沿海地区胃癌发病率比南方地区明显为高。好发年龄在 50 岁以上，男女发病率之比为 2∶1。早期胃癌多数病人无明显症状，少数人有恶心、呕吐或是类似溃疡病的上消化道症状。疼痛与体重减轻是进展期胃癌最常见的临床症状。病人常有较为明确的上消化道症状，如上腹不适、进食后饱胀。随着病情进展，上腹疼痛加重，食欲下降，乏力。根据肿瘤的部位不同，也有其特殊表现。贲门胃底癌可有胸骨后疼痛和进行性吞咽困难；幽门附近的胃癌有幽门梗阻表现；肿瘤破坏血管后可有呕血、黑便等消化道出血症状。腹部持续疼痛常提示肿瘤扩展超出胃壁，如锁骨上淋巴结肿大、腹水、黄疸、腹部包块、直肠前凹扪及肿块等。晚期胃癌病人常可出现贫血、消瘦、营养不良甚至恶病质等表现。

（一）膏方对本病的主要作用

胃癌的病因较为复杂，中医学认为胃癌发病因素有饮食失节、忧思过度、脾胃损伤、气结痰凝。正如明代名医张景岳所说"阳虚不能化""气结不能行"，就是说脾胃虚寒，阳气不化，气结于内。气结则血行阻滞，形成血瘀。有气结、热结、瘀血、食积及脾胃虚寒等说。对于胃癌手术后或化疗后，或是晚期体质虚弱、不任手术和化疗的病人，膏方都是较好的选择。膏方对本病的作用主要以益气健脾、益胃柔肝以固本，理气化瘀、化痰散结解毒以治标。通过标本兼治，以改善体质，减轻疾病，延长生命，提高生存质量。

（二）基本方

党参 150g，北芪 150g，白术 150g，淮山药 150g，灵芝150g，茯苓 100g，炙甘草 40g，红枣 120g，佛手 120g，陈皮 80g，青皮 80g，广木香 90g，砂仁 60g，甘松 60g，香附90g，香橼皮 100g，柴胡 80g，枳壳 80g，高良姜 80g，白豆蔻60g，素馨花 60g，开心果 100g，煅瓦楞 200g，乌贼骨 200g，炙龟甲 200g，炙鳖甲 200g，炒白芍 120g，枸杞 120g，山萸肉 90g，杜仲 100g，黄精 120g，丹参 120g，郁金 120g，醋延胡索 120g，炙内金 100g，焦山楂 100g，焦神曲 100g，姜半夏 80g，炒谷芽、炒麦芽各 120g，炒黄芩 100g，白花蛇舌草

180g，蒲公英 150g，七叶一枝花 150g，半枝莲 150g，露蜂房 100g，猴头菇 150g，地榆炭 100g，白头翁 150g，阿胶 300g，饴糖 300g。

依法制成膏方，每日两次，每次 15 ～ 20mL（一至二汤匙），温开水化服。

（三）加减法

1. 痰食交阻

胃脘部闷胀、隐痛，吞咽困难，泛吐黏痰，呕吐宿食、气味酸腐，食欲不振，舌质淡红，苔白腻，脉弦滑。加炮姜 90g，太子参 150g，苍术 90g，姜半夏 90g，炙甘草 60g，枳实 120g，参三七 60g，桂枝 60g，牡蛎 300g。

2. 气血痰阻

胃脘部肿块、坚硬、固定不移，时有疼痛，呕吐物如赤豆汁，时或见黑便如柏油状，形体消瘦，面色苍白，精神疲乏，舌质紫红，脉细涩。加当归 150g，川芎 150g，白芍 300g，生地黄、熟地黄各 200g，生晒人参（另炖）150g，仙鹤草 150g，茜草根 180g，紫珠草 160g，莪术 90g，莲子 160g，扁豆 190g。

四十七、肠癌

肠癌是胃肠道中常见的恶性肿瘤，发病率仅次于胃和食管癌。绝大多数病人在 40 岁以上，30 岁以下者约占 15%。男性较多见，男女之比为 2 ～ 3∶1。肠癌初期以便血为主，其次是大便习惯改变、排便不尽感、里急后重等，此外还极易引起梗阻现象，产生肠道刺激症状等。肠癌初期表现的便血以无痛性为主，血液呈红色或鲜红色，与早期内痔的症状非常相似，后期便血多为暗红色，混有粪便之黏液血便或脓血便。其次大便习惯改变是肠癌中晚期的典型表现，由于直肠肿块及其产生的分泌物可产生肠道刺激症状，导致患者出现便意频繁、排便不尽感、里急后重等症状，但排出物多是黏液脓血状物，此时粪便形状也发生了改变，大便变得越来越细。疾病后期可出现肿瘤转移及贫血、消瘦、营养不良等各种恶病质表现。

（一）膏方对本病的主要作用

肠癌在中医学称之为"癥瘕""积聚""脏毒""肠覃""锁肛痔"等。中医学认为本病的发生多因饮食不节、忧思抑郁、久泻久痢、劳倦体虚、感受外邪、湿毒蕴结等因素引起，最终导致脾胃受损，水谷精微不能运化输布，以致湿浊内生。加之五脏虚衰（尤以脾肾虚弱为主），正气不足，易受外邪，邪毒阻滞肠道，日久积聚成块，肿块阻塞肠道，导致排便艰难或粪便变细变形；湿毒久蕴，化热灼伤血络，则见便血；热毒炽盛，肉腐络伤，则便下脓血，或如鱼胨状，恶臭难闻；久泻久痢，肾阳不足，不能温运脾阳，进而脾肾阳虚。久病累及肝肾，精血亏虚，出现肝肾阴虚，终至神离气脱，阴阳离决。对于肠癌手术后或化疗后，或是晚期体质虚弱、不任手术和化疗的病人，膏方都是较好的选择。膏方对本病的作用主要以益气、养血、扶正为主，兼化痰、解毒、散结。通过标本兼治，以改善体质，减轻症状，延长生命，提高生存质量。

（二）基本方

北芪 200g，党参 200g，白术 150g，淮山药 150g，肉苁蓉 150g，熟地黄 150g，枸杞 150g，黄精 150g，菟丝子 150g，陈皮 60g，厚朴 150g，鳖甲 200g，法半夏 120g，茯苓 150g，黄芩 150g，赤芍、白芍各 150g，郁金 150g，枳壳 150g，鸡内金 150g，佛手 150g，鹿衔草 150g，莱菔子 150g，凤尾草 300g，延胡索 150g，白花蛇舌草 200g，银花 120g，浙贝 120g，七叶一枝花 150g，蒲公英 200g，薏苡仁 300g，土鳖虫 120g，蜂

房 120g，百合 150g，大叶蛇泡簕 200g，半枝莲 200g，三棱 60g，莪术 80g，皂角刺 150g，怀牛膝 150g，天花粉 150g，穿破石 200g，路路通 150g，田七花 150g，王不留行 150g，酸枣仁 150g，黄柏 150g，败酱草 150g，地榆炭 150g，鸡血藤 150g，八月札 150g，鸡矢藤 150g，火炭母 150g，灵芝（另炖）300g，西洋参（另炖）120g，生晒人参（另炖）60g，水蛭 60g，守宫（研末）120g，阿胶 150g，龟胶 150g，饴糖 300g，蜂蜜 300g。

依法制成膏方，每日两次，每次 15 ～ 20mL（一至二汤匙），温开水化服。

（三）加减法

1. 脾虚湿热

食欲不振，腹胀面黄，气短乏力，腹痛拒按，便稀或溏，或里急后重，便下脓血，苔黄腻，脉滑数或沉细滑。加苍术 90g，白头翁 150g，生薏苡仁 300g，厚朴 150g，龙葵 90g。

2. 湿热瘀毒

腹痛腹胀，痛定拒按，腹有包块，矢气后胀减，便下脓血黏液，或里急后重，或便溏便细，舌黯红，有瘀斑，苔薄黄，脉弦数。加白头翁 160g，秦皮 120g，八月札 160g，木香 150g，厚朴 150g，黄连 90g。

3. 脾肾寒湿

患者久泻久痢，形体消瘦，面色苍白，喜睡懒动，肠鸣而泻，泻后稍安，腹痛喜热，甚则肢凉怕冷，苔白，脉沉细尺弱。加太子参 150g，苍术 150g，补骨脂 150g，吴茱萸 90g，肉豆蔻 90g。

四十八、脑肿瘤

脑肿瘤是指生长在颅脑内各种肿瘤的统称，又称颅内肿瘤。颅内肿瘤包括起源于脑、脑膜、神经、血管及脑附件等各种组织的原发性肿瘤，或由身体的其他组织或脏器转移侵入颅内而形成的继发性肿瘤。其临床表现大都可产生头痛、颅内高压及局灶性症状。脑肿瘤的发生率为 1.9 ～ 5.4 人 /（年·10 万人），占全身各种肿瘤的 1% ～ 3%。

（一）膏方对本病的主要作用

中医学认为"邪之所凑，其气必虚"，肿瘤是正气虚弱所致，脑肿瘤也是"正虚邪入"，阴阳失调，寒热相搏，毒积脏腑，营卫壅塞所致。在正常情况下，阴平阳秘，邪不得入，清阳之气上升，浊阴之气下降，健而无疾。内伤七情，郁闷暴怒，神志失调，辛劳过度，久而难复；外感六淫，寒湿阻络，致气血瘀结，正气虚弱，邪气乘虚而入，导致清阳之气不得升，浊阴之气不得降，格于奇恒之腑的脑内，肿大成积，发生为脑肿瘤。脑肿瘤手术、放疗或化疗后，或是晚期体质虚弱、不任手术和放化疗的病人，都可用膏方进行调理及治疗。膏方对本病的作用主要以益气养血扶正为主，兼化痰散结、祛瘀通络。通过标本兼治，可改善体质，减轻疾病，延长生命，提高生存质量。

（二）基本方

北芪 200g，太子参 150g，红枣 150g，石菖蒲 100g，田七花 150g，夜交藤 150g，百合 150g，五味子 90g，茯神 150g，熟地黄 200g，麦冬 150g，白芍 150g，菟丝子 150g，肉苁蓉 150g，沙苑蒺藜 150g，桑叶 90g，钩藤 150g，天麻 150g，葛根 150g，柴胡 120g，栀子 80g，知母 150g，丹皮 90g，夏枯草 150g，蔓荆子 100g，白蒺藜 100g，藁本 100g，徐长卿 120g，白芷 100g，细辛 45g，防风 100g，羌活 80g，菊花 100g，地龙 150g，僵蚕 120g，丹参 150g，当归 150g，川

芎 150g，郁金 150g，延胡索 150g，生龙骨、生牡蛎各 150g，石决明 150g，磁石 200g，淮山药 150g，山萸肉 150g，枳壳 150g，法半夏 80g，陈皮 60g，佛手 80g，广木香 60g，半枝莲 200g，天葵子 150g，海藻 200g，昆布 200g，露蜂房 120g，西洋参（另炖）150g，灵芝（另炖）300g，田七 60g，全蝎 50g，蝉蜕 50g，守宫 90g，蜈蚣（共研末）40 条，阿胶 150g，龟胶 150g，饴糖 300g，冰糖 200g。

依法制成膏方，每日两次，每次 15 ～ 20mL（一至二汤匙），温开水化服。

（三）加减法

1. 痰毒凝聚

头痛头晕，肢体麻木，身重倦怠，舌强语謇，恶心呕吐，视物模糊，痰多胸闷，舌胖有齿痕，苔白厚腻，脉滑或弦细。加全瓜蒌 150g，合欢皮 150g，九香虫 100g，天竺黄 150g，胆南星 90g。

2. 气血郁结

头痛头胀，面色晦暗，视物模糊，口唇青紫，舌质紫黯或有瘀斑，脉细涩或弦。加益母草 150g，紫丹参 150g，京三棱 120g，莪术 120g，皂角刺 150g，土鳖虫 120g。

四十九、恶性淋巴瘤

恶性淋巴瘤是指一组主要累及淋巴结及淋巴组织的恶性肿瘤，是一组临床上与淋巴网状系统增生有关的疾病。按照"世界卫生组织淋巴系统肿瘤病理分类标准"，目前已知淋巴瘤有近 70 种病理类型，大体可分为霍奇金淋巴瘤和非霍奇金淋巴瘤两大类。在我国，霍奇金淋巴瘤占淋巴瘤的 9% ～ 10%，是一组疗效相对较好的恶性肿瘤；非霍奇金淋巴瘤占全部淋巴瘤病例的 90% 左右，并且近十几年来发病率逐年升高。目前尚未完全发现恶性淋巴瘤的明确病因，较为公认的是某些感染因素可能与某些类型淋巴瘤的发病有关。例如，人类免疫缺陷病毒（艾滋病病毒）感染患者最常罹患的恶性肿瘤就是淋巴瘤，发病率比普通人群高 60 ～ 100 倍。

（一）膏方对本病的主要作用

恶性淋巴瘤在中医学临床中多属于"石疽""失荣""阴疽""恶核""瘰疬"范畴。中医学认为邪毒内结，或风热血燥，寒痰凝滞；内因忧思善怒，肝郁气结，生痰化火，以及气滞血瘀，积而成结，日久脏腑内虚，肝肾亏损，气血两亏。恶性淋巴瘤的中医治疗多以扶正祛邪为主。正虚明显，以扶正为主；邪实甚，正气未衰或正衰不明显，可以攻邪为主。膏方对本病的治疗以减轻放化疗的毒副反应，保护骨髓，增强机体免疫功能，旨在提高疗效，提高患者的生存质量、生存期和存活率。

（二）基本方

党参 300g，北芪 300g，白术 200g，淮山药 250g，茯苓 200g，炙甘草 60g，红枣 200g，佛手 120g，陈皮 80g，广木香 120g，砂仁 90g，香橼皮 120g，枳壳 150g，炒白芍 250g，枸杞 150g，杜仲 150g，莲子 200g，麦冬 150g，五味子 90g，菟丝子 200g，巴戟天 200g，淫羊藿 150g，补骨脂 150g，益智仁 150g，黄精 200g，炙内金 150g，姜半夏 100g，鸡血藤 150g，夏枯草 200g，天花粉 150g，牡蛎 300g，鳖甲 300g，山慈菇 120g，大叶蛇泡勒 200g，半枝莲 200g，猫爪草 150g，白花蛇舌草 200g，紫珠草 200g，仙鹤草 200g，侧柏叶 150g，炒薏苡仁 300g，浙贝 150g，生晒参（另炖）150g，灵芝（另炖）300g，守宫 120g，全蝎 50g，川足（研末）30 条，阿胶 250g，鹿角胶 150g，饴糖 300g，冰糖 300g。

依法制成膏方，每日两次，每次 15 ～ 20mL（一至二汤匙），温开水化服。

（三）加减法

1. 寒瘀凝结

颈项、耳下或腋下、鼠蹊部多个肿核，不痛不痒，皮色如常，坚硬如石，不伴发热，形寒肢冷，面色少华，神疲乏力，倦怠自汗，舌淡苔薄，脉沉细弱。加鹿角 150g，桂枝 90g，，皂角刺 150g，醋柴胡 90g，全当归 150g，延胡索 90g，山萸肉 150g，桑椹 150g，制首乌 150g。

2. 气郁痰结

颈项、耳下或腋下、鼠蹊部多个肿核，不痛不痒，皮色不变，头晕耳鸣，心悸气短，四肢疲乏，口渴咽干，潮热盗汗，烦躁易怒，胸腹闷胀，或有胸胁疼痛，大便干结，小便短赤，舌红少苔，脉象弦数。加山萸肉 100g，川芎 100g，制香附 200g，广木香 100g，炙甘草 60g，柴胡 120g，丹参 120g，合欢皮 120g，白芥子 120g。

3. 阴虚内热

形体消瘦，脘腹胀痛，纳呆食少，口渴咽干，失眠多梦，潮热盗汗，恶核累累，癥瘕积聚，大便干结，舌红少苔，或有瘀斑，脉象细数。加菊花 90g，沙苑子 90g，桑寄生 90g，怀牛膝 90g，芡实 90g，莲肉 90g，炒知母 90g，炒黄柏 90g，五味子 90g，丹皮 120g，栀子 120g，地骨皮 150g。

4. 阴阳俱虚

形体消瘦，口渴咽干，潮热盗汗，大汗淋漓，畏寒肢冷，恶核累累，癥瘕积聚，大便干结，舌淡苔白，脉象细弱。加金樱子 150g，沙苑子 150g，女贞子 150g，旱莲草 300g，肉苁蓉 150g，桑寄生 150g，锁阳 120g，浮小麦 150g。

五十、月经过多

月经过多的定义是连续数个月经周期中月经期出血量多，但月经间隔时间及出血时间皆规则，无经间出血、性交后出血或经血的突然增加。月经过多系有排卵型功能失调性子宫出血中的一类。

（一）膏方对本病的主要作用

中医学认为本病的发生主要是气虚统摄无权，或血热流行散溢，使冲任不固，血随经泄所致。此外，尚有瘀血内阻，以致经量过多者。膏方对本病的作用以益气摄血止血及化瘀止血为主。

（二）基本方

煅龙骨 300g，山栀 150g，广郁金 150g，合欢皮 150g，炙甘草 100g，淮小麦 300g，红枣 300g，灵磁石 300g，地骨皮 150g，桑白皮 150g，丹皮 120g，丹参 150g，黄芩 120g，太子参 300g，炙黄芪 300g，赤芍、白芍各 150g，生地黄、熟地黄各 150g，莲子心 90g，竹茹 120g，茵陈 200g，车前子 150g，茯苓 120g，柴胡 90g，女贞子 150g，旱莲草 150g，炒蒲黄 120g，炒五灵脂 120g，刘寄奴 60g，益母草 150g，川断 150g，桑寄生 150g，白术 150g，八月札 150g，香橼皮 150g，玫瑰花 60g，菟丝子 120g，覆盆子 120g，山萸肉 150g，炙龟甲 150g，黄精 200g，制首乌 200g，茜草根 120g，鹿角霜 150g，淮山药 150g，阿胶 200g，龟甲胶 200g，冰糖 400g，黄酒 500g，蜂蜜 200g。

依法制成膏方，每日两次，每次 15 ～ 20mL（一至二汤匙），温开水化服。

（三）加减法

1. 气不摄血

月经量多，色淡红，质清稀，面色无华，心悸不宁，气短懒言，肢软无力，小腹空痛，舌质淡，脉弱。治宜补气摄血。加生晒参 150g，艾叶 200g，炮姜炭 200g，升麻 150g，海螵蛸 150g。

2. 血热动血

月经量多，色鲜红或深红，质黏稠，或有小血块，心烦口渴，尿黄便结，舌质红，舌苔黄，脉滑数。治清热凉血调经。加地榆、槐花、茜草炭、生地黄、熟地黄各 150g，黄芩 120g，知母 100g，黄柏 100g，续断 150g，甘草 60g，藕节 200g。

3. 瘀滞胞脉

月经量多，经血紫黑，夹有血块，小腹刺痛，舌质紫黯或有斑点，脉细涩。加马鞭草 150g，鹿衔草 150g，三七末 70g，海螵蛸 150g。

4. 痰湿凝结胞宫

月经过多，质稠黏，形体肥胖，胸闷泛恶，食少多痰，头身困重，带下多，苔白腻，脉濡或滑。加法半夏 120g，香附 150g，苍术 150g，神曲 150g，川芎 100g，茯苓改为 300g。

五十一、月经过少

月经周期基本正常，经量明显减少，甚至点滴即净；或经期缩短不足两天，经量亦少者，均称为"月经过少"。月经过少常与月经后期并见，多伴体重增加。月经过少发生于青春期和育龄期者可发展为闭经，发生于更年期者则往往进入绝经期。

（一）膏方对本病的主要作用

中医学认为月经过少的病因病理有虚有实，虚者多因素体虚弱，大病、久病、失血或饮食劳倦伤脾，或房劳伤肾，而使血海亏虚，经量减少；实者多由瘀血内停，或痰湿壅滞，经脉阻滞，血行不畅，经血减少。膏方对该病的治疗以滋阴养血通经为主，兼以化痰除湿。

（二）基本方

太子参300g，炙黄芪200g，白术150g，淮山药200g，枸杞150g，女贞子150g，旱莲草150g，菟丝子150g，覆盆子150g，桑椹150g，生地黄、熟地黄各150g，赤芍、白芍各150g，丹皮120g，香附120g，柴胡90g，地骨皮150g，白薇150g，银柴胡150g，淫羊藿150g，山萸肉150g，黄芩120g，乌药120g，延胡索150g，茶树根300g，黄精200g，制首乌200g，怀牛膝150g，茺蔚子120g，泽兰150g，车前子150g，麦冬150g，山栀110g，莲子心90g，茵陈150g，阿胶150g，龟甲胶200g，冰糖500g，黄酒500g。

依法制成膏方，每日两次，每次15～20mL（一至二汤匙），温开水化服。

（三）加减法

1. 肝血亏虚

月经量少色淡，或点滴即净，小腹空痛，头晕眼花，心悸怔忡，面色萎黄，舌质淡红，脉细。治宜养血调经为主。加灵芝150g，杜仲150g，茯苓120g，当归150g，鸡血藤180g，熟地黄改为200g。

2. 胞宫虚寒

月经量少，色淡红或暗红，腰脊酸软，头晕耳鸣，或小腹冷痛，夜尿多，舌质淡，脉沉迟。治宜温经暖宫调经为主。减去地骨皮、银柴胡、白薇、黄芩、茵陈、栀子，加桂枝80g，生黄芪200g，炒白术150g，炒党参150g，补骨脂150g，干姜 60g。

3．瘀阻胞宫

月经量少，色紫黑有块，小腹刺痛拒按，血块排出后疼痛减轻，舌质紫黯或有斑点，脉弦细涩。治宜活血调经为主。加刘寄奴 100g，川芎 120g，益母草 150g，延胡索 150g，广木香 100g，田七 60g，茜草根 120g，丹参 150g，合欢皮 120g。

4．痰湿凝结胞宫

月经量少，质黏腻，形体肥胖，胸闷呕恶，或带下多而黏稠，舌苔白腻，脉滑。治宜祛痰燥湿为主。加半夏 120g，厚朴 150g，苍术 150g，陈皮 60g，神曲 150g，茯苓 300g，香附改为 180g。

五十二、痛经

痛经，或称为经期疼痛，是妇科病最常见的症状之一。许多妇女在经期有轻度不适，但痛经是指经期的疼痛影响了正常的活动，并且需要药物治疗。周期性的经期疼痛是常见的并且发生于大多数月经周期。痛经常为下腹绞痛并伴有下背部痛、恶心、呕吐、头痛或腹泻。痛经可分为原发性痛经和继发性痛经。原发性痛经是周期性月经期痛但没有器质性疾病，而继发性痛经常见于子宫内膜异位症、肌瘤、盆腔炎症性疾病、子宫腺肌病、子宫内膜息肉和月经流出道梗阻等疾病。因此，继发性痛经常伴有其他妇科症状，如性交困难、排尿困难、异常出血、子宫肌瘤或不孕等。继发性痛经应以治疗原发病为主。这里主要讨论的是原发性痛经。

（一）膏方对痛经的主要作用

中医学认为，妇女在经期及月经前后，生理上冲任的气血较平时变化急骤，此时若感受病邪或潜在病因与气血相干，以致冲任、胞宫气血运行不畅，则"不通则痛"；或致冲任、胞宫失于濡养，而"不荣则痛"。故痛经多因情志所伤，六淫为害，导致冲任阻滞；或因精血不足，胞脉失于濡养所致。膏方对本病的作用以滋阴养血止痛和活血化瘀止痛为主。

（二）基本方

醋柴胡 60g，全当归 150g，杭白芍 200g，八月札 90g，延胡索 90g，大熟地 90g，山萸肉 150g，淮山药 150g，桑椹 150g，制首乌 150g，女贞子 150g，旱莲草 150g，菟丝子 150g，巴戟肉 150g，川续断 150g，桑寄生 150g，川牛膝 150g，制狗脊 150g，肉苁蓉 150g，鹿角片（先入）100g，淫羊藿 150g，紫石英 180g，石楠叶 150g，小茴香 90g，鸡血藤 150g，桃仁泥 120g，柏子仁 100g，京玄参 90g，潞党参 150g，炙黄芪 180g，广木香 60g，徐长卿 180g。

另用：陈阿胶（烊）250g，胡桃肉 250g，龙眼肉 200g，黑芝麻 250g，小红枣 200g，冰糖 300g。

依法制成膏方，每日两次，每次 15～20mL（一至二汤匙），温开水化服。

（三）加减法

1. 气滞血瘀

每于经前一二日或经期小腹胀痛、拒按，经血量少，或排出不畅，经色紫暗有块，血块排出则疼痛减轻，胸胁、乳房作胀，舌质紫黯，舌边或有瘀点，脉沉弦。加当归尾 100g，川芎 100g，桃仁 150g，红花 120g，牛膝 100g，田七 60g，香附 150g，乌药 150g。

2. 寒凝胞中

经期或经后小腹冷痛、喜按，得热痛减，经量少，色暗淡，腰腿酸软，小便清长，苔白润，脉沉。加吴茱萸 60g，小茴香 60g，桂枝 100g，炙甘草 60g，大枣 100g，细辛 30g，杜仲 150g，炮附子 60g。

3. 湿热下注

经前、经期少腹胀痛，经量多，色红，质稠或有块，平日带下色黄或有秽臭，舌红苔黄腻，脉弦数。加赤芍 150g，川芎 100g，当归尾 100g，丹皮 150g，黄连 100g，生地黄 150g，郁金 150g，红花 120g，鱼腥草 150g，红藤 150g，败酱草 150g，薏苡仁 I50g，白术 150g，茯苓 150g。

4. 气血虚弱

经期或经净后，小腹隐痛、喜揉按，月经色淡量少，质稀，伴神疲乏力，面色苍白，舌淡苔薄，脉虚细。加太子参 200g，生黄芪 300g，川芎 150g，当归身 150g，香附 150g，熟地黄改为 150g，延胡索改为 150g。

5. 肝肾亏虚

经净后小腹隐痛、腰酸，经血量少而质薄，经色暗淡，或有头晕耳鸣，小腹空坠不温，舌质淡，苔薄白，脉沉细。加杜仲 150g，葫芦巴 150g，补骨脂 150g，山药改为 250g，熟地黄改为 200g。

五十三、闭经

闭经可分为原发性闭经及继发性闭经。凡年满 18 岁或第二性征已发育成熟 2 年以上仍未来月经者称原发性闭经；已有规则的月经周期，由于某些原因而停止行经达 6 个月以上者称继发性闭经。闭经还可分为生理性闭经和病理性闭经。生理性闭经是指妊娠期、哺乳期、绝经过渡期及绝经后的闭经。病理性闭经是指因疾病原因引起的闭经，这是本节讨论的内容。

（一）膏方对本病的主要作用

中医学认为闭经的病因病机可分虚实两端：虚者多因先天肾气不足，或后天损伤肾气，冲任气血虚衰而致精血不足，血海空虚，无余可下；实者常由气滞血瘀，痰湿阻滞而致邪气阻隔，脉道不通，经血不得下行。闭经的治疗原则为虚者补而通之，实证则泻而通之。因肾阴是月经的主要化源，血是月经的物质基础，故滋肾、益阴、养血乃调治虚证闭经之要着。至于虚实兼夹者，又需根据病情和月经期的不同时间，灵活运用攻补兼施。膏方治疗闭经主要适用于虚证或虚实夹杂证，主要以滋养精血为主，兼以通经活血。

（二）基本方

孩儿参 150g，北沙参 150g，麦冬 120g，川断 150g，白芍 120g，当归 150g，山药 200g，白术 120g，山萸肉 100g，丹参 120g，菟丝子 200g，桑寄生 150g，川石斛 150g，炒枣仁 150g，金樱子 150g，炙黄芪 120g，怀牛膝 150g，炙甘草 60g，熟地黄 120g，功劳叶 120g，女贞子 120g，煨肉果 150g，炙鳖甲 120g。

另用：阿胶 200g，冰糖 200g，饴糖 200g，大枣 150g，龙眼肉 150g，核桃肉 150g。

依法制成膏方，每日两次，每次 15～20mL（一至二汤匙），温开水化服。

（三）加减法

1. 肝肾不足

年逾 18 岁尚未初潮，可见发育不良，禀赋不足，体质虚弱，或身材矮小。继发闭经多因房劳多产，反复流产，损伤冲任气血，或久病伤肾，由月经后期，月经稀发、过少发展为闭经。或有性欲淡漠、月经停闭、阴中干涩等早衰表现，伴见头晕耳鸣、腰酸膝软、夜尿多；或五心烦热，交睫盗汗，身体羸瘦，眼眶暗，面部暗斑，唇淡黯。舌淡红或红，苔少，脉细涩或细弦，尺脉弱。熟地黄改为 200g，山茱萸改为 150g，山药改为 300g，丹参改为 150g，加枸杞 150g，茯苓 200g，杜仲 150g，肉苁蓉 150g，何首乌 200g，香附 120g。

2. 气血虚弱

月经后期量少渐至经闭，或大病失血，继而闭经。面色苍白无华，头晕眼花，心悸气短，神疲肢倦，或食欲不振，舌淡，苔白，脉沉细弱。加党参 200g，生黄芪 150g，白术 150g，茯苓 200g，远志 60g，五味子 90g，何首乌 200g，鸡血藤 300g，香附 120g，白芍改为 150g，熟地黄改为 200g。

3. 气滞血瘀

月经数月不行，或生活环境改变，或七情内伤，精神抑郁，烦躁易怒，胸胁胀满，少腹、小腹胀痛。舌边紫黯或有瘀点，脉弦细涩。加桃仁 100g，红花 90g，川芎 100g，赤芍 150g，生地黄 150g，柴胡 100g，鸡血藤 300g，香附 100g，益母草 300g，当归改为 200g，白芍改为 150g，牛膝改为 200g。

4. 痰湿阻滞

月经停闭，形体肥胖，胸闷呕恶，痰多，或脘腹胀，神疲倦怠，劳则气短，或面浮足肿，带下量多，质清稀，腰酸乏力，舌淡胖，苔白腻，脉沉细滑。加法半夏 120g，香附 150g，苍术 150g，陈皮 60g，神曲 150g，茯苓 300g，川芎 100g，淫羊藿 150g，当归改为 300g，黄芪改为 300g，菟丝子改为 300g。

五十四、崩漏

崩漏是阴道异常出血的总称，是指妇女非行经期间，经血暴下不止或淋沥不尽，二者常交替出现，故概称崩漏。它是妇科常见病，亦是疑难病症。本病发生原因较多，如控制月经周期的激素发生紊乱，子宫肌瘤、盆腔感染或子宫内膜异位等疾病，以及子宫内放置避孕器装置不当等，均能引起此病。现代医学的功能性子宫出血、女性生殖器炎症、肿瘤等所出现的阴道出血，皆属"崩漏"范畴。

（一）膏方对本病的主要作用

崩漏，《黄帝内经》称为"血崩"。后世对来势急，出血量多的称崩；出血量少或淋沥不断的称漏。中医学认为本病多因气虚不能摄血，肾虚封藏失司，或是血热逼血妄行，或是血瘀阻滞血络，导致血不归经。这些均可损伤冲任，而引发本病。本病虽为本虚标实之证，但临床上大抵虚证居多，实证偏少。故对于本病的虚证及虚中夹实之证，皆可使用膏方进行调治，多可取得良好效果。

（二）基本方

北芪 300g，党参 300g，白术 150g，淮山药 150g，茯苓 150g，泽泻 90g，生地黄、熟地黄各 150g，白芍 150g，首乌 150g，黄精 150g，枸杞 150g，山萸肉 120g，女贞子 150g，旱莲草 150g，淫羊藿 150g，巴戟天 150g，肉苁蓉 120g，菟丝子 150g，补骨脂 120g，柴胡 90g，丹皮 120g，枳壳 100g，鹿角霜 300g，仙鹤草 150g，侧柏叶 150g，茜草根 150g，炒地榆 150g，莲蓬 200g，炒艾叶 120g，海螵蛸 200g，香附 100g，佛手 100g，砂仁 60g，陈皮 60g，鸡内金 90g，厚朴 100g，西洋参（另炖）120g，生晒人参（另炖）60g，紫河车（另研末）60g，阿胶 300g，饴糖 300g，蜂蜜 200g。

依法制成膏方，每日两次，每次 15～20mL（一至二汤匙），温开水化服。

（三）加减法

1. 血瘀阻络

加当归 120g，川芎 60g，郁金 90g，炒蒲黄 90g，五灵脂

90g，田七（研末）60g。

2. 血热妄行

加黄芩 120g，黄柏 120g，知母 120g，水牛角 300g，生地黄改为 300g。

五十五、妇女更年期综合征

妇女从中年到老年阶段的过渡时期，称为更年期，一般发生在 45～55 岁。一般在绝经过渡期月经紊乱时可开始出现更年期的某些症状，更年期症状可持续至绝经后 2～3 年，仅少数人到绝经 5～10 年后症状才能减轻或消失。更年期是每个妇女必然要经历的阶段，但每人所表现的症状轻重不等，时间久暂不一，轻者可以安然无恙，重者会影响工作和生活，甚至会发展成为更年期疾病。妇女更年期综合征多表现为月经不调、植物性神经功能障碍性症状、神经精神性症状、新陈代谢及营养障碍性症状等。临床多表现为头晕、潮热、自汗、心烦、纳少、月经紊乱、周期不定，或 1 月数行，或数月不至，血量忽多忽少。其发病原因主要是妇女更年期时卵巢功能减退，雌激素分泌减少，由此引起内分泌神经——精神、自主神经系统、生殖器官、月经等一系列的变化和紊乱，引起一系列症状。最常见的症状就是月经紊乱、情绪不稳定、易激动、潮红潮热。如果妇女在更年期出现上述主要症状应当首先考虑是更年期综合征，但是在确诊是更年期综合征时，应排除因其他可引起类似症状的疾病，如冠心病、甲状腺功能亢进、高血压病、嗜铬细胞瘤等，以免延误病情。

（一）膏方对本病的主要作用

更年期综合征，中医学称为"经断前后诸证"。中医学认为本病主要由于肾阴肾阳亏虚，冲任二脉虚衰，进而引起机体阴阳失调、脏腑失和，种种症状由此发生。故可用膏方以补肾益精、调和阴阳为主，兼以调整五脏六腑功能，就可获得良好效果。

（二）基本方

生地黄、熟地黄各150g，制首乌120g，黄精150g，枸杞120g，龙眼肉150g，淫羊藿120g，仙茅80g，补骨脂100g，菟丝子120g，续断100g，杜仲100g，党参150g，北芪150g，白术120g，茯苓120g，淮山药150g，炙甘草30g，当归80g，白芍100g，桑椹100g，鸡血藤100g，山萸肉80g，大枣100g，天冬、麦冬各100g，黄柏90g，知母90g，丹皮90g，紫草90g，夏枯草100g，地骨皮100g，百合150g，灵芝150g，酸枣仁100g，莲子心30g，夜交藤100g，合欢花60g，五味子80g，远志40g，丹参120g，郁金120g，生龙骨、生牡蛎各150g，浮小麦120g，淮小麦150g，白蒺藜90g，天麻60g，桑寄生120g，鹿衔草120g，核桃肉150g，沙苑子100g，谷芽、麦芽各120g，柴胡80g，香附90g，陈皮60g，佛手90g，枳壳90g，阿胶150g，龟胶150g，鹿角胶100g，饴糖300g。

依法制成膏方，每日两次，每次15～20mL（一至二汤匙），温开水化服。

（三）加减法

1. 阴虚阳亢

加龟甲180g，鳖甲180g，石决明200g，钩藤150g，菊花120g。

2. 肾阳虚

加鹿角90g，巴戟天150g，葫芦巴150g，紫河车120g。

3. 月经量多或见崩漏

加鹿角霜180g，金樱子150g，仙鹤草150g，炒地榆

120g，茜草根 150g，侧柏叶 150g。

4. 皮肤干燥瘙痒

加玉竹 180g，蝉蜕 30g，防风 60g，海桐皮 150g。

五十六、不孕

不孕症是指育龄夫妇性生活正常，同居 2 年以上，未避孕而未能受孕者；或曾经有过孕育，而 2 年以上未能受孕者。前者称为原发性不孕，后者称为继发性不孕。近年来不孕症发病率呈上升趋势，目前我国不孕症发病率占育龄期女性的 6% ～ 15%。不孕症发病率的递增趋势可能与晚婚晚育、人工流产、性传播疾病等相关。

（一）膏方对本病的主要作用

中医学认为女性不孕有三大因素：一是宫寒不孕，女子属阴，子宫容易受寒，阴寒内盛，加之肾气虚弱，肾精不足，冲任亏虚，则经乱无期，不能受孕；二是肝郁脾虚，情志不畅，肝气郁结，脾虚内湿，则血脉失畅，气血不和，痰湿留瘀，月经失调，以致不孕；三是血瘀气滞，女性以血为本，以气为顺，血和气相互依存，相互影响，故气血不和，则气滞血瘀，百病则生，不孕因此而成。膏方对本病的作用主要依据临床辨证，分别以滋养肾精、健脾养肝为主，兼以行气活血、化瘀通络。

（二）基本方

党参 300g，炙黄芪 300g，全当归 200g，大熟地 150g，丹参 120g，抚川芎 60g，枸杞 120g，生白芍 120g，淮山药 150g，山茱萸 90g，补骨脂 90g，淫羊藿 120g，菟丝子 120g，川续断 120g，桑寄生 120g，炒杜仲 120g，制狗脊 120g，制黄精 150g，生白术 90g，云茯苓 120g，石菖蒲 90g，制香附

120g，鸡血藤 150g，大枣 150g，莲子肉 100g，砂仁（后下）30g，陈皮 60g，炙甘草 50g。

另用：阿胶 150g，鹿角胶 150g，龟甲胶 150g，紫河车粉 100g，陈酒 500g，文冰 500g，生晒人参（另煎，收膏时入）100g。

依法制成膏方，每日两次，每次 15 ～ 20mL（一至二汤匙），温开水化服。

（三）加减法

1. 肾阳虚

婚久不孕，月经后期，量少色淡，甚则闭经，平时白带量多，腰痛如折，腹冷肢寒，性欲淡漠，小便频数或失禁，面色晦暗，舌淡，苔白滑，脉沉细而迟或沉迟无力。加巴戟天 200g，补骨脂 200g，菟丝子 150g，肉桂 90g，制附子 90g，杜仲 200g，白术 100g，山药 200g，芡实 100g。

2. 肝郁气滞

多年不孕，月经愆期，量多少不定，经前乳房胀痛，胸胁不舒，小腹胀痛，精神抑郁，或烦躁易怒，舌红，苔薄，脉弦。加柴胡 100g，赤芍 90g，郁金 100g，通草 60g，八月札 90g，瓜蒌 100g，皂刺 90g，枳实 90g，青皮 60g，甘草 60g，王不留行 200g。

3. 痰湿阻滞

婚久不孕，形体肥胖，经行延后，甚或闭经，带下量多，色白质黏无臭，头晕心悸，胸闷泛恶，面色淡白，苔白腻，脉滑。加制半夏 90g，苍术 90g，香附 60g，茯苓 90g，神曲 90g，陈皮 60g，川芎 90g。

4. 血瘀内停

多年不孕，月经后期，量少或多，色紫黑，有血块，经行不畅，甚或漏下不止，少腹疼痛拒按，经前痛剧，舌紫黯，或舌边有瘀点，脉弦涩。加小茴香 60g，干姜 90g，延胡索 90g，没药 60g，当归尾 90g，川芎 90g，桂枝 60g，赤芍 90g，蒲黄 60g，五灵脂 60g。

五十七、不育

男性不育是指夫妇同居未采取避孕措施两年以上而无生育者。此病为女方检查结果正常，而男方检查结果异常。中医学称本病为"无嗣"，认为与先天之本肾、后天之本脾及任脉、冲脉的元气精血不足有关。

（一）膏方对本病的主要作用

中医学认为男性不育是因为素体先天不足，后天失养，肾精亏损或痰浊瘀血阻滞精道所致。先天肾阴不足，或房事不节、劳累、思虑过度，损及肾阴，致阴虚火旺；或肾阳不足，阳气不运，命门火衰，不能温煦精室；或痰浊内生，瘀血内聚，痰瘀互结，阻滞精道。精血不足或精道不通均可导致男性不育，膏方对本病的作用以培补脾肾为主，辅以祛痰化浊通瘀。

（二）基本方

炒党参 180g，白术 90g，白芍 90g，茯苓 120g，茯神 120g，炙甘草 30g，炙黄芪 250g，当归 90g，生地黄 120g，熟地黄 150g，川芎 90g，广木香 60g，远志 90g，制何首乌 90g，炒黄精 90g，陈皮 60g，红花 90g，川芎 90g，巴戟天 150g，肉苁蓉 150g，菟丝子 180g，淫羊藿 120g，韭菜子 150g，覆盆子 150g，川续断 90g，杜仲 90g，肉桂（后下）30g，枸杞 120g，大枣 90g，鳖甲胶 60g，陈阿胶 90g，鹿角胶 45g，白文冰 250g。

依法制成膏方，每日两次，每次 15 ~ 20mL（一至二汤匙），温开水化服。

（三）加减法

1. 肝郁气滞

婚后不育，精子畸形或死精过多，或弱精子症，伴有情怀不畅，胸胁不舒，郁郁寡欢，房事淡漠，心烦梦多，或夜寐不实，多疑善虑，嗳气叹息，舌质黯红，苔薄白、黄，脉沉弦。加柴胡90g，佛手100g，郁金100g，川芎90g，香附90g，白蒺藜90g，百合90g，石菖蒲90g，酸枣仁90g，合欢皮90g，巴戟天90g，菟丝子90g，沙苑子90g，五味子90g。

2. 心脾两虚

精液量少、少精弱精而不育，伴面色无华，头晕目眩，心悸怔忡，梦多健忘，气短神疲，少气懒言，遗精时作，或阳痿早泄，劳则加剧，舌质淡或胖，苔薄白。加人参200g，生黄芪200g，炒白术100g，川芎90g，酸枣仁200g，龙眼肉90g，莲子肉200g。

3. 痰瘀阻滞

精子畸形率高或死精过多，少精或精液不液化，常伴有少腹会阴坠胀，或阴囊睾丸刺痛，射精不畅，或精稠有块状物，面色黯或紫，胸胁胀痛，性急易怒，大便不爽，舌质黯红或瘀斑，苔白，脉沉涩或弦。加桃仁100g，红花90g，生黄芪200g，当归尾100g，川芎90g，怀牛膝90g，柴胡90g，枳壳90g，小茴香90g，法半夏90g，丹参90g，路路通100g，穿破石100g，山茱萸100g，熟地黄改为200g。

五十八、阳痿早泄

阳痿是指男性在性生活时，阴茎不能勃起或勃起不坚或坚而不久，不能完成正常性生活，或阴茎根本无法插入阴道进行性交，也就是现代所说的勃起功能障碍。一般临床表现是企图性交时，阴茎勃起硬度不足以插入阴道，或阴茎勃起硬度维持时间不足于完成满意的性生活。早泄是指阴茎插入阴道后，在女性尚未达到性高潮，而男性的性交时间短于2分钟，提早射精而出现的性交不和谐障碍，30%的男性有此情况，使性生活质量不高，也可能引起阳痿等其他性功能障碍。应当注意的是，偶尔一两次性交失败，不能认为就是阳痿。只有在性交失败率超过25%时才能诊断为阳痿。阳痿可分为器质性阳痿与心理性阳痿。心理性阳痿约占阳痿患者总数的85%～90%，是最常见的性功能障碍性疾病；器质性阳痿约占阳痿患者总数的10%～15%，主要是先天异常、疾病、药物、医源性等几方面所致。失败不一定就是男子阳痿所致，也可能与女子阴道异常有关，如阴道痉挛、处女膜肥厚等。年龄因素的影响也不可忽视，阳痿多发生在40岁以上的成年人，近年来在年轻人中也多有发生。据国外有关资料统计，阳痿患者占全部男性性功能障碍的37%～42%。国内有关调查表明，在成年男性中约有10%的人存在阳痿。阳痿的发生率随年龄的增长而上升，男性在50岁以后，阳痿者明显增多，到了65～70岁时阳痿的发生进入高峰。但也因人而异，并非绝对。

（一）膏方对本病的主要作用

阳痿在《黄帝内经》中称为"阴痿"，在后世中医学中又称为"阳事不举"等，是最常见的男子性功能障碍性疾病。中医学认为，精液之藏泄是由心、肝、肾三脏协同管理的。若戕伐太过，肾气不固，或纵欲竭精，阴亏火旺；或思虑过度，心脾两虚；或疏泄失常，肝经湿热，均可引起本病。膏方对本病主要根据临床辨证，分别以补肾益精、益气健脾、柔肝解郁为主。

（二）基本方

益智仁 200g，韭菜籽 100g，杜仲 200g，阳起石 300g，紫河车 200g，高丽参（另炖）200g，沉香 60g，海马 100g，当归 200g，莲须 100g，淫羊藿 200g，沙苑子 200g，菟丝子 200g，枸杞 200g，巴戟天 200g，桑椹 200g，金樱子 200g，鳖甲胶 160g，鹿角胶 160g，白文冰 250g。

依法制成膏方，每日两次，每次 15 ～ 20mL（一至二汤匙），温开水化服。

（三）加减法

1. 肾气虚

阴茎不能勃起或勃起而不坚。头晕健忘，耳鸣失聪，腰膝酸软，神疲乏力，短气自汗，舌质淡红，脉虚弱。加鹿茸 30g，菟丝子 150g，山茱萸 120g，桑螵蛸 120g，补骨脂 150g，茯苓 180g，党参 300g，女贞子 200g，肉苁蓉 200g。

2. 命门火衰

阳痿势重，阴茎痿而不起。腰膝酸痛，眩晕，耳鸣，肢冷畏寒，小便清长，夜尿频作，舌质淡红，脉沉细迟。加熟地黄 240g，山药 150g，鹿茸 50g，山茱萸 90g，当归 90g，炮附子 60g，肉桂 60g。

3. 肝经湿热下注

阴茎举不坚，阴囊潮湿或痒。尿黄茎痛，急躁易怒，咽干口苦，胁肋、少腹、睾丸痛胀，苔黄腻，脉弦数。加龙胆草 50g，栀子 120g，黄芩 120g，柴胡 60g，生地黄 180g，泽泻 120g，当归 50g，车前子 150g，通草 60g，橘核 150g，八月札 150g。

4. 肝气郁结

阳痿。胸闷不舒，精神郁郁不乐，喜叹息，胸胁胀满，口

苦，咽干或咽中有异物感，苔薄白，脉沉。加制香附 90g，赤
芍 60g，柴胡 60g，川芎 60g，枳壳 120g，青皮、陈皮各 60g，
郁金 120g。

五十九、慢性荨麻疹

慢性荨麻疹是一种常见的皮肤病。由各种因素致使皮肤
黏膜、血管发生暂时性炎性充血与大量液体渗出，造成局部
水肿性的损害。难以发现病因，常不定时地在躯干、脸或四
肢出现一块块红肿且痒的皮疹块，常因抓挠加重，发作次数
从每天数次到数天一次不等。患者经常发生皮疹，或是断断
续续地屡次出现或加重、缓解或消失，可达数月或若干年之
久。本病发作时大多数表现为皮肤迅速出现风疹块（风团），
在风疹块出现前几分钟，局部常发痒或有麻刺感。有的病人
在风疹块出现数小时或一两天内全身可能都有一些症状表
现，如食欲不好、全身不适、头痛或发热等。本病病程长短
不一，一般一周左右多自行消退，遗留暂时性色素沉着，但新
的皮疹又可陆续出现，因而新旧皮损同时可见，至天气转凉
后逐渐痊愈，但次年常又发生。自觉剧烈瘙痒，夜晚痒感加
重，往往影响睡眠，精神不安。搔抓后表皮剥脱，易致继发
感染。

（一）膏方对本病的主要作用

中医学认为"邪之所凑，其气必虚"，由于人体正气相对
虚弱，且患者体质各异，或内有食滞、邪热，复感风寒、风
热之邪；或平素体弱，阴血不足，皮疹反复发作，经久不
愈，气血被耗；或患有慢性疾病（如肠寄生虫、肝炎、肾
炎、月经不调等）致内不得疏泄，外不得透达，郁于皮肤腠
理之间，邪正交争而发病。膏方对本病治疗立足于益气养血
以治本，清热去湿、疏风解毒以治标，标本兼治，假以时日，

以图根治。

（二）基本方

生北芪 300g，太子参 200g，生地黄、熟地黄各 150g，当归 150g，制首乌 150g，山萸肉 80g，枸杞 120g，鸡血藤 150g，川芎 80g，丹参 120g，淮山药 150g，白术 150g，麦芽 150g，谷芽 150g，山楂 150g，布渣叶 150g，柴胡 90g，葛根 150g，荆芥 120g，防风 120g，白芷 90g，金银花 100g，连翘 100g，薄荷 80g，蝉蜕 60g，僵蚕 80g，玄参 200g，赤芍、白芍各 150g，徐长卿 120g，黄芩 150g，地肤子 150g，白鲜皮 150g，地骨皮 150g，五加皮 120g，大腹皮 90g，桑白皮 150g，冬瓜皮 150g，扁豆皮 150g，干姜皮 60g，蕲蛇 30g，乌梢蛇 150g，苦参 120g，乌梅 120g，丹皮 150g，水牛角 300g，鹿衔草 150g，白蒺藜 150g，甘草 30g，大枣 150g，陈皮 60g，枳壳 100g，砂仁 70g，地龙 100g，佛手 120g，广木香 120g，茯苓 150g，石菖蒲 120g，西洋参（另炖）150g，灵芝（另炖）200g，龟胶 150g，鳖甲胶 150g，饴糖 300g，冰糖 300g。

依法制成膏方，每日两次，每次 15 ～ 20mL（一至二汤匙），温开水化服。

（三）加减法

1. 肠胃湿热

脘腹胀满或恶心呕吐，或泄泻，或便秘者。加苍术 90g，厚朴 90g，赤茯苓 150g，功劳叶 150g，茵陈 150g，防风 90g，竹茹 120g，枳实 100g，川芎 90g，救必应 150g，紫苏梗 100g。

2. 风热犯肺

咽喉干疼，或咳嗽，或有过敏性鼻炎史，易感冒等。加麻黄50g，连翘150g，赤小豆150g，胡麻仁150g，板蓝根150g，岗梅根160g，桔梗160g。

3. 肝气郁结

性情急躁、烦躁易怒或情志抑郁者，或女性伴有月经不调、痛经者。加羚羊角骨100g，生地黄200g，丹皮120g，柴胡90g，郁金90g，夏枯草200g。

4. 心血亏损

伴有心悸、怔忡或失眠多梦者，均可从心系辨证，加柏子仁90g，远志90g，生地黄150g，夜交藤180g，川芎60g，白及90g，龙眼肉90g，路路通150g，合欢皮120g，乌药60g，珍珠母200g。

六十、痤疮

痤疮是皮肤科的最常见的病种之一，又叫青春痘、酒刺、暗疮、面疱、粉刺或毛囊炎。人群中有80%～90%的人患本病或曾经患过本病（包括轻症在内）。痤疮通常好发于面颊、额部、颊部和鼻唇沟，其次是胸部、背部和肩部。它是发生在毛囊皮脂腺的慢性炎症性皮肤病，临床以白头粉刺、黑头粉刺、炎性丘疹、脓疱、结节、囊肿等为主要表现。痤疮发生的因素多种多样，其发病主要与性激素水平、皮脂腺大量分泌、痤疮丙酸杆菌增殖、毛囊皮脂腺导管的角化异常及炎症等因素相关，但最直接的因素就是毛孔堵塞。毛孔堵塞以后，毛囊里面的油脂排不出来，越积越多就形成一个个小痘痘，青春痘就是这样发生的。不太严重的青春痘通常都能看到一个白色或者黑色的顶，这就是白头粉刺与黑头粉刺，也可以挤出一些白色的分泌物，这就是堆积在毛孔里面的油脂，并非脏的东西，也不是螨虫。只要毛孔不堵塞，痘痘就不会轻易冒出来。本病好发于青春期的男性和女性，男性略多于女性，但女性发病早于男性。有80%～90%的青少年患过痤疮，青春期后往往能自然减退或痊愈，个别患者也可延长到30岁以上。虽然痤疮是有自愈倾向的疾病，但是痤疮本身及痤疮治疗不及时引起的瘢痕可以严重影响患者的生活质量，造成患者的精神压力和经济负担，故需引起关注。

（一）膏方对本病的主要作用

中医学认为，痤疮主要是由于先天素体肾之阴阳平衡失调，肾阴不足，相火过旺；加之后天饮食生活失理，肺胃火热上蒸头面，血热郁滞而成。膏方的治疗作用主要是强调以益气滋阴、泻火解毒、清肺化湿、凉血活血为主。

（二）基本方

生地黄250g，肉苁蓉150g，荷叶200g，山楂150g，茵陈200g，泽泻150g，薏苡仁200g，栀子150g，黄芩150g，知母150g，藿香梗150g，玄参150g，板蓝根150g，岗梅根150g，牛蒡子150g，厚朴150g，神曲100g，法半夏100g，瓜蒌150g，益母草150g，泽兰150g，白花蛇舌草150g，桑白皮150g，地骨皮150g，侧柏叶150g，水牛角200g，野菊花150g，蒲公英150g，西洋参150g，灵芝200g，北芪150g，黄精150g，制首乌150g，枸杞150g，赤芍、白芍各100g，石斛150g，茯苓150g，丹参150g，郁金150g，丹皮150g，百合200g，陈皮60g，砂仁60g，佛手80g，枳实150g，黄芩120g，皂角刺120g，防风90g，白芷90g，桃仁90g，天花粉90g，贝母120g，甘草60g，阿胶150g，龟胶150g，蜂蜜500g。

依法制成膏方，每日两次，每次15～20mL（一至二汤匙），温开水化服。

（三）加减法

1. 阴虚内热

面部皮疹以红色或肉色粉刺丘疹为主，或伴有小脓疱、小结节，症见口干、心烦、失眠多梦、大便干结、小便短赤，舌红少苔或薄黄苔，脉数或细数。加女贞子 200g，旱莲草 150g，天冬 150g，玉竹 150g，淮山药 150g，茯苓 200g，山萸肉 100g，泽泻 120g。

2. 瘀热痰结

面部皮损以红色或暗红色结节、囊肿和凹凸不平的瘢痕为主，或伴有小脓疱、丘疹粉刺和色素沉着。舌红或黯红有瘀点，苔薄黄，脉弦滑或细弦。治以化瘀散结、清热凉血。加桃仁 150g，红花 100g，赤芍 150g，当归尾 120g，熟地黄 120g，川芎 60g，皂角刺 150g，茯苓 150g。

3. 冲任不调

冲任不调见于女子，面部痤疮皮损的发生和轻重与月经周期有明显关系。月经前面部皮疹明显增多加重，月经后皮疹减少、减轻，或伴有月经不调，月经量少，经前心烦易怒，乳房胀痛不止，舌红苔薄黄，脉弦细数。治以疏肝解郁，调理冲任。加柴胡 100g，瓜蒌皮 120g，茜草根 120g，王不留行 120g，茯苓 150g，八月札 120g，栀子 120g，香附 120g，青皮 80g。

六十一、小儿发育不良

小儿生长发育不良临床可表现为五迟、五软。五迟是指立迟、行迟、语迟、发迟、齿迟；五软是指头项软、口软、手软、足软、肌肉软，均属于小儿生长发育障碍病症。西医学可见于脑发育不全、智力低下、脑性瘫痪、佝偻病等。五迟以发育迟缓为特征，五软以痿软无力为主症，两者既可单独出现，也常互为并见。多数患儿由先天禀赋不足所致，病情较重者预后不良；少数由后天因素引起者，若症状轻微，治疗及时者也可康复。

（一）膏方对本病的主要作用

中医学认为本病的病因主要为先天禀赋不足及后天失于调养所致。先天因素包括父精不足，母血气虚，禀赋不足；或母孕时患病、药物受害等不利因素致先天精气未充，髓脑未满，脏气虚弱，筋骨肌肉失养而成。后天因素包括小儿出生后，护理不当，或平素乳食不足，哺养失调，或体弱多病，或大病之后失于调养，以致脾胃亏损，气血虚弱，筋骨肌肉失于滋养所致。其病机可概括为正虚和邪实两个方面。正虚是五脏不足，气血虚弱，精髓不充，导致生长发育障碍。邪实是因产伤、外伤等因素，痰瘀阻滞心脑脉络，心脑神明失主所致。

（二）基本方

紫河车 150g，鹿角 120g，龟甲 200g，生地黄 200g，山药 200g，丹皮 90g，泽泻 90g，茯苓 90g，山萸肉 120g，天冬 90g，麦冬 80g，五味子 60g，枸杞 120g，当归 100g，菟丝子 150g，补骨脂 90g，牛膝 90g，杜仲 120g，肉苁蓉 120g，鹿角胶 150g，龟甲胶 150g，麦芽糖 300g，冰糖 300g。

依法制成膏方，每日两次，每次 10mL 左右（半汤匙至一汤匙），温开水化服。

（三）加减法

1. 肾精不足

加熟地黄 200g，锁阳 160g，沙苑蒺藜 160g，核桃肉 180g，骨碎补 110g，白术 150g，鹿茸 60g，茯神 160g，蛤蚧 2 对，高丽参 60g。

2.气阴两虚

加黄芪 200g，高丽参 60g，花旗参 120g，白术 160g，茯神 110g，女贞子 160g，鹿茸 30g，桑椹 150g，麦冬 160g，熟地黄 160g，鳖甲 260g，黄精 160g，百合 150g。

第七章 名家膏方验案精选

秦伯未

产后眩晕案

徐某，女，1938年12月3日就诊。

自产后，常视物昏花，旋转动摇，头晕欲倒，动则加剧，头胀痛时作，近三月经闭不来，舌淡嫩，苔薄白，脉濡缓。

证属血虚风动。治以养血平肝，育阴滋肾，息风宁神。

处方：

潞党参90g，太子参90g，炒熟地90g，制首乌90g，山萸肉45g，怀山药90g，潼沙苑90g，蒸白术45g，白归身60g，炒白芍47g，甘枸杞60g，白蒺藜90g，炒池菊45g，煅石决120g，明天麻30g，玳瑁片45g，冬青子90g，江枳壳45g，豆衣45g，炒杜仲90g，鸡血藤90g，新会白45g，炒竹茹45g，大川芎24g，大红枣120g，核桃肉120g，驴皮胶120g，线鱼胶60g，龟甲胶120g，冰糖250g。

制成膏方，每日早晚服用1匙，开水溶化服。

按：《素问·至真要大论》云："诸风掉眩，皆属于肝。"本例眩晕得之于产后，因生产耗伤气血，虚而不复，眩晕发生责之于以下两点：一则气虚清阳不展，血虚脑失所养；二则血液亏少，肝失所养，以致肝阴不足，肝阳上亢。患者症见眩晕，头眩胀痛，脉象濡缓，舌苔薄白，当以血虚阳亢为主。方中当归身、炒白芍、驴皮胶、制首乌、潼沙苑、红枣等补肝血；血贵流不贵滞，补血之余不忘行血，以川芎行血活血，体现了

"治风先治血，血行风自灭"的治疗思想；因伴头部胀痛，予珏瑁片镇潜，白蒺藜、炒池菊、煅石决明、明天麻清肝息风、育阴泄热；熟地黄、甘枸杞、山萸肉、穞豆衣、杜仲培补肝肾；根据阳生阴长原则，在补血方中加入潞党参、太子参、蒸白术培土益气；冬青子祛风补虚。本案产后阴血内虚，冲任亏损，血虚则脑失所养，肝阳上扰，内风暗动。女子以肝为先天，肝主藏血，补血即养肝，肾为肝母，育阴即滋肾，肝肾得补益，内风息则眩晕自止。

颜德馨

1. 胸痹心痛（冠心病）案

患者，男，75岁。1998年冬至后就诊。

冠心病病史15年。现见心痛频作，夜分少寐，舌淡，苔薄，唇紫，脉沉细结代。

证属心阳不振，气滞血瘀，痰浊困阻。治以温阳解凝，活血通络，运脾化痰。

处方：

野山参（另煎冲）30g，淡附片150g，川桂枝150g，柴胡90g，赤芍90g，当归90g，川芎90g，炒枳壳90g，玉桔梗60g，怀牛膝60g，红花90g，大生地黄300g，桃仁90g，生甘草90g，生蒲黄150g，醋灵脂90g，炙乳香45g，炙没药45g，延胡索90g，煨金铃90g，苏木90g，降香24g，九香虫24g，黄芪300g，紫丹参150g，血竭（研冲收膏）30g，制香附90g，天台乌90g，法半夏90g，小青皮60g，茯苓90g，广郁金90g，百合90g，炙远志90g，酸枣仁150g，活磁石300g，全瓜蒌120g，干薤白90g，木香45g，苍术90g，白术90g，鹿角胶150g，麦芽糖500g。

制成膏方，每晨服用1匙，开水溶化服。

按： 心痛病与心、脾、肾关系密切。"中焦受气取汁，变化而赤是为血"，脾的运化要靠肾的温煦，才能贯注心脉以荣之，心阳才得以鼓舞。若脾为湿困，精微不运，凝结成痰，流于精髓，则心脉滞阻。该患者素禀阳气不足，阴寒内盛，阳气不达，营卫凝聚，诸寒收引，气血不利，血脉凝泣，痰湿困阻，故真心痛频发。纵观全方，剿抚兼施，汇温阳益气、活血理气、运脾祛痰于一炉。温阳益气重用附子、桂枝、野山参、鹿角胶；活血通脉则选血府逐瘀汤全方合失笑散加味；理气祛痰倚仗二陈、瓜蒌、薤白等；用苍白二术以运脾，杜绝痰之源头。故可获良效。

2. 脂血症案

杨某，男，1998年12月就诊。

患者秉性正直，工作繁忙，容易动怒，现见疲倦，少寐多梦，梦呓喃喃，面苍不华，耳鸣，胃呆口臭，舌紫暗，苔腻，脉弦细。实验室检查提示血脂异常，B超提示脂肪肝。

证属肝郁气滞，痰瘀交困。治以疏肝理气，祛瘀化浊。

处方：

柴胡 90g，赤芍 90g，枳壳 90g，生地黄 300g，牛膝 90g，桔梗 60g，川芎 90g，当归 90g，甘草 45g，红花 90g，桃仁 90g，磁石 300g，川连 45g，石菖蒲 90g，枣仁 150g，苍术 90g，白术 90g，灵芝 90g，黄芪 300g，枸杞 90g，丹参 150g，肉苁蓉 90g，蛇床子 90g，生蒲黄（包）90g，法半夏 90g，韭菜子 90g，茯苓 90g，青皮 45g，陈皮 45g，台乌药 60g，地锦草 300g，远志 90g，生山楂 150g，郁金 90g，知母 150g，紫河车 1 具，吉林人参 60g，西洋参（另炖）60g，龟甲胶 90g，鹿角胶 90g，蛋白糖 500g。

制成膏方，每晨服用 1 匙，开水溶化服。

按：脂血症"病涉五脏，独重于脾"，多因饮食不节，过食肥甘厚味，脏腑功能失调，致使浊脂留滞于血脉所致。临床上多表现为本虚标实之证，其"本"多为肝脾两脏之虚，调养总以健脾柔肝为贵，而"实"者多为气滞、痰湿、血瘀三者，痰瘀交困是脂血症的病理基础。因此，治疗脂血症多从脾虚、痰浊、瘀血三方面为主论治。方中以血府逐瘀汤、生蒲黄、丹参活血化瘀；青皮、陈皮、台乌药、郁金疏肝理气；苍术、白术合二陈汤、山楂运脾化痰、健运中州，肉苁蓉等味薄之品补益肝肾。此证最忌腻补，否则壅结更甚。应"通补"，以气血畅通为补；"清补"，以质轻味薄为补。拟方重视补益肝肾、运脾化痰、气血双调，故能收效。

张镜人

1. 眩晕（高血压）案

杨某，女，47岁。

素有高血压病史多年。现见眩晕时作，夜间时或胸闷，耳鸣，腰酸膝软，月经量多，舌苔薄，脉细弦。

证属肝肾两虚，心气不足。治以补益肝肾，养心益气。

处方：

生地黄30g，熟地黄30g，山萸肉60g，炒山药60g，枸杞60g，炒滁菊花60g，泽泻60g，牡丹皮60g，茯苓60g，女贞子60g，旱莲草60g，赤芍60g，白芍60g，水炙甘草20g，生牡蛎90g，生石决明60g，白蒺藜60g，制何首乌60g，明天麻30g，炒川续断60g，桑寄生60g，炒杜仲60g，沙苑子60g，川石斛60g，北沙参60g，孩儿参60g，大麦冬60g，远志20g，炒酸枣仁60g，陈阿胶240g，白冰糖400g。

制成膏方。每日服1汤匙，开水溶化，临睡前服。如遇伤风食滞等症则暂缓服用。

按： 本患者高血压病程迁延日久，肝肾阴虚，阴不制阳，上犯颠顶，眩晕而作。肾虚脑海失养，则耳鸣塞聪，肾府失养，冲任虚损，则腰酸膝软，月经量多，夜间时或胸闷乃心气不足，心失所养之征。方中选用杞菊地黄丸加减滋肾养肝；天麻钩藤饮加减平肝息风，潜阳降逆；二至丸补肝益肾，强壮筋骨；芍药甘草汤酸甘化阴，柔肝缓急；远志、酸枣仁养心安神；炒白术、佛手片、炒陈皮、炒神曲、香谷芽醒脾健运；孩儿参、北沙参、大麦冬、川石斛益气滋阴、清心除烦。值得一提的是，针对心气不足，本方选用孩儿参，既可健脾益气，又能止汗生津而护及心阴，似较党参及生晒参更为适宜。综观全方，通补兼施，用药清平，补而不滞。

2. 心悸（风湿性心脏病）案

徐某，男，26岁。

既往有风湿性心脏病史。现见胸闷，心悸不宁，咽红气急，喉间痰稠，腰酸，大便带溏，舌苔薄，边有齿印，脉濡滑，时见结代脉。

证属肺脾两虚，心气亏损。治以养心健脾，兼佐益肺。

处方：

丹参60g，炒党参60g，孩儿参60g，赤芍60g，白芍60g，水炙甘草20g，南沙参30g，北沙参30g，苦参片30g，炒酸枣仁60g，水炙远志20g，淮小麦60g，广郁金60g，炒当归身60g，大麦冬30g，生香附60g，紫石英30g，茶树根60g，北五味15g，香扁豆60g，炒山药60g，建莲肉（去衣心）60g，炒山楂60g，炒神曲60g，香谷芽60g，生地黄30g，熟地黄30g，砂仁15g，枸杞60g，炒川续断60g，桑寄生60g，炒杜仲60g，旱莲草60g，制何首乌60g，水炙桑白皮60g，甜杏仁60g，炙百部60g，旋覆花60g，海浮石60g，清阿胶240g，白冰糖500g，大红枣30枚。

制成膏方，每日服 1 汤匙，早晚各服 1 次，开水溶化服。如遇伤风食滞等症则暂缓服用。

按：本病系外邪反复侵袭人体，久则累及内脏，引起脏腑亏虚，其病情错综复杂，虚实并见。正如《素问·痹证》所说："脉痹不已，复感于邪，内舍于心。"患者心气亏虚，血不养心，故胸闷、心悸；痰浊壅盛，肺失宣肃，则气短气急，喉间痰稠；脾胃虚弱，运化失常，则大便带溏；肾虚腰府失养，则腰酸。故治当养心健脾，兼佐益肺。方中丹参、炒当归身、赤芍和中缓脉，调心血；党参、孩儿参补益心气，其用量轻灵，以免壅塞气机；南沙参、北沙参、苦参片滋阴泻火，清心热；酸枣仁、远志、淮小麦养心宁神，除心烦；广郁金芳香宣达，活血通滞；香附上行胸膈，开郁散气；紫石英温阳通脉，镇心定惊；茶树根强心利尿，活血降脂；香扁豆、炒山药、建莲肉、炒山楂、炒神曲健脾化浊，滋培后天；枸杞、炒川断、炒续断、桑寄生、炒杜仲、旱莲草等平补肝肾且不碍胃；桑白皮、甜杏仁、炙百部、旋覆花开达上焦，肃降清肺，贯通上下之气机。诸药相合，攻补兼施，润燥相宜，升降通调，相辅相成，其效益彰。

吴银根

1. 哮病（支气管哮喘）案

刘某，女，37 岁。2003 年 12 月 4 日就诊。

哮喘病史 8 年，每年 4 月左右哮喘发作甚剧。既往有过敏性鼻炎史，常于寒热交替时节发作，尤以秋冬季节交替时为多。现自觉胸闷喘息，咳白色泡沫痰，时可闻及哮鸣声，伴有鼻塞、流清涕、喷嚏，平素易感冒，经常自觉手足冷、背寒，舌淡，苔薄白，脉细缓。平时使用布地奈德气雾剂（英福美），每日 1 次（200μg）维持治疗。

证属肺肾两虚，痰瘀阻络。治以温补肺肾，纳气化痰，活血通络。

处方：

淡附片100g，桂枝150g，炒白芍300g，蒲公英300g，紫花地丁300g，蜈蚣30g，全蝎30g，紫菀150g，款冬花150g，川芎100g，法半夏150g，党参300g，黄芪300g，白术100g，防风60g，熟地黄300g，山茱萸60g，怀山药150g，淫羊藿300g，菟丝子300g，补骨脂300g，当归150g，紫苏子300g，何首乌150g，黄精300克，天冬300g，苍耳子150g，辛夷150g，生甘草50g，阿胶300g，龟甲胶50g，白参100g，蛤蚧2对，胎盘粉60g，饴糖250g，冰糖500g。

制成膏方，每日早晚服用1匙，开水溶化服。

2004年11月15日复诊：患者感冒次数明显减少、手足背部怕冷明显好转；近半年来布地奈德气雾剂用量已减为隔日1次，哮喘症状控制良好，未发生大发作。7月底曾因用青霉素导致哮喘诱发，未用药物治疗，1天后自行缓解。现舌淡红，苔薄白，脉和缓。治以调补肺肾、固本培元。在前方基础上减去紫菀、款冬花、紫苏子等肃肺化痰之品，加用胡芦巴以温补肾阳，蜈蚣、全蝎及丹参等化瘀通络。经治疗后哮喘得以完全控制，体质明显改善，生活质量得到明显提高。

按： 哮喘之病理因素以痰为根本，痰的产生责之于肺不能布散津液，脾不能转输精微，肾阳虚则不能蒸化水液，水泛为痰，上干于肺，以致肺气出纳失司，成为哮病发生的"夙根"。方用附片、淫羊藿、菟丝子、补骨脂、巴戟天等温补肾阳，鼓舞肾气，补肾纳气；熟地黄、山茱萸、山药等滋阴益肾，又兼养肝补脾，配合黄精、天冬等滋补肾阴，乃阴中求阳之意；紫菀、款冬花、紫苏子、法半夏清肺化痰，蜈蚣、全蝎搜风通络祛痰，白参大补元气，蛤蚧补肾填精，紫河车粉补肾元、养精血。因感冒常常引发哮喘，故又以玉屏风散入方而补益肺气，配合苍耳子、辛夷、白芷等温通鼻窍。按照"春夏养阳，秋冬养阴"的原则，以膏方培元固本，兼以益气固表、搜风通络等标本兼治，较好地控制了病情。

2. 咯血（支气管扩张）案

刘某，女，63岁。2004年11月17日就诊。

反复咯血7年。2000年经CT检查确诊为支气管扩张，长期用抗生素治疗。现症见痰多，血丝痰，痰色黏白，咳吐欠畅，胸痛，倦怠，面部烘热，舌苔薄，脉弦细。

证属气阴两虚。治以养肺和营。

处方：

南沙参300g，北沙参300g，麦冬300g，玉竹300g，杜仲150g，枸杞150g，百部90g，黄芩100g，女贞子300g，何首乌150g，黄精300g，青黛100g，炒山栀100g，胡颓叶150g，野荞麦根300g，黄荆子300g，紫菀150g，款冬花150g，党参300g，黄芪200g，淫羊藿150g，巴戟天150g，熟地黄200g，山茱萸100g，怀山药150g，蒲公英300g，天花粉300g，川石斛300g，旱莲草300g，僵蚕100g，蝉蜕50g，阿胶200g，龟甲胶250g，西洋参60g，蛤蚧2对，胎盘粉60g，饴糖250g，冰糖250g。

制成膏方，每日早晚服用1匙，开水溶化服。

2005年11月24日复诊：今年无血丝痰或咯血，但仍有痰，易咳出，疲乏，偶有面部烘热，口唇反复出现疱疹，曾患肠痉挛，今年仅感冒1次，夜寐不安，夜尿2次以上，大便略溏，舌苔薄，脉细缓。治以养肺化痰、益肾健脾。在前方基础上予辣蓼草、石榴皮、马齿苋涩肠止泻，合小柴胡汤以缓急止痛。收膏时重用龟甲胶、鳖甲胶、西洋参、枫斗养阴清虚热，蜈蚣、全蝎、蝉蜕、僵蚕、山甲片活血通络以搜肺络之邪。

按：支气管扩张常出现咯血、咳痰。迁延难愈，颇为棘手。在本病发作后期，呈现正虚邪恋、虚实夹杂的证候。在本病治疗中，一方面应补脾生肺，杜绝生痰之源，以黄芪、党参、山药等补气健脾；另一方面，注重护卫阴液，以南沙参、麦冬、玉竹、生地黄、天花粉、玄参、百合、石斛、女贞子、旱莲草等润燥养阴，且无留邪之弊，正所谓"阴虚者，宜补而兼清"。另外，支气管扩张的病理因素主要责之于痰，方中以蝉蜕、僵蚕祛风化痰，紫菀、冬花润肺化痰。患者久病，肾气不足，以熟地黄、山萸肉、何首乌、黄精填其肾精，淫羊藿、巴戟天、杜仲补其肾阳。因患者面有烘热、口疮，恐其肝胃之火上干娇脏，故加入青黛、山栀子、蒲公英等清热之品，防患于未然，故能收效。

陈守强

喘证（慢性心力衰竭）案

齐某，女，55岁。2011年4月26日就诊。

慢性心力衰竭病史20余年。现见胸闷，憋气，气喘加重，头晕，恶寒，无发热，皮肤瘙痒明显，腰背部、中下腹及双下肢皮肤散在红疹，双下肢水肿，纳食可，二便调，舌质黯红，苔薄黄，脉沉。

证属心气亏虚，阳虚水泛兼有内热。治以益气温阳、利水消肿，兼清热祛风止痒。

处方：

阿胶500g，黄芪450g，茯苓300g，泽泻300g，车前子300g，葶苈子300g，大腹皮300g，白鲜皮300g，蛇床子300g，苦参300g，甘松300g，乌贼骨300g，生龙骨300g，生牡蛎300g，丹参200g，蜂蜜200g，黄酒200g，川芎150g，冬瓜皮150g，五味子150g，肉桂120g，五加皮120g，木香

90g，黄连 60g，炙甘草 60g。

制成膏方，早晚空腹各服 1 匙，开水冲服。如遇感冒等急性病时暂停服，忌辛辣、腥物。

2011 年 6 月 16 日复诊：诉服药后皮疹已消，无瘙痒症状，头晕症状消失，现劳累后仍偶感胸闷，憋气，双下肢轻度水肿，口唇略发绀，舌黯红，苔薄微黄，脉沉。守上膏方去大腹皮、五加皮、白鲜皮、蛇床子、苦参等祛风止痒之物，加用枇杷叶 300g 以缓解胸闷喘憋症状。制成膏方后，继服 1 个月。

按：心脉上通于肺，肺朝百脉，肺气治理调节心血的运行。若心气亏虚，鼓动血脉无力，水气不化，水邪干肺，肺失宣降，故喘咳气逆；心阳受损，阳虚水泛，故肢体浮肿。方中重用茯苓、泽泻、冬瓜皮、车前子、葶苈子利水消肿，黄芪益气，肉桂温阳，甘松辛温行气，川芎、木香宽胸理气，黄连清上焦热，阿胶滋阴养血，大腹皮、五加皮、白鲜皮、蛇床子、苦参祛风止痒，炙甘草调和诸药、补益心气，龙骨、牡蛎收敛固涩，五味子敛肺平喘。全方温心阳，益心气，补泻兼顾，并注意兼证治疗，综合施治，收效良好。

刘沈林

癥瘕（胃癌术后）案

王某，女，60 岁。2008 年 10 月就诊。

胃癌 IB 期（$T_2N_0M_0$）术后 4 年，术后病理提示：胃角低分化腺癌，大小约 2cm×1cm，侵及肌层、淋巴结（0/22）。术后行化疗 4 个周期，近两年已停药。现见面色萎黄，时有呃逆，胸闷气短乏力，活动后加重，体位改变时头晕明显，腰背部冷痛，睡眠不佳，多梦易惊，自汗易感，大便溏薄，夜尿频多，舌淡胖，苔薄，脉细弱。

证属肺脾两虚，心肾不足。治以益气固表、温补脾肾。

拟方：

太子参150g，炙黄芪200g，炒白术100g，茯苓150g，茯神150g，炒薏仁150g，全当归150g，白芍100g，煨木香100g，砂仁（后下）30g，肉桂（后下）30g，制附片50g，补骨脂100g，菟丝子100g，巴戟天100g，鹿角胶100g，生地黄150g，熟地黄150g，制首乌150g，泽泻100g，明天麻150g，杜仲150g，桑寄生150g，金毛狗脊150g，川断150g，川连30g，吴茱萸30g，苏梗100g，枳壳100g，制香附100g，酸枣仁150g，柏子仁150g，夜交藤150g，怀山药200g，防风100g，炙乌梅100g，女贞子100g，碧桃干100g，法半夏100g，炙甘草50g，炙黄精100g，冬虫夏草30g，西洋参50g，红枣200g，核桃200g，龙眼肉100g，阿胶250g，蜂蜜150g。

制成膏方，早晚各服1汤匙，开水溶化服。

2009年1月复诊：腰膝酸软及乏力眩晕明显改善，近来未再发生外感。4月再次复诊时，患者诉大便已实，睡眠尚佳。

按：患者手术耗气伤血，术后脾胃功能难复，正气亏虚，精气不足，由虚致损，气血同源，阴阳互根，各种虚损往往互相影响，杂而为病。因此，对于胃癌术后虚证患者，无论从辨病还是辨证角度来看，在治疗上都应强调补益后天的原则，在固护脾胃的同时，兼补他脏之虚。方中以太子参、冬虫夏草培本固元；玉屏风散补肺益气固表；肺气根于肾，且此患者本已有肾阳不足，因此用大批温补肾阳之药，如巴戟天、菟丝子、狗脊、何首乌、杜仲、川断益肾固元；当归、柏子仁、酸枣仁、夜交藤、大枣养血安神；肉桂、半夏温中健脾以助气血之生化；左金丸降逆止呃；苏梗、枳壳理气和胃；女贞子、炙乌梅酸甘化阴；炙黄精、西洋参益气养阴；碧桃干固表敛汗。由于脾为后天之本、水谷气血生化之源，肾为先天之本，寓元阴元阳，故补益脾肾在治疗本例患者中尤其重要。在多脏虚衰的情况下，应采用益气、养血、滋阴、温阳等多种方药的结合，故能取得好疗效。

马贵同

1. 胃痛（慢性萎缩性胃炎）案

患者，女，56岁。2004年11月23日就诊。

反复胃痛发作一年余。近来胃痛时作，胃受凉则痛，胃脘作胀，多食尤甚、嗳气吞酸，纳可，大便一日一行，偏干，矢气频，肠鸣辘辘；晨起烘热，间汗出，四末欠温，关节痛，舌红，苔薄，脉细。胃镜示：慢性萎缩性胃炎。

证属脾胃虚弱，阴阳俱虚。治以温中健脾，和胃止痛，补气养血化瘀。

处方：

生黄芪420g，太子参420g，生地黄168g，熟地黄168g，首乌210g，白术168g，茯神210g，半夏140g，陈皮140g，当归168g，赤芍210g，白芍210g，知母、黄柏各168g，仙茅168g，淫羊藿420g，枳实420g，八月札420g，苁蓉210g，丹参420g，红花140g，桂枝168g，乌贼骨420g，莱菔子210g，黄精210g，黄芩168g，降香140g，火麻仁210g，珍珠母（先下）420g，生甘草84g，怀牛膝168g，巴戟天168g，枸杞210g，旱莲草210g，女贞子168g，鸡血藤420g，佛手140克，阿胶250g，鳖甲胶250g，西洋参100g，高丽参精2瓶，冰糖500g。

制成膏方，每日晨起服1汤匙，开水溶化服。

2005年3月随访：患者服上膏方一料之后，诸症减轻，胃纳增、二便正常。

按：患者受胃疾困扰，久病必致脾胃虚弱，胃失调养，致胃痛隐隐。受凉胃痛易作、四末欠温乃为阳虚之征；患者又有大便干结、口干、舌红等阴津不足之象，并有潮热汗出之虚火上炎之象。拟方十全大补汤加减以温中健脾、补益气血；黄精以补脾气、益脾阴；丹参、红花、鸡血藤、桂枝以行血补血，通脉祛瘀；另取大补阴丸加减以滋阴降火；枸杞、旱莲草、女贞子、鳖甲胶滋阴益肾，仙茅、淫羊藿、巴戟天、肉苁蓉温补肾阳，既有"阳中求阴"之意，又得祛风除湿之效，兼治关节疼痛；陈皮、八月札、枳实、降香、佛手理气醒脾，莱菔子消食化积以防膏方过于滋腻而碍胃；肉苁蓉、火麻仁润肠通便。全方补而不滞，温而不燥，诸药合用，共奏温中健脾、和胃止痛、补气养血化瘀之功。

2. 泄泻（肠易激综合征）案

患者，女，43岁。2009年11月30日就诊。

反复腹泻10余年，每遇情绪激动或受凉后易腹痛欲泻，日行大便二三次，质溏，色黄，平素大便日行1次，胃纳可，胃胀偶作，无反酸，畏寒，饥饿时易不适，烦躁易怒，月经数月一行。舌淡红，苔薄，脉细弦。

证属肝气乘脾，气结血凝，脾胃虚弱。治以疏肝行气，和血止痛，益气健脾。

处方：

柴胡168g，郁金168g，香附140g，白芍252g，生甘草84g，炒防风168g，半夏140g，陈皮140g，枳壳210g，益智仁168g，炙黄芪420g，党参168g，白术168g，茯苓210g，淮山药420g，生薏苡仁140g，熟苡仁140g，仙茅168g，淫羊藿420g，丹参420g，红花140g，益母草210g，山萸肉168g，赤石脂210g，大腹皮210g，木香140g，砂仁（后下）84g，桂枝168g，八月札210g，黄精168g，阿胶400g，鳖甲胶

100g，西洋参 100g，高丽参精 2 瓶，冰糖 500g。

制成膏方，每日晨起服用 1 汤匙，开水溶化后服用。

2010 年 2 月随访：诸症皆减，月经如期而至，二便正常。

按：患者上述症状多因肝气郁结，横逆乘脾，脾失健运所致，反复腹泻必致脾胃虚弱。此乃肝脾二脏之病。肝强疏泄太过，脾弱运化不及，清阳不升。选方以痛泻要方补脾泻肝，缓痛止泻；柴胡疏肝散加减以疏肝行气，和血止痛；郁金行气解郁，活血止痛；另取香砂六君子汤加味以健脾和胃，理气止痛；炙黄芪、淮山药补脾益气；生薏苡仁、熟薏苡仁健脾利湿；山萸肉、赤石脂补益肝肾，收涩止泻；益智仁、仙茅、淫羊藿、肉苁蓉温补脾肾；丹参、红花、益母草、桂枝行血补血，通脉祛瘀，四药并用同治月经不调。八月札理气醒脾以防膏方过于滋腻而碍胃。诸药合用，共奏疏肝行气、和血止痛、益气健脾、疏调气机，使升降自复，腹泻可愈。

徐进康

痞满（慢性胃炎伴胆汁反流）案

周某，男，76 岁。2008 年 11 月 26 日就诊。

自觉上腹胀满，时有嗳气泛酸，大便日行一二次，偏烂，腰膝酸软，夜梦多，舌淡白，苔薄腻，脉弦。胃镜示：慢性胃炎急性活动伴胆汁反流。

证属肝胃不和、脾气亏虚。治以疏肝和胃、益气健脾。

处方：

潞党参 150g，炙绵芪 100g，黄精 100g，炒白术 150g，炒扁豆 100g，生薏苡仁 150g，云茯苓 150g，炒山药 150g，制半夏 100g，黄连 30g，淡吴茱萸 30g，煅瓦楞子 100g，象贝母 100g，乌贼骨 150g，旋覆花（包）100g，代赭石 100g，苍术

100g，制川朴 100g，砂仁（后下）30g，白蔻仁（后下）30g，苏叶 120g，绿萼梅（后下）100g，当归 100g，川芎 100g，脱力草 100g，女贞子 100g，旱莲草 100g，川牛膝 100g，怀牛膝 100g，川断 100g，杜仲 100g，骨碎补 100g，仙茅 100g，酸枣仁 100g，夜交藤 100g，谷芽 250g，麦芽 150g，阿胶 400g，冰糖 500g，红枣 30 枚。

制成膏方，每日晨起服用 1 汤匙，开水溶化后服用。如遇感冒、食滞暂停数天。

2009 年 2 月随访：纳食健，大便正常，夜寐安。

按：上腹胀满不舒，谓之痞满，其病变脏腑主要在脾胃，乃因中焦气机不利，升降失常所致。冬令为潜藏封蛰之时。制此膏方着重扶助正气、调理脾胃功能。取参苓白术散、香砂六君子益气健脾、滋培后天、奠定中州；旋覆代赭汤加减理气化痰降逆；二至丸、杜仲、川断、牛膝、骨碎补等平补肝肾，补而不腻；当归、川芎、脱力草补血生血；夜交藤、酸枣仁宁心安神；左金丸、乌贼骨、瓦楞子、象贝母清热利湿、制酸护膜；苍术、薏苡仁、砂仁、蔻仁、麦芽、谷芽醒脾开胃护中州。综观全方，用药轻灵平和，病证结合，选药科学，故收良好效果。

陈以平

1. 淋证（慢性肾盂肾炎）案

魏某，女，44 岁。1999 年 12 月 3 日就诊。

患者在外院确诊为慢性肾盂肾炎。现见全身无力，两膝酸软，伴头晕，头胀，前额及颜面时有浮肿，腰膝酸痛，畏寒，尿频急，约半小时 1 次，无尿痛，口干，心慌，关节酸楚，劳累后上述症状加重，胃纳可，夜寐安，舌淡红，苔薄白，脉细弦。

证属肾虚失于摄纳，血虚经脉失养。治以补肾固摄，益气养血，温经通络。

处方：

黄芪450g，丹参300g，鸡血藤300g，川芎150g，当归150g，葛根150g，狗脊150g，淫羊藿150g，生龙骨150g，生牡蛎150g，杜仲150g，桑寄生150g，肉苁蓉150g，泽兰150g，巴戟天150g，炮附子60g，制香附60g，桂枝60g，生地黄120g，川断120g，白术120g，益智仁120g，桑螵蛸120g，知母120g，黄柏120g，陈皮45g，党参200g，生晒参粉100g，紫河车粉100g，阿胶150g，冰糖500g，黄酒适量。

2000年12月6日复诊：诸症好转，尿检多次阴性，但诉右肾区跳动感，另诉有附件炎，时有腹部疼痛，舌淡红，苔白，脉细。于上方加白芍300g，甘草60g，蛇床子120g，再制一料膏方以巩固疗效。

按：慢性肾盂肾炎多属脾肾亏虚，湿热缠绵，瘀血内阻，治疗应注意标本虚实，把握扶正与祛邪的分寸。治标以清热解毒、利湿通淋化瘀为主，治本以补益脾肾为主。本例肾虚之象明显，兼有脾虚血亏，故宜补肾健脾、养血活血。方中黄芪、党参、白术健脾益气，狗脊、淫羊藿、杜仲、桑寄生、肉苁蓉、泽兰、巴戟天、川断补肾，炮附子、桂枝温阳，龙骨、牡蛎、桑螵蛸、益智仁固涩缩尿，葛根升发清阳，当归、鸡血藤补血，川芎、丹参活血，佐以知母、黄柏滋肾。更予生晒参、阿胶、紫河车粉等补肾养血之品，以黄酒为引，活血通络以助药力，效果颇佳。

2. 蛋白尿（肾病综合征）案

蔡某，女，45岁。1999年12月24日就诊。

患者于1997年8月出现蛋白尿，曾在外院诊为肾病综合征，经治疗后病情缓解，但劳累或外感后常复发。现见浮肿不明显，腰酸乏力，四肢发凉，口中黏腻，胃纳欠佳，矢气多，二便调，舌淡，苔薄腻，脉弦细。实验室检查：尿常规：蛋白＋、红细胞阴性。

证属脾肾不足，湿热内扰。治以健脾补肾，清热利湿。

处方：

黄芪 300g，薏苡仁 300g，莲肉 300g，玉米须 300g，石韦 300g，白花蛇舌草 300g，白术 150g，菟丝子 150g，淫羊藿 150g，杜仲 150g，防风 30g，苍术 120g，茯苓 120g，狗脊 120g，龟甲 120g，生地黄 120g，黄柏 120g，巴戟天 120g，桑寄生 120g，当归 120g，川断 120g，党参 200g，山药 200g，金樱子 200g，生晒参粉 100g，紫河车粉 100g，龟甲胶 150g，冰糖 500g，黄酒适量。

2000 年 11 月 22 日复诊：服用膏方后诸症明显好转，感冒少有，尚感畏寒，复查肾功能正常，尿检多次阴性，舌苔薄白，脉细。经治疗后湿邪渐祛，热象不明显，守上方加炮附子（先煎）60g 以温补肾阳，巩固疗效。

按： 肾病综合征在水肿明显时多属水湿停聚，脾肾阳气虚衰，间夹瘀热，但在水肿消退后以肝肾不足，气血亏虚为主，间夹湿热，多有蛋白尿，且较顽固，可用膏方调治。此时虽以脾肾两虚为主，但也应着重清热利湿，使邪去正安，以防肾病复发。此外，"血不利则为水"，故治疗中应注重活血化瘀，以提高疗效。方中以参苓白术散益气健脾渗湿，石韦、玉米须、白花蛇舌草利水化湿，菟丝子、淫羊藿、杜仲、狗脊、巴戟天、桑寄生、川断补肾，生地黄滋阴清热，黄柏清热燥湿，苍术健脾燥湿，当归补血活血，金樱子固摄。全方紧抓病机，虚实兼顾，故获良效。

叶景华

1. 尿血（IgA 肾病）案

患者，男，35 岁。2008 年 11 月 10 日初诊。

确诊 IgA 肾病 3 年，伴肾结石，经中医药治疗后血尿消失，排出小结石一枚。现见反复感冒，发则咽痛不适，尿中反复出现红细胞，腰酸乏力，时感胃部不适，纳可，大小便正常。舌光红，苔薄，脉细缓。

证属脾肾亏虚，肺气不固。治以益肾健脾，理气和胃，清利肺肾。

处方：

生地黄 100g，熟地黄 100g，枸杞 200g，淮山药 200g，熟萸肉 150g，怀牛膝 150g，杜仲 150g，巴戟天 150g，生晒参 100g，党参 150g，白术 150g，茯苓 150g，三七 300g，灵芝 300g，黄精 150g，砂仁 60g，青皮 100g，陈皮 100g，炙甘草 60g，旱莲草 200g，仙鹤草 200g，白茅根 200g，黄芪 200g，五味子 100g，茜草根 150g，炒枣仁 150g，菟丝子 200g，黄柏 100g，藏青果 100g，玄参 100g，红枣 150g，炒枳壳 150g，制香附 150g，驴皮胶 200g，龟甲胶 200g，胡桃肉 200g，白冰糖 400g。

2009 年 11 月 1 日复诊：一年来一般情况良好，感冒较前发作减少，咽痛较前明显减轻，纳可，二便通畅，舌淡红，苔薄，脉细缓。此为脾肾亏虚，治拟健脾益肾兼见清利，守上方加入芡实 100g，金樱子 100g，再制一料膏方以巩固疗效。

按：IgA 肾病发病多由外邪侵袭肾经别络所致，在临床上镜检多见血尿，病情较容易反复，病情缠绵，不易治愈。此病发生多与风邪内袭有关，风邪伤肾最是无形，邪入于肺，最易传肾，因此诊治过程中应关注患者咽喉部的感觉，有无红肿，若肺经热邪入肾易加重病情。该患者久病，肾气不足，封藏不固，血随尿出，肾虚则腰酸乏力，脾虚则运化失司，胃部不适。膏方中以无比山药丸加减补肾填精，固肾止血，四君子汤健脾益气，三七化瘀止血，生晒参、灵芝益气补虚，旱莲草、仙鹤草、白茅根、茜草根止血，玄参凉血滋阴。本病多由外感再次诱发，以玉屏风散益气固表。同时，为防止膏方滋腻碍胃，加入枳壳、青皮、香附等理气。本膏方注重补益脾肾，兼固护肺气。中焦得健，五脏得养，卫外充养，风无以侵袭，肾之气化得以畅达，则肾固摄如常。

2. 水肿（糖尿病肾病）案

患者，女，55 岁。2005 年 1 月 13 日就诊。

既往糖尿病病史，近两个月出现双下肢水肿。现见下肢乏力，大便溏薄，腰酸不适，夜尿偏多，每夜三四次，舌红，苔中腻，脉沉。实验室检查：生化结果显示：肌酐 180μmol/L、尿素氮 10.10mmol/L，尿蛋白（＋＋）、尿糖（±），24 小时尿蛋白定量 2.98g，血糖 16.66mmol/L。

证属肾虚湿滞，痰瘀阻络。治以益肾运脾，活血软坚。

处方：

鹿衔草 300g，黄芪 200g，党参 150g，楮实子 150g，苍术 100g，白术 100g，灵芝 100g，桑寄生 300g，炙僵蚕 150g，菟丝子 300g，杜仲 150g，淫羊藿 150g，猪苓 300g，茯苓 300g，枸杞 100g，女贞子 120g，丹参 300g，葛根 200g，知母 100g，黄柏 100g，砂仁 50g，王不留行 300g，鬼箭羽 300g，泽兰 200g，荔枝核 300g，生地黄 100g，芡实 300g，淮山药 300g，山茱萸 150g，地骨皮 200g，陈皮 60g，地锦草 300g，黄芩 150g，黄连 30g，焦山楂 100g，焦神曲 100g，阿胶 200g，鳖甲胶 100g，龟甲胶 100g，西洋参 50g，生晒参 50g，枫斗 60g，饴糖 300g，黄酒适量。

制成膏方后，早晚空腹各服1汤匙，开水溶化服。

2005年8月15日随访：纳可，便调，腰酸不作，下肢不肿。复查肌酐131μmol/L、尿素氮9.10mmol/L、血糖7.35mmol/L。

按：糖尿病肾病其本是脾气不足，无力运化水谷，脾不运化，水谷入内酿生湿浊，湿浊之邪治不得法，更伤阴耗气，湿浊之邪久积，流注脉道，成痰成瘀，阻于肾络，形成癥积。综上分析，本病主要病机是脾肾亏虚，痰湿内生，微积形成，血瘀阻滞。因此，在治疗时当以补脾肾为先，活血软坚化瘀必须贯穿于糖尿病肾病治疗全过程。膏方中党参、白术、山药、鹿衔草、杜仲、寄生补脾肾；丹参、赤芍、泽兰叶、鬼箭羽活血化瘀；气为血帅，气行则血行，用黄芪补气以行血；皂角刺、王不留行活血化瘀，软坚散结；同时配以理气利湿化滞之品为使，引药达所。

杨少山

颤震（帕金森综合征）案

患者，男，82岁。2003年1月15日就诊。

既往有大脑动脉硬化史8年。1年前出现双手震颤，走路不稳，诊断：帕金森综合征，曾服苯海索、美多巴无效。现左手呈搓丸样动作，取放物品困难，面部表情僵滞，情绪易激动，行走时上身前倾呈前冲状，步履不稳，头晕眼花，腰酸乏力，心烦失眠，大便干结，舌红，少苔，脉弦细。

证属肝肾亏损，气血不足，痰瘀阻络。治宜养阴平肝，息风通络，佐以化痰。

处方：

明天麻100g，枸杞300g，钩藤150g，杭白芍150g，炙甘草50g，炒川连30g，炒枣仁300g，太子参300g，炒白术100g，茯苓150g，丹参150g，川石斛150g，炒僵蚕100g，丝瓜络100g，麦冬100g，生地黄100g，熟地黄100g，淮山药150g，山茱萸30g，丹皮60g，泽泻100g，广郁金100g，淮小麦300g，生龙骨150g，北沙参150g，石菖蒲60g，炒杜仲150g，夜交藤300g，炒狗脊100g，佛手片100g，绿梅花100g，炒谷芽150g，炒麦芽150g，玫瑰花30g，制香附100g，龟甲胶250g，阿胶250g，红枣250g，冰糖500g。

制成膏方，每日早晚各服一汤匙，开水溶化服。

2004年1月10日复诊：震颤已基本停止，头目清爽，行走时上半身前倾，步态不稳情况较前明显改善，纳增寐安。守以上膏方续服2年，后期随访，震颤消失，行走时已无前冲状，且步态平稳。

按：老年人肾中阴精亏少，而相火易于妄动，治疗关键在于养阴抑阳。本案患者年高，肝肾精血亏损，木夹火势，肝风内煽。病先肾水亏损，继之肝血亦枯，精亏于下，不能涵阳，气血失衡。肝主一身之筋膜，筋膜需阴血濡养，肝风内动，筋脉失养，随风而动则震颤不已。方中选用天麻、钩藤、龙骨平肝潜阳，黄连泻火；枸杞、川石斛、龟甲胶、杭白芍、生地黄、熟地黄滋养肝肾阴精，滋水涵木而息风。"无阳则阴无以化，善补阴者当阳中求阴"，在滋阴填精基础上酌情配以杜仲、狗脊以温补肾阳，温而不燥。方中予四君子汤益气健脾助运，配佛手片、绿梅花、玫瑰花等芳香清淡平和之品疏肝理气以和胃；丹参、炒僵蚕、丝瓜络、石菖蒲、广郁金活血化痰，通络开窍；夜交藤、酸枣仁、淮小麦养心安神。全方从本而治，兼顾标证，缓图收功，值得效仿。

秦亮甫

消渴（2型糖尿病）案

王某，男，53岁。2007年11月13日就诊。

2型糖尿病史10年，近期服用二甲双胍片、格列奇特缓释片。现见乏力，双眼视物模糊，腰背酸痛，胃纳可，二便尚调，夜寐尚安。舌质嫩红，中裂，苔少。脉缓略滑。

证属肾阴亏虚。治以补肾养阴生津。

处方：

南沙参300g，北沙参300g，太子参300g，党参300g，生黄芪300g，茯神150g，焦白术100g，生甘草30g，当归100g，川芎100g，生白芍200g，生地黄200g，熟地黄200g，泽泻100g，山药300g，牡丹皮60g，山茱萸150g，枸杞250g，制黄精300g，制首乌300g，炒杜仲300g，续断肉60g，炒狗脊150g，焦谷芽100g，焦麦芽100g，焦山楂100g，焦鸡内金100g，砂仁（后下）30g，白莲仁（后下）30g，石斛300g，麦冬150g，玄参100g，芦根100g，桃树胶300g，菊花150g，密蒙花150g，青葙子150g，槟榔60g，茯苓皮60g，葫芦壳60g，三棱60g，蓬莪术60g，炒莱菔子300g，陈皮100g，西洋参100g，生晒参（另煎汁收膏，和入）150g，阿胶300g，木糖醇200g，红枣100g，核桃肉150g。

制成膏方，每日早晚各服一汤匙，开水溶化服。如有感冒发热、伤食、泄泻等，暂停服用，愈后再服。

按： 消渴的病机是阴虚为本，燥热为标，主要病位是肺、脾、胃、肾，其中以肾尤为关键。该患者肝肾阴虚，不能上养双目，故视物模糊，肾阴亏虚，肾府失济，故腰背酸痛。治疗当以补肾养阴为法。方中生地黄、熟地黄、泽泻、山药、牡丹皮、山茱萸、茯神滋阴补肾；石斛、麦冬、芦根、南沙参、北沙参、玄参、太子参清热生津养阴；制何首乌、制黄精、炒杜仲、续断肉、炒狗脊补肾；西洋参、太子参、党参、黄芪加强补气之力；焦谷芽、焦麦芽、焦山楂、焦鸡内金、莱菔子消食健胃化积，砂仁、陈皮化湿行气，以防膏方过于滋腻、助湿碍胃；枸杞、菊花、密蒙花、青葙子明目；阴虚内热，耗损津液，血脉为之虚涩而成瘀，以三棱、莪术活血化瘀。全方以滋阴为主，兼化瘀除湿，标本兼治，收效良好。

周永明

虚劳（再生障碍性贫血）案

张某，男，56岁。2008年11月就诊。

再生障碍性贫血病史10年，初期以环孢素及雄激素等治疗，后因肾功能损害和继发性糖尿病而停服西药，转为以中药为主治疗两年余，外周血象明显改善。现见稍有神疲乏力，头昏眠差，纳可，二便调，舌质淡，苔白，有瘀点，脉象弦细偏数。

证属脾肾亏虚，瘀血内停。治当健脾补肾，活血养血。

处方：

生黄芪300g，太子参200g，茯苓150g，白术120g，白芍150g，生地黄150g，熟地黄150g，山茱萸100g，山药200g，炒丹皮100g，泽泻100g，杜仲150g，川牛膝150g，菟丝子150g，女贞子150g，制首乌150g，补骨脂120g，仙鹤草300g，旱莲草300g，茜草根150g，参三七100g，炒当归120g，生蒲黄100g，鸡血藤150g，炒酸枣仁150g，夜交藤150g，百合150g，制半夏100g，豆蔻仁50g，砂仁（后下）30g，生山楂（后下）150g，白扁豆150g，薏苡仁150g，陈皮60g，黄连30g，防风60g，炙甘草60g，生晒参

100g，阿胶 250g，龟甲胶 150g，鹿角胶 120g，紫河车 80g，甜菊糖 5g。

制成膏方，每日晨起服用 1 匙，温开水溶化服。冬天服用 2～3 个月。服用膏方期间忌食辛辣、油炸、生冷、海鲜、酒类，以避免因饮食引起生风助火动血；遇有感冒、发热、咳嗽、泄泻等新感外邪时，宜及时停服膏方，当先治疗新病，待愈后再服膏方。

2009 年 11 月复诊：患者仅在冬季服用膏方，近一年来病情平稳。守上方再制一料膏方，每年冬季服用。随访病情平稳。

按：虚劳当以补益为基本原则。肾为先天之本，内寓元阴元阳，是生命的根本，脾为后天之本，是气血生化之源，因此，重视脾肾的治疗对虚劳的预后和转归都非常重要。依据脾肾同治、阴阳并补、气血并治的原则，以四君子汤、参苓白术散健脾益气，六味地黄丸、左归丸、右归丸、龟鹿二仙胶加减补肾填精，酸枣仁汤安神定志，仙鹤草、旱莲草、茜草根、参三七、生蒲黄活血止血，阿胶补血养血。为防止药物滋腻碍胃，方中加入豆蔻、砂仁、山楂等行气导滞，运脾和胃。糖尿病患者不用蜂蜜、白糖类收膏，故用甜菊糖收膏。组方补虚不壅滞，活血不伤正，动静结合，补泻兼施，治本顾标，诸药合用，共奏健脾补肾、活血散瘀之功。

陈湘君

1. 燥痹（干燥综合征）案

刘某，女，61 岁。2003 年 11 月 24 日就诊。

确诊"干燥综合征"两年余。口干、眼干症状加重，服用纷乐片 4 周后诸症无明显改善。现症见：口干，眼干，头晕，胸闷，胃脘嘈杂，食少，嗳气，泛酸，胁肋部胀痛，夜寐梦多，夜尿多，大便秘结，舌红，苔薄干，脉细数。

证属肝胃阴虚。治拟滋阴清热，润燥解毒。

处方：

枫斗100g，南沙参300g，北沙参300g，天冬150g，麦冬150g，太子参200g，白芍120g，蒲公英300g，陈香橼120g，八月札120g，象贝母150g，煅瓦楞300g，生白术100g，旱莲草300g，明天麻120g，薏苡仁120g，枳壳150g，丹参150g，珍珠母300g，煅龙骨300g，煅牡蛎300g，酸枣仁150g，柴胡90g，莲子心120g，莲须120g，淡竹叶150g，参三七60g，莪术90g，菝葜150g，佛手片120g，绿萼梅100g，桑寄生300g，牛膝150g，潼蒺藜120g，白蒺藜120g，西洋参100g，阿胶（烊化兑入）300g，冰糖500g。

制成膏方，每日早晚各服2调羹，开水冲服。

2004年1月19日复诊：进食膏方近两个月，口干眼干、胁肋部胀痛好转，纳食增加，嗳气反酸基本消失，睡眠明显改善，大小便正常，舌淡红，苔薄白，脉细。膏方治疗有效。守上方再制一料膏方以巩固疗效。

按： 处方中枫斗益胃生津、滋阴清热，白芍养血、滋养肝阴，二者共为君药以滋阴清燥生津；南沙参、北沙参、天冬、麦冬、太子参、西洋参、旱莲草养阴清热生津，桑寄生、牛膝、潼蒺藜、象贝母、生白术、薏苡仁补肾健脾，莲子心、莲须、淡竹叶清心火，以上诸药加强滋养肝胃、清燥生津作用，为臣药；枳壳、八月札、陈香橼、绿萼梅、佛手片、煅瓦楞、丹参、参三七、莪术、珍珠母、酸枣仁、柴胡、白蒺藜、明天麻、煅龙骨、煅牡蛎、菝葜、蒲公英归肝胃经，合奏滋养脾胃之阴、疏肝平肝、活血解毒之效，并协助君药和臣药加强养阴润燥、活血解毒，俱为佐药；阿胶、冰糖用以收炼成膏，故为使药。全方具滋养肝胃、清燥活血解毒之功，恰合干燥综合征肝胃阴虚之病机，故取效良好。

2. 肾痹（强直性脊柱炎）案

许某，女，40岁。2006年12月25日就诊。

两年前无明显诱因出现腰骶部酸痛不适，曾在当地院查HLA$_2$B$_{27}$（+）、X线片示"双侧轻度腰骶关节炎"，被确诊为强直性脊柱炎。曾服用柳氮磺吡啶片、沙利度胺片（反应停片）等药，但因疗效欠佳而停用。半年前开始口服甲氨蝶呤片（10mg，每周1次）和莫比可片（7.5mg，每日1次），诸症稍减轻。现求进一步中医治疗。现见腰骶部酸痛，下坠，足跟疼痛，晨僵不明显，大便难，每日一行，小便可，纳食减少，寐可，月经正常。舌淡，苔薄白，脉细弱。

证属肾虚督寒，瘀血内阻证。治以温肾强督，祛风除湿，活血通络。

处方：

独活120g，桑寄生300g，土鳖虫120g，川芎90g，红花100g，川续断150g，菟丝子300g，巴戟肉200g，王不留行籽150g，落得打150g，骨碎补150g，肉苁蓉150g，生地黄150g，熟地黄150g，生黄芪150g，蕲蛇100g，枸杞120g，潼蒺藜120g，白蒺藜120g，太子参300g，生白术120g，枳实300g，野葡萄藤300g，蒲公英300g，菝葜300g，白茯苓120g，八月札150g，陈香橼120g，甘草90g，绿萼梅120g，佛手片120g，砂仁60g，蔻仁60g，路路通100g，生晒参100g，阿胶（烊化兑入）300g，木香90g，虎杖300g，蜂蜜500g，冰糖200g。

制成膏方，每日早晚各服2匙，开水溶化服。

2007年2月26日复诊：腰骶部酸痛、下坠感和足跟疼痛明显减轻，发作次数亦明显减少，无明显晨僵出现，二便基本正常，纳食正常，寐可，月经正常。舌淡红，苔薄白，脉细。膏方有效，守方继续服用2月，以期巩固疗效。

按：本病的病机特点是以肾阳不足、督脉空虚为本，瘀血内阻为标。处方中独活祛风湿止痛，肉苁蓉补肾助阳，二者共为君药以温补肾阳，祛风湿止痛；巴戟肉、桑寄生、菟丝子、杜仲、续断、补骨脂、落得打、蕲蛇、生地黄、熟地黄、枸杞、潼蒺藜、白蒺藜、野葡萄藤、菝葜、路路通等补肾阳，祛风湿，强筋骨，通络止痛，故为臣药；生黄芪、太子参、生晒参、生白术、白茯苓补益脾胃，八月札、陈香橼、绿萼梅、佛手片、砂仁、蔻仁疏肝理气，川芎、红花、枳实、蒲公英、木香、虎杖、土鳖虫、穿山甲、王不留行活血祛湿止痛，为佐药；甘草缓和药性兼调和诸药，阿胶、冰糖、蜂蜜收炼成膏，共为使药。该病患者多兼有湿、瘀血等实邪，而易形成虚实夹杂的证候，故强调在遣方用药时不能一味蛮补，以防闭门留寇，而应攻补兼施，扶正祛邪，方能收效。

唐汉钧

1. 乳癖（乳腺增生）案

患者，女，38岁。2004年11月就诊。

双乳经前胀痛一年余，工作烦劳后渐次加重，两乳外上象限可及肿块，质地坚韧，触痛；B超提示：双乳乳腺增生。既往有萎缩性胃炎5年，入夜胃脘两胁胀气不适，大便有时干或稀薄不调，舌红，苔薄，脉细。

证属肝气犯胃，冲任不调。治拟健脾疏肝，理气活血，补肝益肾调冲任。

处方：

炙黄芪300g，潞党参300g，白术200g，云茯苓200g，麦冬100g，白芍100g，川厚朴50g，枳实50g，佛手片50g，大腹皮50g，紫苏梗50g，谷芽50g，麦芽50g，广郁金150g，制香附50g，川芎100g，紫丹参300g，赤芍100g，淫羊藿 150g，肉苁蓉 150g，鹿角片 100g，天冬 100g，全当归 300g，首乌 200g，生地黄 200g，熟地黄 200g，滁菊花 50g，黄芩 50g，核桃肉 150g，红枣 150g，枸杞 100g，阿胶 400g，西洋参 100g，生晒参 200g，饴糖 200g，锦纹冰糖 250g。

制成膏方，每日晨起或睡前服用 1 汤匙，开水溶化服。

2005 年 5 月复诊：经过治疗患者经前双乳胀痛症状明显缓解，多年胃疾也少有发生，再以煎剂予适当巩固，并嘱劳逸结合，张弛有度。

按：乳癖以乳房胀痛、乳房部多形性肿块为特征，疼痛与肿块多在月经前加重，经后减轻，情绪波动或劳累过度时明显。患者工作过劳，不免气血暗耗而伤脏腑，又兼素有胃疾，脾气虚弱，情志不畅则肝气不疏，郁滞为患而克脾土，乳房结块与疼痛随月经来去而消长，此为肝肾不足、冲任失调之征。方中以黄芪、党参、白术、茯苓健脾益气，麦冬、白芍滋养脾阴，川厚朴、枳实、佛手片、大腹皮、紫苏梗、谷芽、麦芽调中化痰湿，郁金、香附、川芎、丹参、赤芍疏肝活血，淫羊藿、肉苁蓉、鹿角片、天冬、全当归、首乌、生地黄、熟地黄补肝肾调冲任，其中鹿角片、天冬散结消肿效果较佳；病久易郁热，故酌加黄芩、菊花。本例从肝、脾、肾三脏入手，紧抓病机，处方严谨，收效颇佳。

2. 瘿瘤（桥本病）案

患者，女，47 岁。2005 年 11 月就诊。

患者平素感觉颈背部板滞不舒，平时易疲乏，易患感冒，喉旁常有紧压感、两侧甲状腺轻度肿大，质地韧，既往有慢性咽炎病史，经前乳房胀痛，胃纳尚可。实验室检查：T_3、T_4、FT_3、FT_4、TSH 均正常，Tg2Ab64%，TPO_2Ab 7418%。B 超、甲状腺细针穿刺提示：桥本病。舌尖红，苔薄腻，脉濡。

证属正虚邪恋，湿痰凝结。治以扶正消瘿为法。

处方：

软柴胡 100g，广郁金 100g，制香附 100g，八月札 100g，夏枯草 100g，象贝母 100g，海藻 100g，莪术 200g，赤芍 100g，广陈皮 100g，姜半夏 100g，黄芩 100g，金银花 100g，婆婆针 100g，炙黄芪 300g，潞党参 200g，白术 200g，茯苓 200g，生地黄、熟地黄各 200g，玄参 150g，天冬 200g，黄精 300g，山茱萸 200g，丹参 200g，白芍 100g，天麻 200g，杜仲 200g，当归 300g，淫羊藿 200g，肉苁蓉 200g，核桃肉 200g，红枣 200g，莲肉 100g，枸杞 150g，阿胶 500g，西洋参 200g，生晒参 200g，饴糖 200g，锦纹冰糖 250g。

制成膏方，每日晨起或睡前服用 1 汤匙，温开水冲服。

2006 年随访：通过调治，患者血清甲状腺自身抗体检测恢复正常，精力充沛，感冒也很少发生。再予扶正固本一料巩固。

按： 桥本病因主要是由情志不畅，忧思郁怒，或操劳过度，或饮食不当，偏嗜某味，导致脾土失运，气血不能输布，湿痰内生，与体内瘀血痰浊互结，积蕴颈部而成。肝郁脾虚为其本，痰瘀互结为其标。本患者长年从事文字工作，伏案日久，气血欠畅，故用柴胡、郁金、香附、八月札疏肝理气，使人体气机调畅，肝气平则木不克土，脾土自安，水谷得以健运，气血生化机能正常，气血充盛则邪气不能胜正矣；夏枯草散结，象贝、海藻软坚，莪术、赤芍活血散瘀，陈皮、半夏健脾化痰湿，诸药相伍，共奏"坚者削之"之功；黄芩、金银花、婆婆针清热解毒泻火，既清解外感风温之邪，又清解内生痰瘀导致之邪热；四君子汤加减健脾益气；地黄、玄参、天冬、黄精、山茱萸、枸杞、莲肉、丹参、白芍坚五脏之阴；天麻、杜仲治颈背不舒；当归、淫羊藿、肉苁蓉调冲任治经前乳胀。组方严谨，收到良效。

马绍尧

1. 白疕（银屑病）案

秦某，女，24岁。2006年11月11日就诊。

全身皮疹伴瘙痒反复发作20年，复发1个月。现见瘙痒仍剧，纳可，夜寐差，二便尚调。体查见躯干、四肢散见大小不等点滴状至钱币状红斑，色泽鲜红至淡红，伴有少量细薄脱屑，皮肤干燥。舌红，苔薄，脉细数。

证属气阴两虚，内热血燥。宜养阴清热，益气养血，祛风止痒。

处方：

生地黄300g，玄参120g，麦冬120g，赤芍90g，丹皮90g，板蓝根300g，桔梗90g，白茅根300g，白花蛇舌草300g，白鲜皮300g，苦参120g，土茯苓300g，菝葜300g，蜀羊泉300g，石见穿300g，丹参300g，虎杖300g，平地木300g，苏木90g，煨木香90g，枳壳90g，柴胡90g，当归90g，黄芩90g，生甘草30g，枸杞120g，女贞子120g，旱莲草300g，生晒参50g，龟甲胶50g，冰糖50g，阿胶100g，饴糖100g。

制成膏方，早晚各服用1汤匙，开水溶化服。

2007年11月17日复诊：服膏方后皮疹未有复发，乏力，夜尿多，舌红，苔薄，脉濡细。此乃气血渐复，肝肾有亏损之象，拟前方加补益肝肾之药。续守前方，酌加山萸肉120g，焦山楂120g，桑寄生150g，焦六曲150g，谷芽150g，麦芽150g。另用生晒参50g，西洋参50g，阿胶100g，龟甲胶50g，鹿角胶300g，鳖甲50g，饴糖150g，冰糖150g收膏。

按：白疕是一种以红斑、丘疹、鳞屑损害为主要表现的慢性皮肤病，以青壮年多发，病程慢性，易于反复，难以根治。血虚风燥证较适宜用膏方治疗，因为该证型的邪毒并不是主要矛盾，而正气虚衰才是需要纠正的主要症结，需要通过膏滋药物缓和滋养气血偏衰，而达"血行风自灭"之效。银屑病患者主因肝郁肾虚，营血亏损，生风化燥，肌肤失养而形成，临证治疗以清肝胆之火、解营血之毒、化络脉之瘀、润肌肤之燥为主进行辨证加减，可缓解症状。本方以清营汤清营解毒养阴，柴胡、黄芩和解少阳，二至丸、枸杞补肝肾，板蓝根、白花蛇舌草、白茅根清热，白鲜皮、苦参、土茯苓、菝葜、蜀羊泉、石见穿、虎杖清热化湿解毒，平地木、苏木活血，丹参凉血，当归补血活血。本膏方标本兼顾，重点突出，故取得良效。

2. 湿疮（湿疹）案

徐某，女，41岁。2005年12月23日就诊。

全身反复发疹瘙痒10年余。既往有"肠炎"病史，经常腹泻。现全身瘙痒，纳食一般，夜寐尚安，小便畅。体查见全身片状红斑、丘疹、结痂，伴有少量脱屑。舌红，苔薄，脉濡细。

证属肺脾两虚，肝虚血燥。治以宜益肺健脾，养血润肤。

处方：

生黄芪150g，北沙参120g，百合90g，党参120g，焦白术120g，茯苓120g，熟地黄200g，当归90g，桑叶90g，菊花90g，荆芥90g，防风90g，银花炭120g，黄芩炭90g，马齿苋300g，山药150g，焦扁豆120g，炒薏苡仁300g，白鲜皮150g，地肤子90g，苦参90g，煨木香90g，炒枳壳90g，桔梗90g，姜半夏90g，陈皮90g，谷芽150g，麦芽150g，鸡内金120g，徐长卿150g，乌梢蛇150g，夜交藤300g，焦山楂120g，焦六曲150g，生甘草30g，生晒参50g，西洋参50g，龟甲胶50g，鳖甲胶50g，饴糖150g，冰糖150g。

制成膏方，每日早晚服 1 汤匙，开水溶化服。遇感冒发热、腹泻或胃不适等，暂停服药，症缓续服。

2006 年 12 月 15 日复诊：服膏方后皮疹未发，近日胸部瘙痒，腰酸，眠差，时便溏，舌红，苔薄，脉细。前方有效，不予更改，酌加制狗脊 120g，桑寄生 120g，酸枣仁 90g，败酱草 150g，阿胶 100g。

按：湿疮是一种皮损形态多样，总有瘙痒或伴糜烂流滋的皮肤疾患，主要是由于脾胃失司，内有胎火湿热，外受风湿热邪，营卫失和，气机受阻，湿热蕴结，浸淫肌肤所致；或由饮食失节，伤及脾胃，脾失健运，湿热内生，留恋于内不得疏泄，外泛肌肤而成。膏方主要用于治疗慢性湿疹，预防疾病复发。本方以参苓白术散健脾益气，百合地黄养肺阴，二陈汤燥湿化痰，桑叶、菊花、荆芥、防风疏风，白鲜皮、地肤子、苦参、黄芩炭清热化湿，徐长卿、乌梢蛇祛风止痒，当归补血活血，木香、枳壳、桔梗调节全身气机升降，谷芽、麦芽、鸡内金、焦山楂、焦六曲消食导滞，防止膏方滋腻阻碍脾胃运化。组方全面，效果明显。

孙卓君

1. 月经后期（高泌乳素血症）案

陈某，女，32 岁。2008 年 11 月 10 日就诊。

患者有高泌乳素血症病史，一向月经落后，现产后一年余，月经 40 天一行，经量正常，经前乳房时胀，心烦易怒，平素腰酸，神疲乏力，夜寐欠安，面色欠华，纳食不佳，小腹发胀，头痛，脱发，鼻炎时发，偶有胸闷，二便尚可，舌边红，苔薄腻，脉沉细。

证属肝肾不足。治以填精活血，疏肝和营调冲。

处方：

淮山药 120g，山萸肉 120g，生地黄 150g，熟地黄 150g，淫羊藿 120g，菟丝子 120g，五味子 90g，炙甘草 60g，当归 90g，白芍 100g，巴戟天 120g，川楝子 100g，柴胡 90g，丹参 100g，丹皮 90g，炙黄芪 200g，川芎 90g，炒枳壳 120g，苍术 90g，白术 90g，枸杞 90g，乌梅 90g，辛夷 90g，苍耳子 90g，黄芩 90g，制首乌 120g，钩藤 120g，防风 90g，赤芍 90g，夜交藤 300g，肉苁蓉 120g，生麦芽 450g，远志 90g，红花 90g，怀牛膝 120g，鸡血藤 150g，炙内金 90g，陈皮 60g，天麻 90g，生晒参（煎汁另入）100g，西洋参（煎汁另入）150g，湘莲肉 120g，黑芝麻 120g，胡桃肉 300g，龟版胶 150g，阿胶 200g，冰糖 150g，白蜜 150g。

2009 年 2 月 20 日复诊：服用膏方已 3 个月后，诸症改善。

按：此病主要责之于肾、肝、脾三脏功能失调。患者素体肾精亏虚，故腰酸脱发；肝肾同源，肾精亏虚，肝失所养，气机不畅，故经前乳房时胀，小腹发胀；水不涵木，肝阳上亢，故见头痛；木旺侮土导致脾失健运，故纳食不佳、面色欠华。方中山萸肉、淫羊藿、菟丝子、巴戟天、枸杞肝肾双补，肉苁蓉益精血，当归、熟地黄、乌梅、五味子、白芍、制首乌补血养阴，淮山药、炙黄芪益气培元，苍术、白术、防风健脾燥湿，丹参、丹皮、赤芍活血兼清热，配红花活血祛瘀，川芎活血行气，怀牛膝补益肝肾，鸡血藤补血活血，共奏养血调经之效，天麻、钩藤平抑肝阳，辛夷、苍耳子通鼻窍，夜交藤、远志安神，川楝子、柴胡、枳壳疏肝理气，鸡内金、陈皮消食行气，重用生麦芽以回乳。药证合拍，故收佳效。

2. 经间期出血案

叶某，女，32 岁。2008 年 12 月 8 日就诊。

产后一年余，经间期出血 1 年，平素血海满溢如常，如期而至，经行量中，每逢经净 10 天，阴道少量出血，5 天而止，现伴腹胀腰酸心烦，大便干结，乳房胀痛，胃脘不适，夜寐不安，带黄量多，舌苔腻，尖红，脉细。

证属肝肾不足，肝失疏泄。治以补益肝肾，疏肝和营。

处方：

生地黄 100g，麦冬 90g，地骨皮 90g，玄参 90g，白芍 120g，丹皮 90g，山栀 90g，当归 90g，柴胡 100g，炒白术 90g，云茯苓 150g，煨姜 30g，炒荆芥 100g，熟地黄 150g，黄柏 90g，山茱萸 120g，枸杞 150g，旱莲草 150g，淮山药 150g，杜仲 120g，党参 200g，炙黄芪 200g，黄芩 90g，椿根皮 120g，小茴香 60g，陈皮 60g，川朴 90g，川断 150g，茜草根 120g，火麻仁 150g，炙内金 120g，五味子 90g，制香附 120g，西洋参（煎汁另入）150g，生晒参（煎汁另入）150g，黑芝麻 200g，胡桃肉 300g，湘莲肉 120g，龟甲胶 100g，阿胶 250g，饴糖 200g，冰糖 200g，白蜜 150g。

2009 年 3 月 10 日复诊，服用膏方 3 个月，诸症皆得以改善。

按：患者产后肾气未复，精少阴亏，阴虚滋生内火，于氤氲期阳气内动之际，流注冲任，损伤胞脉，致阴道出血。方中生地黄清热凉血、养阴生津，熟地黄滋阴补血、益精填髓，二者合用，寒温并投，补血而凉血止血，滋阴而生津退热，补肾而填精益髓；山茱萸、枸杞、旱莲草、杜仲、川断补益肝肾；白芍配五味子敛阴养血柔肝，配熟地黄可肝肾同补，滋水涵木；麦冬、玄参滋阴润燥；柴胡疏肝解郁，山栀清心除烦，香附理气调经，党参、炙黄芪益气，淮山药、炒白术、云茯苓健脾，炒荆芥调肝止血，茜草根止血不留瘀，椿根皮止血止带，丹皮、地骨皮、黄柏、黄芩清热凉血；炙内金消食积。诸药合用，共奏补益肝肾、凉血止血之效。

3. 围绝经期综合征案

刘某，女，47岁。2009年12月1日就诊。

月经紊乱3个月，烘热汗出，腰酸耳鸣，心烦易怒，情志不畅，乳房胀痛，时有头痛，心神不宁，口干欲饮，带下量少，大便干结，舌红，苔薄，脉细弦。

证属肝肾不足，冲任失司，阴阳失调。治以补肝肾，调阴阳，益冲任。

处方：

生地黄120g，熟地120g，淮山药150g，山萸肉150g，知母150g，黄柏90g，茯苓150g，泽泻90g，丹皮100g，白芍120g，首乌120g，枸杞150g，旱莲草150g，麦冬120g，玄参120g，紫贝齿200g，山栀子50g，莲子心50g，柴胡90g，川楝子120g，当归90g，党参200g，苍术90g，白术90g，枳壳120g，郁李仁120g，柏子仁150g，苦丁茶90g，黄芩90g，红花100g，赤芍120g，夏枯草150g，浙贝母90g，厚朴90g，山楂150g，佛手60g，陈皮60g，淫羊藿120g，天麻120g，葛根100g，生晒参90g，西洋参（煎汁，另入）90g，胡桃肉250g，黑芝麻200g，湘莲肉120g，龟甲胶100g，阿胶200g，冰糖200g，饴糖200g，蜂蜜200g。

2010年3月28日复诊：服用膏方3个月后，诸症明显改善。

按： 女子正值"七七"之际，肾精、肝血日益不足，无以濡养脏腑，致阴阳失衡，脏腑功能失调。"善补阴者，必于阳中求阴，则阴得阳升而泉源不竭"，方用生地黄、枸杞、何首乌、旱莲草滋肾养阴、填精益血；淫羊藿温补肾阳；茯苓、泽泻、莲子心、郁李仁、柏子仁健脾清心安神；丹皮、白芍、玄参、当归、红花柔肝养阴活血；天麻、葛根平抑肝阳；陈皮、山楂行气化痰；山萸肉补益肝肾；知母润燥清热；黄柏清实热、退虚热、泻相火；黄芩清热；川楝子、山栀子、苦丁茶、柴胡清肝火；厚朴、枳壳、佛手理肝气；天麻平肝阳；紫贝齿清肝火、镇惊安神；党参益气，淮山药培中，白术健脾，苍术燥湿，此四药合用，旺脾土，祛痰浊；夏枯草、浙贝母化痰散郁结以解宿疾。药证相符，故效如桴鼓。

张玉珍

闭经（卵巢早衰）案

李某，女，35岁。2010年11月27日就诊。

4年前突然出现月经后期渐至闭经，月经3个月～半年余一潮，查性激素六项呈卵巢早衰改变。经门诊中药治疗一年余，现月经40～60天一行，3天净，量偏少，色暗红，少量血块，无痛经，经前轻微乳胀，末次月经：11月13日。现见偶有烦躁易怒，阴道分泌物少，性欲低下，失眠，纳可，二便调，舌质淡黯，苔薄白，脉弦细。既往体健，孕5产1流4。

证属肾精不足，肝郁脾虚。治以补肾填精、健脾疏肝，佐以安神。

处方：

菟丝子200g，葛根200g，女贞子150g，党参150g，茯苓150g，山茱萸150g，熟地黄150g，杜仲150g，枸杞150g，黄精150g，续断150g，桑椹150g，鹿衔草150g，巴戟天150g，白芍150g，制何首乌150g，仙茅150g，淫羊藿150g，沙苑子150g，丹参150g，香附150g，郁金150g，柏子仁150g，合欢皮150g，知母150g，百合100g，砂仁（后下）100g，炙甘草60g，阿胶500g，龟甲胶100g，大枣150g，冰糖300g，黄酒300mL。

制成膏方，第1周每日服1汤匙，1周后改为2次/天，空腹开水溶化服。服膏方期间有间断，间断服用中药或佐以成药，疗效颇佳。

按：卵巢早衰的产生是卵巢功能减退渐至衰竭的过程，亦即肾中阴阳精血严重亏虚的病理状态。卵巢早衰病因以肾虚为主，关乎肝脾，最终导致生殖轴的功能过早衰竭。治疗该病当以滋肾补肾为主，肾肝脾三经同调。方中熟地黄、枸杞、山茱萸、菟丝子、茯苓、杜仲、山药滋肾填精、肾肝脾同治；淫羊藿、仙茅、鹿衔草等助阳之品，阳中求阴，所谓"善补阴者，必于阳中求阴，阴得阳升则泉源不竭"；砂仁行气以防补药滋腻碍胃；合欢皮、香附、郁金疏肝，白芍柔肝，疏肝行气需与养血柔肝并用，肝气得疏，肝体得养，气血方能充足。本病属虚者多，但其病程长，多数患者情志不畅，致使气滞血瘀，虚实夹杂，虽以大补肾肝脾为本，但不可忽视调畅气血的重要性，应注重补与通的结合，促使胞宫推陈致新，以静寓动，使冲任条达，胞脉得养，血海充盈，由满而溢，经血自下。

何嘉琳

不孕症案

胡某，女，33岁。2004年12月9日就诊。

患者婚后6年未孕，性生活正常，月经尚准，周期30～35天，经行5天，量中，血块不显，无痛经，平素略感腰酸，乏力，易醒，纳可，大便干结，脸色偏黄，舌淡，苔薄白，脉沉细。

证脾肾气虚。治以补肾补气，养血安神。

处方：

党参150g，蜜炙黄芪150g，菟丝子150g，肉苁蓉150g，炒枣仁150g，夜交藤150g，淫羊藿150g，枸杞150g，覆盆子

150g，怀牛膝 150g，红枣 150g，天冬 100g，麦冬 100g，五味子 100g，山茱萸 100g，炒白术 100g，川芎 100g，灵芝 100g，生地黄 100g，熟地黄 100g，鹿角胶 100g，龟甲胶 100g，当归 120g，续断 120g，炒杜仲 120g，巴戟天 120g，远志 60g，佛手 60g，砂仁（后下）30g，芝麻 200g，阿胶 250g，核桃肉 250g，黄酒 250g。

制成膏方，每日服用 1 汤匙，开水溶化服。

2005 年 1 月 28 日复诊：停经 37 天，查血绒毛膜促性腺激素 1024U/L，因考虑膏方中黄酒为活血之品，嘱停服膏方，另予补肾养血安胎之品口服，1 周后查 B 超提示早孕。

按： 天地氤氲，万物化醇，男女媾精，万物化生，故受胎必得醇正之气。肾主生殖，肾气亏虚，胞脉失养则不能成孕。心主血而藏神，脾统血而藏意，二经专司阴血。思虑烦劳，伤及心脾，营血涸亏，致神疲乏力，面色萎黄，寐易醒。因此，调治不孕当重脾肾。肾为元阴元阳之根，脾为气血生化之源，调经助孕之要，贵在补脾胃以资血之源，养肾气以安血之室。冲为血海，任主胞胎，凡受孕者，应冲任脉旺。膏方投予毓麟珠补肾补气，养血安神，调经种子，黄芪益气，肉苁蓉、淫羊藿、怀牛膝、续断、巴戟天、覆盆子补肾，夜交藤、灵芝、远志、枣仁安神，佛手、砂仁行气，天冬、麦冬、五味子滋阴安神。

盛丽先

哮病（儿童支气管哮喘）案

陈某，男，8 岁。2002 年 12 月 10 日就诊。

确诊哮喘 4 年余。现面色少华，消瘦，倦怠多汗，咳嗽痰爽，胃纳不思，间有遗尿，舌质淡，苔白腻，脉细滑。

证属肺脾气虚，肾气不固，内有伏痰。治以益肺补肾，培土生金。

处方：

生黄芪 100g，炒苍术 60g，防风 30g，制黄精 100g，潞党参 100g，白茯苓 100g，生甘草 30g，广陈皮 30g，姜半夏 100g，炒薏苡仁 100g，炒白芍 60g，炒谷芽、麦芽各 60g，佛手片 30g，炒山药 100g，益智仁 100g，台乌药 60g，桑螵蛸 60g，熟地黄 100g，浙贝母 60g，川贝母 30g，炒芡实 100g，炒葶苈子 60g，炒枇杷叶 60g，川桂枝 30g，紫丹参 60g，大红枣 100g，缩砂仁（后下）30g，白冰糖 250g，陈黄酒 250g，陈阿胶（烊冲）250g。

制成膏方，每次 1 汤匙，每日 1～2 次，开水溶化服。服膏期间忌食生萝卜、芥菜、冷饮、辛辣等食品。若遇感冒、伤食、发热等病时停服。

2003 年 11 月 1 日复诊：患儿一料膏方后胃纳增加，面色红润，夜不遗尿，感冒次数明显减少，2003 年哮喘仅发作 1 次。冬令继服膏方一料。后期随访，哮喘未发，感冒也很少，生长发育正常。

按：小儿哮喘稳定期的治疗应以"缓则治本"为原则，补肺、健脾、益肾。方以玉屏风散补肺以固卫；六君子汤健脾燥湿以助运化痰，培土生金之意；缩泉丸温肾缩尿。哮喘缓解之际仍有伏痰浊邪郁遏肺气，宜降不宜升，以肃降肺气最为重要，酌加浙贝母、川贝母、炒葶苈子、炒枇杷叶化痰止咳，肃肺降气，丹参凉血活血，佛手、砂仁、炒谷芽、炒麦芽行气醒脾，行而不守，既可鼓舞脾胃斡旋性，更能助中州祛除痰浊。膏方中选用党参，因其味甘性平，入肺脾两经，补中益气，健脾生津，并有祛痰健胃的作用，振动中气而无刚燥之弊。组方切合哮喘缓解期以肺脾肾虚为本、伏痰为标的病机特点，故取得良好的临床效果。

陈蓉蓉

遗尿案

胡某，男，8岁。2001年12月20日就诊。

患儿自幼遗尿，劳累后加剧，多则每夜2～3次。现见面色少华，时感疲乏，平时多汗，胃纳欠佳，大便正常，舌淡红，苔薄白，脉细。

证属肺脾肾虚。治拟健脾固表，益肾缩尿。

处方：

西党参250g，茯苓150g，炒苍术150g，炒白术150g，炙甘草150g，陈皮150g，防风100g，炙黄芪250g，制半夏150g，太子参200g，女贞子150g，制玉竹150g，制黄精150g，益智仁150g，淮山药150g，乌药100g，芡实150g，桑螵蛸150g，枸杞150g，制首乌150g，莲子肉250g，煅牡蛎150g，炒扁豆150g，阿胶（烊化）250g，龟甲膏（烊化）250g，黄酒200g，冰糖400g。

制成膏方，每日早晚各1汤匙，开水溶化服，如遇感冒、发热、腹泻时暂停服用。

2002年11月27日复诊：遗尿已瘥，要求再予调理。效不更方，再制一料膏方以巩固疗效。

按："膀胱不约为遗溺"，小儿遗尿多与肺、脾、肾三脏功能失调有关，而非独肾。此患儿乃肺、脾、肾三脏俱虚，固摄无权而致遗尿。方以四君子、玉屏风加扁豆、半夏、陈皮健脾益肺固表；缩泉丸加桑螵蛸、芡实、莲子、牡蛎、龟甲膏益肾固摄缩尿；另以黄精、玉竹、枸杞、女贞子、首乌、阿胶养阴补血填精。全方重在三脏调理而不独用补肾固摄，故临床能获良效。

虞坚尔

反复呼吸道感染案

张某，男，2岁6个月。2007年12月4日就诊。

患者素体禀赋不足，生后反复易感，现汗出浸衣，夜寐尤甚，面色欠华，纳谷欠馨，半月前复感，现已基本向愈，但汗出较多，胃纳不佳，大便干燥，舌质淡红，苔薄白，脉细软。

证属形气未充，表卫不固，营卫失和。治以健脾益气，补肾固表。

处方：

炙绵芪150g，潞党参100g，太子参100g，青防风50g，云茯苓100g，野於术100g，广陈皮50g，白扁豆100g，川厚朴50g，姜半夏50g，光杏仁50g，麦冬100g，煅龙骨200g，煅牡蛎200g，麻黄根50g，制黄精100g，山萸肉50g，菟丝子100g，枸杞100g，桑椹60g，怀山药100g，香谷芽100g，炙鸡内金100g，山楂肉100g，炙甘草100g，核桃肉200g，大红枣200g，东阿胶200g，白冰糖200g。

制成膏方，每日服1汤匙，开水溶化服。

按： 小儿五脏六腑柔弱，气血尚未充盈，肾气不实，正气不强，更无力抗邪。膏方调治小儿反复呼吸道感染的重点在于预防发作和减少反复，增强机体的抵抗力。肺气补固，脾失健运，肾气失充，外邪常缠于咽鼻之间，扶正、驱邪均要顾及。本例患儿因正气不足，卫外不固，造成屡感外邪，邪毒久恋，稍愈又作，往复不已。膏方以玉屏风散扶正固表、六君子汤健脾化痰之意；菟丝子、枸杞、山萸肉、制黄精、桑椹培补元阴元阳、填补肾精；煅龙骨、煅牡蛎、麻黄根固表止汗效佳；炙鸡金、山楂肉、香谷芽防膏滋之碍胃，并助诸药吸收，以收全功。

单兆伟

虚劳（胃癌术后）案

患者，男，57岁。2002年11月7日初诊。

患者因胃癌行胃大部切除术，现术后2年，平日常感脘腹胀闷，食欲欠佳，时有嗳气泛酸，肠鸣便溏，体倦乏力，记忆力减退，睡眠欠佳，夜晚常觉周身发热，并感双下肢乏力，时有腰酸，冬季自觉下肢发凉，房事欠佳，阳痿、早泄，夜尿频多，体检时又发现胆囊壁毛糙。舌黯红，苔薄，脉细弱无力。

证属心脾肾三脏虚弱，气血不足，阴阳两虚，夹有瘀血。治以健脾养心补肾、滋阴温阳益气补血为主，辅以活血化瘀。

处方：

党参150g，炙黄芪250g，炒白术100g，炒白芍200g，黄芩100g，仙鹤草150g，当归100g，枸杞150g，百合300g，夜交藤300g，酸枣仁150g，木香50g，炒薏苡仁300g，煅乌贼骨150g，白及100g，仙茅150g，淫羊藿150g，茯苓120g，巴戟天100g，金钱草150g，半枝莲150g，白花蛇舌草150g，地骨皮100g，车前子（包）150g，丹参150g，红花30g，天冬150g，麦冬150g，生地黄150g，山茱萸150g，川牛膝100g，磁石150g，石斛150g，炙甘草100g，石见穿150g，益智仁100g，西洋参100g，冬虫夏草（另炖）30g，红枣250g，龙眼肉250g，莲子250g，核桃仁250g，阿胶300g，鹿角胶200g，蜂蜜500g。

制成膏方，每次服20毫升，每日服2次。

2004年10月12日再次复诊：患者体质增强，感冒未犯，嗳气酸腐症状消失，食欲转佳，房事也有所改善，但仍时有腹鸣、便溏、腰酸腿软，舌淡红，苔薄少，脉细。前方基础上加玉竹 150g，女贞子 150g，旱莲草 150g，炒山药 150g，黑料豆 250g，鹿衔草 150g，淫羊藿 150g，灵芝 150g。

按：患者因胃癌行胃大部切除术，本已重创脾胃，耗伤气血，本方以归脾汤健脾养心、益气补血，但因脾主运化，脾虚难免蕴生湿热，故又添加黄芩、半枝莲、白花蛇舌草，既能清化湿热，又不会过于苦寒损伤阴阳，百合、莲子、夜交藤、酸枣仁养心安神，地骨皮清透郁热，磁石镇心安神，与归脾汤配伍，使亏损之心血得养，内生之心火得清，浮越之心神得宁。针对肾虚证，以二仙汤为主方加减，以仙茅、淫羊藿、巴戟天、益智仁、核桃仁温阳助肾、补益肾气，配以山茱萸、生地黄、天冬、麦冬、枸杞滋补肾阴，鹿角胶、冬虫夏草、阿胶等乃血肉有情之品，共奏阴中求阳、阴阳并补之效，少佐一味木香理气调中，其补而不滞，煅乌贼骨、白及制酸护膜，丹参、红花活血化瘀，西洋参、红枣、龙眼肉、阿胶、蜂蜜加强补益的疗效，金钱草清肝利胆。复诊时仅以虚证为主要表现，故全方以补为主，所选之药均性平而缓，养阴补血而不过于滋腻，益气温阳又避免刚燥，实为调补良方。

严世芸

胸痹心痛病（冠心病、慢性心力衰竭）案

郁某，女，65 岁。2005 年 11 月 18 日初诊。

患者反复胸闷胸痛 5 年，伴双下肢浮肿 2 年。2003 年 3 月 24 日于外院诊断"冠心病，心绞痛，慢性心功能不全，心功能 3 级"。既往高血压病史 10 年，2 型糖尿病史 6 年，平素服用二甲双胍、格列吡嗪、氨氯地平，血压、血糖控制尚可。刻下症见：胸闷痛未作，登三楼气短，双下肢轻度水肿，口干，耳鸣，双下肢酸软，全身酸痛，纳可寐安，大便偏干。舌淡红，苔薄，脉细。

证属心肾阳虚，瘀血水饮内停，兼肝阳上亢，风寒湿邪痹阻经络。治拟温补心肾，活血利水，平肝潜阳，祛风散寒，除湿通络。

处方：

黄芪 300g，麦冬 120g，五味子 90g，桃仁 120g，地鳖虫 120g，三棱 150g，莪术 150g，柴胡 120g，枳壳 150g，地龙 120g，当归 150g，炙甘草 90g，葛根 150g，淫羊藿 200g，骨碎补 150g，潼蒺藜 120g，白蒺藜 120g，天麻 150g，钩藤 150g，生石决明（先煎）200g，生地黄 200g，熟地黄 200g，山萸肉 120g，山药 150g，牡丹皮 150g，丹参 150g，泽泻 150g，牛膝 150g，千年健 200g，附子 120g，猪苓 150g，茯苓 150g，白术 150g，白芍 150g，桂枝 150g，车前子 150g，羌活 150g，独活 150g，桑寄生 200g，秦艽 150g，杜仲 200g，制川乌（先煎）90g，灵磁石（先煎）400g，肉桂 40g，首乌 200g，补骨脂 150g，脐带 10 条，肉苁蓉 150g，炙鸡内金 120g，生晒参 200g，核桃肉（打）250g，阿胶 200g，鹿角胶 180g，龟甲胶 150g，鳖甲胶 120g，元贞糖 500g。

制成膏方，每次服 20mL，每天 2 次，分早晚用开水溶化服。

2006 年冬至前复诊，自诉膏方治疗后判若两人，胸闷、胸痛偶作，登楼气短不明显，双下肢不肿，耳鸣好转，全身酸痛减轻，大便顺畅。守前方加黄精 200g，炒谷芽 150g，炒麦芽 150g。续服膏方以巩固疗效。

按： 患者年高，瘀血水饮气滞内阻，心脉失养，故胸闷胸痛。肾失纳气则登梯气短。肾元亏虚，骨失濡养，风寒湿邪痹阻经络，则下肢酸软，全身酸痛。阳虚及阴，阴虚阳亢则头晕，阴虚肠燥则大便干。该病心肾阳虚是本，痰饮、瘀血、气滞为标。膏方以真武汤、济生肾气丸加味补肾温阳利水，生脉饮、补阳还五汤加减益气养阴、活血化瘀，柴胡、枳壳理气，天麻、钩藤、生石决明、蒺藜补肝肾、平肝阳。独活寄生汤加减养肝肾、祛风散寒、除湿通络，制川乌温经散寒止痛，灵磁石益肾聪耳，四君子汤加鸡内金益气健脾。诸药合用共奏温补心阳、活血利水、平肝潜阳、祛风散寒、除湿通络之功。复诊加黄精益气养阴强身，炒谷芽、炒麦芽运脾健胃。本方注重整体治疗，扶正祛邪，收效良好。

张龙孙

1. 头痛（高血压）肝肾不足证案

陈某，男，42岁。

高血压病史三年余，时觉头胀且痛，倦怠懒言，腰酸神疲，四肢酸软，脉细弦，舌苔薄黄。

证属水不涵木，相火偏胜，浮阳不潜。治拟平肝益肾，补益气血。

处方：

生晒人参250g，西洋参150g，黄芪120g，党参150g，杜仲120g，川断120g，黄柏100g，牛膝120g，山药120g，桑寄生120g，石决明250g，白芍120g，牡蛎150g，甘草30g，山萸肉90g，枸杞90g，夏枯草90g，潼蒺藜90g，白蒺藜90g，稽豆衣90g，茯苓120g，池甘菊50g，麦冬90g，白术90g，半夏90g，远志60g，陈皮30g，钩藤90g，当归120g，芡实90g，红枣30枚，胡桃肉100g，桂圆60g，阿胶150g，龟甲胶120g，冰糖250g。

制成膏方，每次服20mL，每天2次，分早晚用开水溶化服。

复诊时，患者头胀痛、疲倦、腰酸减轻，四肢不觉酸软。

按：高血压病为脏腑阴阳平衡失调所致，多虚兼实，病理特征属本虚标实、下虚上实，以肝为病变重点。肝肾同源于下焦，肝木之荣赖肾水滋养，肝肾不足，阴不敛阳，导致风阳内动，肝阳上亢，故高血压应以平肝潜阳、滋水涵木为基本大法。方中石决明、牡蛎、夏枯草、潼蒺藜、白蒺藜、池甘菊、钩藤平肝潜阳，杜仲、川断、桑寄生、山萸肉益肾固本，佐以黄柏、牛膝、稆豆衣、麦冬、白芍、枸杞等柔肝坚阴，酸收厚填，潜阳与滋养并举，使阴阳回归平衡。又患者出现倦怠懒言、腰酸神疲症状，乃气血失养，失于濡润，肝风易亢。"治风先治血，血行风自灭"，冬令施补气血亦需清补兼施，药证合拍。

2. 头痛（高血压）肝旺脾虚证案

周某，男，62岁。

素有高血压病史，形体丰隆，时觉左侧头痛且胀，情绪激动时面红烘热，纳呆，腹胀，大便易稀。舌淡红，苔白腻，脉弦尺弱。

证属水不涵木，肝阳上亢，脾失健运，痰湿内生。治拟滋肾平肝，健脾化湿。

处方：

生晒人参250g，潞党参150g，生地黄150g，全当归120g，大白芍120g，焦白术120g，枸杞90g，潼蒺藜90g，白蒺藜90g，石决明250g，山萸肉90g，炙黄芪150g，云茯苓120g，炙甘草30g，池甘菊50g，炒泽泻120g，知母100g，黄柏100g，怀牛膝120g，牡丹皮100g，生山楂90g，淮山药120g，制半夏90g，陈皮30g，莲子肉120g，红枣30枚，陈阿胶150g，冰糖300g。

制成膏方，每次服20mL，每天2次，分早晚用开水溶化服。

按：患者随着年龄病程增长，脏腑机能渐衰，可致脾虚痰浊、痰火瘀阻等变证。此案属脾气虚弱，痰湿内阻，血压升高与肝脾失调有关。脾为痰湿之源，肝禀风木之性，痰湿壅滞可引发风阳内动。方中四君子汤健脾益气，知柏地黄丸滋肾养阴，蒺藜、枸杞、牛膝补肝肾，莲子肉健脾养心，山楂消积防滋腻碍胃。膏方施补时强调辨证个体化，在平肝益肾的基础上重视健脾培土，使中州痰湿开豁而获良效。

楼丽华

乳癖（乳腺增生）案

谢某，女，42岁。2003年11月初诊。

患者近四个月来双乳胀痛结块明显，素有便秘，多梦，怕冷，手脚不温，容易感冒，体位改变时常感头晕耳鸣，偶有心慌，脱发明显，胃纳尚可，性格急躁。舌质红，苔薄，根部有红斑，光剥，脉弦弱。

证属气血不足，肾虚阴亏证。治拟补益气血，滋阴润燥，填精益肾。

处方：

生黄芪200g，陈皮120g，火麻仁120g，生首乌200g，茯苓120g，白术120g，生地黄120g，桃仁120g，玄参200g，知母120g，柏子仁120g，远志120g，丹参150g，玉竹200g，肉苁蓉150g，白扁豆120g，莲子肉120g，天冬120g，麦冬120g，柴胡120g，广郁金120g，佛手片120g，淫羊藿120g，米仁200g，红枣200g，龟甲胶250g，鹿角胶250g，黄酒250g，冰糖500g。

制成膏方，早晚各1次，各20mL，空腹服用。如遇伤风停滞等则暂缓服用。

2004年11月复诊：患者双乳胀痛症状已完全消失，手检乳房松软，未及明显结块，头晕耳鸣、多梦、便秘等均明显好转。守原方再治一料膏方。

按：气者，人之根本也。人之生存全赖此气，气血虚衰无以润养，则头晕耳鸣，心慌，乱梦纷纭。正气不足则卫外不固，易感冒。肝气郁滞，疏泄不利，则双乳胀痛结块，性格急躁。阳气不达四肢则怕冷。方中以参苓白术散、黄芪健脾益气、调和脾胃，柴胡、郁金、佛手疏肝理气，火麻仁、生首乌、肉苁蓉、玄参、生地黄、桃仁润肠通便，天冬、麦冬滋阴，淫羊藿、鹿角胶补肾阳，龟甲胶滋阴潜阳，柏子仁、远志养心安神。气为阳，血为阴，阴平阳秘精神乃治。

邓宝华

1. 水肿（系膜增生性肾小球肾炎）案

患者，女，35 岁。1990 年 10 月 12 日初诊。

因"双下肢浮肿伴腰痛反复发作一年余，加重半月"曾在南京某医院肾穿刺确诊为"系膜增殖性肾炎"，现激素已停用。刻下症见：颜面四肢浮肿伴腰痛，口渴不欲饮，肢倦乏力明显，纳差恶心，月经超前量多，带多色白无臭味，易感冒，梦多眠差，烦闷不安，夜尿 5 次，尿短赤混浊，可见泡沫尿，大便干，2 日 1 次，舌质偏淡，苔白腻微黄，脉沉弦。

证属脾肾气虚，湿热内蕴，气血瘀滞。治当益肾健脾、清热利湿、行气活血，佐以利咽固表。

处方：

鹿衔草 300g，楮实子 150g，牛膝 150g，熟地黄 300g，山药 500g，山茱萸 500g，续断 250g，桑寄生 300g，猪苓 300g，茯苓 300g，苍术 200g，白术 200g，泽兰 200g，泽泻 200g，柴胡 150g，黄芩 150g，黄连 30g，姜半夏 200g，藿香 200g，片姜黄 200g，制大黄 200g，蝉蜕 100g，僵蚕 200g，生黄芪 500g，当归 200g，防风 60g，荆芥穗 300g，羌活 250g，

独活 250g，地榆 120g，茜草 200g，水红花籽 250g，川芎 300g，三七 350g，丹参 500g，葛根 350g，木贼草 100g，海金沙 350g，大腹皮 200g，木瓜 250g，淡竹叶 150g，仙鹤草 500g，青果 200g，扛板归 300g，青风藤 300g，益母草 500g，地锦草 200g，砂仁 100g，陈皮 200g，五倍子 50g，车前子 350g，蛇床子 350g，炙地龙 200g，商陆 250g，焙蟋蟀 30g，炙蝼蛄 30g，红景天 350g，蕨麻 300g，绿萝花 150g，生晒参 150g，藏红花（研粉）50g，龟甲胶 250g，鹿角胶 150g，冰糖 250g，蜂蜜 250g，黄酒适量，早晚空腹各服 1 汤匙，开水冲饮。

1991 年 1 月 15 日复诊，患者诉服药后自觉精神体力较前明显好转，腰痛稍减，小便量多，眼睑已不肿，双下肢水肿明显消退，纳食增加，睡眠渐佳，有时肩膝关节疼痛及出虚汗，大便日行 1～2 次。舌尖偏红，苔薄黄根部微腻，脉沉细。守上方去木贼草、海金沙、木瓜、青果、炙蝼蛄、焙蟋蟀、鹿角胶，加用石菖蒲 200g，薏苡仁 500g，石韦 500g，桂枝 80g，老鹳草 300g，猫爪草 250g，麦冬 250g，墨旱莲 250g，炒蒲黄 150g，蜈蚣 100g，制黄精 300g，阿胶 150g 收膏。

后期每年冬季均服膏方一料，随访至今已近 18 年，病情一直比较稳定，能正常上班工作。

按：本病例乃脾肾气虚、湿热内蕴兼气滞血瘀所致，选方意在补益脾肾、清利湿热、凉血活血、祛风通络、调其升降、固卫扶正。药用鹿衔草、楮实子、牛膝、熟地黄、山药、白术、山茱萸、续断、桑寄生益肾健脾，玉屏风散补气固卫，黄芩、黄连、姜半夏、藿香辛开苦降、芳香宣化，荆芥穗、防风、羌活、独活、地榆、茜草、水红花籽、石菖蒲宣透化湿、凉血活血，与小柴胡汤、升降散和解少阳调气机，川芎、三七、丹参、葛根、益母草、藏红花活血和络，青风藤、老鹳草、桂枝祛风除湿通络，桂枝通阳化气行水，薏苡仁、石韦、猫爪草、五倍子健脾利湿清热，地锦草、墨旱莲凉血止血，木贼草、海金沙、大腹皮、木瓜、淡竹叶宣肺健脾、清心利尿。蛇床子配麦冬一肾一肺，金水相生。蟋蟀、炙蟋蟀、蜈蚣利水消肿解毒，商陆泻下利水、消肿散结，红景天清热解毒、活血消肿，蕨麻健脾益胃、生津利湿，绿萝花活血清热，牛膝行血散瘀、引药下行。诸药合用，疏调三焦气机，有助于气血运行，使湿浊瘀热毒邪清除，脾肾之气恢复，则病渐愈。

2. 水肿（特发性水肿）案

患者，女，37岁。2004年11月8日就诊。

患者诉于8年前因与丈夫争吵后外出时淋雨后，时叹息闷闷不乐，引长一息为快，之后即发现双下腿水肿，午后加重，晨起眼睑浮肿，经休息一周左右可自行减轻，但不完全消退。现症见：长时间站立则双下肢轻度水肿，时有腰酸嗳气，四肢发麻无力，面红心烦，口苦头痛便秘，下肢怕冷，食纳可，月经不调，浮肿与经期有关，带下量多。舌淡红，苔薄白腻，脉沉。

证属风寒夹湿内侵，肝失疏泄，水湿泛溢。治拟疏肝行气，祛风除湿，温经通络。

处方：

醋柴胡250g，天仙藤100g，香附250g，槟榔150g，豨莶草250g，路路通100g，紫苏叶150g，桂枝150g，木瓜300g，薏苡仁500g，生黄芪500g，茯苓500g，蟋蟀50g，牛膝300g，益母草300g，荆芥150g，防风100g，杏仁100g，羌活200g，独活200g，白芷200g，冬瓜皮300g，淡竹叶60g，车前子300g，海金沙300g，丹参500g，鸡血藤300g，栀子150g，龙骨250g，牡蛎250g，白术500g，

续断 300g，山药 300g，厚朴 150g，大腹皮 150g，生黄芪 600g，当归 200g，刺五加 300g，乌药 100g，菟丝子 250g，蛇床子 300g，生地黄 250g，白芍 350g，黄柏 60g，三七 250g，泽兰 250g，茜草 250g，红景天 500g，生晒参 150g，藏红花（研粉）100g，阿胶 250g，冰糖 500g，蜂蜜 250g 收膏。

2005 年 12 月 18 日复诊：诉近一年来双下肢不肿，其他诸症亦消。随访 2 年病情未复发，一直参加工作。

按：特发性水肿是多种因素作用的结果，多发生于中年妇女，平素有精神抑郁等，与疲劳、情绪、寒冷、活动有关等特点。本病例水肿病位主要在肝脏，病性属实，治肿须行气与利水合用方能取效。风寒湿邪郁于肌肤，阳气不能宣散疏通，加之肝气郁滞，横逆犯脾，脾不制水，内湿与外湿相互勾结郁滞停留于四肢，气湿瘀滞不化而为肿。故方中选用天仙藤、路路通祛风利尿、活血通络，醋柴胡疏肝解郁、调畅气机，香附理气疏肝，紫苏叶理气宽中，乌药开下焦之郁滞，大腹皮消胀行气利水，豨莶草祛风除湿活血，木瓜、薏苡仁健脾利湿活络，槟榔行气消满，紫苏叶、桔梗开宣气机，黄芪补气行气，桂枝通阳化气行水，细辛发表散寒。"血不利则为水"，方中选用三七、益母草、当归、泽兰、茜草、丹参、红花等活血通络药。牛膝祛风通络，引药下行。诸药合用，具有开上、畅中、达下之功，使肝气调畅，疏泄正常，脾气健运，水湿不生，气血运行通利，水肿自消。

3. 劳淋（慢性肾盂肾炎）案

患者，女，45 岁。2003 年 11 月 3 日复诊。

反复发作尿频、数、涩、痛 6 年，加重 1 年，每遇劳累、憋尿或食辛辣及感冒则复发，曾在南京某医院确诊为"肾盂肾炎"。刻下症见：腰酸不耐久坐，倦怠乏力，尿余沥，尿道内灼热不适，口苦，易汗出，带多清稀。舌偏红，苔薄白腻，脉沉细滑。

证属脾肾气虚，肝郁气滞，瘀毒内阻。治当疏肝解郁，健脾益肾，解毒通淋。

处方：

熟地黄 300g，山药 350g，山茱萸 300g，肉桂 30g，菟丝子 300g，萆薢 350g，乌药 150g，益智仁 200g，麦冬 250g，石菖蒲 150g，柴胡 250g，炒黄芩 200g，当归 200g，川芎 250g，白芍 300g，生黄芪 500g，白术 350g，防风 60g，独活 200g，升麻 150g，鹿衔草 250g，牛膝 250g，黄柏 250g，凤尾草 300g，土茯苓 300g，生地榆 200g，白檀香 50g，半枝莲 300g，鸭跖草 300g，败酱草 300g，荜澄茄 150g，灯心草 30g，桃仁 250g，三七 300g，绿萼花 200g，虎杖 300g，红景天 500g，金钱草 350g，露蜂房 150g，全蝎 100g，川楝子 50g，小茴香 150g，生晒参 100g，龟甲胶 200g，冰糖 500g，黄酒适量。

2004 年 3 月 15 日复诊，服膏方后上述诸症悉除，之后每年临冬主动要求服膏方巩固调理，随访 3 年一直未见病情复发。

按：本病从"劳淋"论治，治疗重点在于扶正以驱邪，久病虚实夹杂。方中选用熟地黄、山药、山茱萸、肉桂、菟丝子滋肾水、温命火以充下元，萆薢补肾除湿，生黄芪有益气托毒生肌，防风、独活善治湿郁不解，凤尾草清热利湿、解毒凉血，土茯苓渗湿解毒，生地榆清热化湿凉血，白檀香解恶毒风肿，虎杖祛风除湿、破瘀通经，黄柏、败酱草清热解毒，红景天健脾益气活血，三七、绿萼花活血清热。诸药共奏益肾健脾、疏肝解郁、益气养阴、清热化湿、凉血行瘀、利尿通淋之效，补中寓攻，扶正达邪。药证相符，收效良好。

谢建群

1. 胃痞（慢性萎缩性胃炎）案

陈某，女，60岁。2006年11月1日初诊。

患者3年前因进食辛辣后，出现上腹部饱胀，胃脘痛，恶心，无呕吐。胃镜示"浅表萎缩性胃炎"。症见：上腹部饱胀，胃脘痛，头晕，纳差，恶心，伴腰膝酸软，大便稍溏，睡眠尚可。舌苔薄白，脉弦。

证属肝郁脾虚。治宜疏肝健脾，补气和中为法。

处方：

潞党参150g，生黄芪120g，大枣100枚，杭白芍120G，炒白术120g，怀山药150g，炒扁豆150g，玄参120g，麦冬120g，生地黄120g，玉竹120g，半枝莲150g，黄芩120g，桂枝120g，炒防风120g，川芎120g，川黄连60g，石见穿120g，炒谷芽150g，麦芽150g，神曲60g，炒山楂150g，莱菔子150g，熟地黄150g，茯苓150g，陈皮60g，制黄精150g，山茱萸120g，全当归120g，西洋参150g，生晒参150g，紫河车粉100g，龟甲胶200g，鳖甲胶200g，饴糖150G，制成膏方，每次1汤匙，每日2次，分早晚用开水溶化服。

2007年1月份复诊：上腹部无明显饱胀感，无头晕，纳可，无恶心呕吐，腰膝酸软减轻，大便成形，睡眠尚可。

按：本病例为本虚标实，脾胃虚弱为本，瘀血内阻是病情转化的重要因素，湿热毒邪相兼为患，在发病中有非常重要的作用。考虑肝胃木土相克，脾胃表里相关，故病位虽在胃，但与肝、脾关系最为密切，且肝脾为藏血、统血之脏，而胃为多气多血之腑，病之初起多在气分，迁延日久则病深入血分。治疗时以疏肝健脾益气为基础，注重清热解毒化湿、活血化瘀，所谓"邪去则正安"，同时还要兼顾胃气。方中以潞党参、生黄芪、大枣、杭白芍、炒白术、怀山药、炒扁豆、玄参、麦冬、生地黄、玉竹健脾益气养阴为主，半枝莲、石见穿重用清热解毒、祛湿活血，炒谷芽、炒麦芽、山药、扁豆消食健胃利湿，神曲、山楂、鸡内金消食，制黄精、山茱萸、全当归、西洋参、生晒参、紫河车粉、龟甲胶、鳖甲胶补肾固本。全方在消补兼施，消而助补，相得益彰，注重近期与远期治疗相结合，灵活调整药味，药证合拍而收显效。

2. 腹痛（肠易激综合征）案

王某，男，26 岁。2006 年 12 月 1 日初诊。

患者反复腹痛腹泻 3 年，近日因精神紧张或饮食油腻后症状加重。肠镜示：结肠黏膜未见明显异常，腹部 B 超示：肝、胆、胰、脾未见明显异常。症见：腹痛，痛则欲泻，泻后痛减，精神紧张时尤甚，大便每日 3 ～ 5 次，不夹血及黏液，自觉头晕，神疲乏力，口中异味，四末不温，怕冷，多梦易醒。舌淡红，苔薄，脉弦软无力，不胜久按。

证属肝脾不和，肾气亏虚。治宜疏肝健脾、温肾止泻为法。

处方：

杭白芍 120g，鸡内金 150g，炒白术 150g，炒防风 150g，炮姜 60g，熟附片 150g，潞党参 150g，生黄芪 150g，小茴香 120g，茯苓 150g，怀山药 150g，炒扁豆 150g，陈皮 60g，川芎 120g，全当归 120g，熟地黄 150g，草豆蔻 90g，诃子 150g，大枣 100 枚，八月札 120g，石榴皮 150g，炒谷芽 150g，麦芽 150g，炒山楂 150g，焦六曲 90g，生晒参 150g，红参 200g，鹿角胶 200g，龟甲胶 200g，饴糖 200g，高丽参精 1 瓶。

制成膏方，每次 1 汤匙，每日 2 次，分早晚用开水溶化服。

2007 年 2 月复诊，服用膏方 1 剂后，上述诸症明显改善，未见发作，仅偶见腹部不适。

按： 肠易激综合征的腹痛、腹胀、排便习惯改变及大便性状异常等症状多因肝脾不和，木旺乘土，或是土虚木乘为病机，病久及肾，后期可兼见肾气亏虚之征。方中炒白芍缓中止痛，炒白术补脾和中，炒防风舒脾胜湿，陈皮燥湿醒脾，潞党参、生黄芪、小茴香、茯苓、怀山药、炒扁豆、炒谷芽、麦芽、炒山楂、焦六曲健脾益气，炮姜、熟附片、小茴香、熟地黄、石榴皮、草豆蔻、诃子温肾涩肠止泻，生晒参、红参、鹿角胶、龟甲胶补气温肾固本。全方补而不滞、温而不燥，终获良效。

程志清

胸痹（冠心病）案

患者，女，73 岁。2008 年 11 月 25 日初诊。

患者心慌气急伴头晕 2 个月。既往有高血压、冠心病、脂肪肝病史。现症见：心慌，气急，乏力，口干，头晕，头昏，腰酸，手臂酸痛，视物模糊，记忆力减退，失眠，心烦易怒，夜尿偏多，每晚 2～3 次，大便尚调，舌黯红，苔薄，脉弦细。

证属肝肾亏虚，肝阳易亢，心气内虚，痰瘀痹阻心脉。治拟益气活血，涤痰舒痹，调补肝肾。

处方：

生黄芪 200g，太子参 200g，麦冬 150g，五味子 50g，丹参 300g，红景天 120g，赤芍 120g，白芍 120g，川芎 100g，郁金 120g，降香 90g，枸杞 150g，菊花 100g，山药 150g，生地黄 150g，熟地黄 150g，山茱萸 150g，茯苓 150g，泽泻 100g，制何首乌 150g，石决明 200g，钩藤 150g，天麻

90g，白术 150g，葛根 150g，木香 90g，蒲公英 150g，佛手 90g，炒枳壳 120g，砂仁 60g，牛膝 250g，金樱子 150g，芡实 150g，酸枣仁 200g，夜交藤 300g，莲子肉 150g，百合 150g，石斛 120g，全蝎 50g，地龙 90g，石菖蒲 120g，炙远志 90g，龟甲胶 200g，鹿角胶 100g，阿胶 50g，黄酒 350g，蜂蜜 500g，炒大胡桃 150g，炒黑芝麻 150g。

制成膏方，每次服 1 汤匙，每日 3 次。

2009 年 6 月复诊：精神可，无心慌气急，无口干头晕，腰酸减轻，视物模糊改善，眠可，夜尿偏多，大便尚调。

按：本案为胸痹、眩晕共患，证情复杂，虚实兼夹，治当标本兼顾。患者年过花甲，肝肾不足，心气亦虚，痰瘀互见，气机不畅，痹阻心脉。心主血脉，心气运行则血行通畅。故以黄芪、太子参、麦冬、五味子、山药补益心气，天麻、钩藤、石决明、菊花平肝潜阳，酸枣仁、夜交藤以养心神，石斛、龟甲胶等以滋心阴，丹参、川芎、赤芍、葛根、红景天、降香活血化瘀、降痰浊，杞菊地黄丸、何首乌、牛膝、金樱子、芡实补肝肾，莲子肉、百合、核桃肉养心补肝肾，石菖蒲、炙远志、郁金芳香开窍、交通心肾、解郁开结，砂仁、佛手、炒枳壳等理气和胃。全方补而不腻，便于吸收。

杜同仿

1. 咳喘（慢性喘息性支气管炎，肺气肿）案

文某，男，73 岁。2012 年 4 月 10 就诊。

患者咳嗽气喘反复十余年，去年以来加重。现见咳嗽气喘，痰多稀白，精神疲惫，腰膝酸痛，不能久立，手指僵硬，屈伸不利，饮食减少，夜尿频多，大便溏薄，舌质淡红，舌苔薄白而腻，脉沉细。

证属肺肾不足，脾胃气虚，痰湿内停。治拟益气健脾、补

肾益肺为主，兼以化痰止咳平喘。

处方：

北芪 200g，党参 200g，炙甘草 30g，熟地黄 200g，红景天 150g，核桃肉 200g，补骨脂 150g，淫羊藿 150g，菟丝子 150g，巴戟天 150g，肉苁蓉 120g，杜仲 100g，益智仁 150g，山萸肉 120g，黄精 150g，女贞子 150g，怀牛膝 150g，淮山药 150g，茯苓 150g，白术 150g，当归 100g，川芎 100g，大枣 100g，麦芽 150g，谷芽 150g，陈皮 60g，法半夏 100g，苏子 80g，毛冬青 200g，北杏仁 100g，鹿衔草 150g，紫菀 100g，款冬花 120g，葶苈子 100g，明党参 200g，白果 120g，佛手 80g，五味子 80g，厚朴 80g，麦冬 150g，薏苡仁 200g，泽泻 90g，莲子 200g，地龙 120g，虫草菌丝体（另炖）300g，生晒人参（另炖）120g，灵芝（另炖）250g，紫河车（另研末）120g，蛤蚧（另研末）2 对，阿胶 100g，鹿角胶 150g，麦芽糖 300g。

制成膏方，每瓶 40mL，每天服 1 瓶，分早晚用开水溶化服半瓶。

2012 年 6 月 11 日复诊：患者服上膏方一料之后，精神大为好转，胃纳大增，咳嗽气喘大大减轻，痰液明显减少。但有时头晕脑胀，颈项强痛，有时口干。在前方基础上再加葛根 200g，天麻 120g，菊花 100g。再制一料膏方以巩固疗效。

按：本例病患以肺脾肾虚为本，痰浊内阻为标。故治之以益气健脾、补肾益肺以治本，辅之以化痰止咳平喘。方选六君子汤加北芪、淮山药、谷芽、麦芽之类以益气健脾，以人参胡桃汤、左右归饮、人参蛤蚧散等加减以补肾益肺、纳气平喘，再辅以定喘汤、葶苈大枣泻肺汤等加减以化痰止咳平喘，在此基础上再加上红景天、当归、川芎、毛冬青之类活血和血，鹿衔草、地龙之类舒筋活络兼平喘。如此标本兼顾，以治本为主，面面俱到，而又重点突出。故能收显著疗效。二诊时因证候稍有变化，故再加葛根、天麻、菊花以清利头目、解痉止痛。患者一直以本方为主的膏方继续调治，咳喘病已基本不见发作。

2. 肝积（肝肿瘤）案

罗某，男，47岁。2012年6月18日来诊。

患者素有"乙肝病毒携带"，当年初发现肝内有小肿瘤，随即到香港作肿瘤切除术，术后未作化疗，而来中医处求治。平时饮酒较多，术后体质较虚弱，面色不华，口唇淡白，饮食不振，腰酸背疼，大便时溏，舌质淡红苔，薄微黄腻，脉弦细。临床化验谷丙转氨酶70U/L，谷氨酰转移酶124U/L，甲胎蛋白12.59ng/mL，乙肝"小三阳"，腹部彩超发现仍有二个小结节，大小分别为9.2mm×5.2mm、6.8mm×4.9mm。

证属脾肾虚弱，气滞血瘀，湿热瘀毒内结。治拟益气健脾、补肾柔肝，兼以行气活血、利湿消积、软坚散结。

处方：

北芪250g，党参250g，白术150g，淮山药250g，肉苁蓉120g，淫羊藿150g，熟地黄200g，沙苑蒺藜200g，枸杞300g，黄精250g，桑椹250g，菟丝子200g，巴戟天150g，苍术100g，陈皮60g，厚朴80g，鳖甲300g，法半夏80g，茯苓250g，猪苓200g，泽泻200g，白茅根150g，莲子200g，柴胡90g，白芍150g，郁金200g，枳壳150g，神曲120g，山楂150g，鸡内金200g，甘草30g，佛手150g，绵茵陈250g，莱菔子150g，砂仁80g，白蔻仁80g，白背叶根500g，延胡索150g，丹参150g，白花蛇舌草250g，七叶一枝花150g，鬼箭羽120g，半枝莲250g，虎杖120g，鸡骨草200g，枳椇子200g，三棱60g，莪术80g，土鳖虫60g，龟甲250g，皂角刺120g，虫草菌丝体（另炖）400g，灵芝（另炖）400g，西洋参（另炖）150g，生晒人参（另炖）150g，田七（另研末）60g，守宫（研末）30g，阿胶150g，龟甲胶250g，饴糖300g。

制成膏方，分装每瓶40mL，每天服1瓶，分早晚用开水溶化服半瓶。

2012年9月4日复诊：患者服上膏方后精神大为好转，面色红润，纳食转佳，大便顺畅，有时溏薄，舌质淡红，苔薄白稍腻，脉弦细而变得柔和。血液化验：谷丙转氨酶50U/L，谷氨酰转肽酶96U/L，甲胎蛋白9.2ng/mL。药已对证，效不更方，按原方再进一料膏方。至当年11月13日又来复诊，所有临床症状消失，一如常人，已正常上班，自云肝功能化验各项指标及甲胎蛋白均已正常。按原方稍事加减继续制作膏方调理至今。

按：患者瘀毒久积，正气暗耗，真元受损，癥结于肝，为本虚标实之证。张仲景云"见肝之病，知肝传脾，当先实脾"，故用参苓白术散、北芪、平胃散、保和丸、鸡内金之类益气健脾、行气运脾、消食化积；根据"虚则补其母"的原则，故用肉苁蓉、淫羊藿、熟地黄、沙苑蒺藜、枸杞、黄精、桑椹、菟丝子、巴戟天、虫草菌丝体之类补肾益肝、阴阳并补。这些都是治本之策。然后再以茵陈四苓散、白背叶根、鸡骨草之类除肝湿，四逆散、佛手、郁金之类行肝气，田七、延胡索、丹参、三棱、莪术、土鳖虫、鬼箭羽之类活血化瘀消癥，白花蛇舌草、七叶一枝花、半枝莲、虎杖、枳椇子、龟甲、皂角刺、鳖甲官之类攻毒散结、软坚散癥。如此标本兼治、攻补兼施，故获显效。

3. 不孕（子宫内膜异位症、输卵管梗阻）案

林某，女，30岁。2012年5月3日初诊。

患者2007年2月结婚，有过两次宫外孕，皆因输卵管梗

阻，后来切除一条完全梗塞不通的输卵管，同时患有子宫内膜异位症，此后三年一直未有怀孕。平时月经周期与血量尚正常，但有明显痛经，经血暗红，夹带许多血块，常有咽痛，畏风，胃纳不馨，大便黏滞不爽，舌质淡红，苔薄微黄腻，脉沉细。

证属脾肾虚弱，冲任失调，兼有气血瘀滞。治拟益气健脾、补肾益精、调理冲任为主，辅以理气疏肝、祛瘀通络。

处方：

（1）北芪 300g，党参 300g，白术 150g，淮山药 200g，茯苓 150g，泽泻 90g，生地黄、熟地黄各 150g，当归 150g，川芎 50g，白芍 120g，首乌 120g，鸡血藤 150g，黄精 150g，枸杞 150g，山萸肉 100g，女贞子 150g，旱莲草 150g，淫羊藿 200g，巴戟天 150g，肉苁蓉 150g，菟丝子 150g，杜仲 150g，锁阳 120g，核桃肉 150g，补骨脂 120g，谷芽、麦芽各 150g，柴胡 90g，丹皮 120g，丹参 120g，八月札 120g，黄柏 100g，知母 100g，香附 120g，佛手 120g，郁金 120g，砂仁 60g，陈皮 60g，鸡内金 90g，西洋参（另炖）120g，生晒人参（另炖）60g，虫草菌丝体（另炖）200g，紫河车（另研末）100g，阿胶 200g，鹿角胶 100g，龟胶 100g，饴糖 300g，蜂蜜 200g。

共制成膏方，每次服 20mL，每日服 2 次。但在月经来潮期间停服。

（2）当归 15g，川芎 10g，赤芍、白芍各 15g，刘寄奴 12g，丹参 15g，没药 8g，延胡索 15g，蒲黄 6g，五灵脂 10g，益母草 15g，丹皮 15g，荆芥 15g，穿破石 30g，路路通 15g。

3 剂，水煎服。月经来潮时第 1、2、4 天各服一剂。

服膏方一料后顺利怀孕，于 2013 年 3 月 20 日顺产一男婴，重 3200 克。

按：本例患者首先是因输卵管梗塞造成宫外孕，二次手术大伤元气，加之又有子宫内膜异位，剩余的一条输卵管也欠通畅，从而导致不孕。故用膏方益气健脾、补肾益精、调理冲任以治本，方用八珍汤加北芪、人参、西洋参、鸡血藤、何首乌、阿胶等以益气养血健脾，用六味地黄、二至丸加紫河车、虫草菌丝体、菟丝子、肉苁蓉、巴戟天、杜仲、锁阳、补骨脂、核桃肉、淫羊藿、黄精、枸杞、龟胶、鹿角胶等以补肾益精，再辅以柴胡、八月札、香附、佛手、郁金、丹参等行气活血疏肝，谷芽、麦芽、鸡内金、砂仁、陈皮消食化积运脾，知母、黄柏滋阴降火以防温补过度。至月经期则因势利导，以活血化瘀通络为主。如此通补兼施，标本并治，进退有序，而获卓效。

4. 恶性淋巴瘤案

杜某，男，80岁。2012年12月24日初诊。

患者今年来出现全身多处淋巴结肿大、便血等症状，在广州多家大医院住院检查治疗，确诊为"恶性淋巴瘤"（结直肠套细胞淋巴瘤4期）"溃疡性结肠炎""慢性肺气肿并肺炎"，全身多发淋巴结侵犯，扁桃腺及软腭、脾脏、骨髓等亦有侵犯，胸腔、腹腔有少量积液。院方建议患者化疗，但患者全身状况极差，便血不止，恐怕不能胜任化疗，遂自行出院回家转请中医治疗。诊见患者骨瘦如柴，颈部及腹股沟可扪及多个肿大质较硬的淋巴结，心悸，胸闷，纳差，腹胀，大便频数、质溏薄、夹带大量鲜血，夜尿多达五六次，舌质淡红，苔薄，脉弦数。

证属脾肾虚弱，痰瘀积滞，血热妄行，乃大虚大实之证。治以大补脾肾为主，辅以软坚化积、凉血止血。

处方：

党参300g，北芪300g，白术200g，淮山药250g，茯苓200g，炙甘草60g，红枣200g，佛手120g，陈皮80g，广木香 120g，砂仁 90g，香橼皮 120g，枳壳 150g，乌贼骨 200g，炒白芍 250g，枸杞 150g，杜仲 150g，莲子 200g，麦冬 150g，五味子 90g，瓜蒌皮 120g，薤白 150g，补骨脂 200g，菟丝子 200g，巴戟天 200g，益智仁 150g，黄精 200g，炙内金 150g，姜半夏 100g，炒谷芽、炒麦芽各 200g，鸡血藤 150g，火炭母 200g，凤尾草 200g，鸡矢藤 200g，槐花 200g，厚朴 150g，夏枯草 200g，天花粉 150g，牡蛎 300g，鳖甲 300g，山慈菇 120g，大叶蛇泡勒 200g，半枝莲 200g，猫爪草 150g，白花蛇舌草 200g，紫珠草 200g，仙鹤草 200g，侧柏叶 150g，炒薏苡仁 300g，浙贝 150g，生晒参（另炖）150g，虫草菌丝体（另炖）400g，灵芝（另炖）300g，守宫（研末）120g，全蝎（研末）50g，蜈蚣（研末）30 条，阿胶 250g，饴糖 300g，冰糖 300g。

制成膏方，每瓶 50mL，每天服 1 瓶，分早晚用开水溶化服半瓶。

2013 年 3 月 20 日复诊：服上面膏方后，便血大减，只偶尔有淡红色血便，胃纳转佳，腹胀大减，精神好转，可以到公园散步，但仍有精神疲乏，左腹股沟处酸疼，时有骨疼，大便每日两次，质偏溏。药已见效，原方虫草菌丝体改为 600g，加骨碎补 150g，蜂房 90g，鹿衔草 150g，炒地榆 150g，浙贝 150g。制成膏方继续调理。目前情况在继续好转。

按：本例以脾肾大虚、胃气欲绝、肾元将竭之证。故以参苓白术散加北芪之类补中益气、补脾摄血，挽救垂危之胃气，虫草菌丝体、补骨脂、菟丝子、巴戟天、益智仁、黄精、枸杞、杜仲之类补益肾元，使先后天之气相互滋生，相得益彰，生命之气才能得以延续。在此基础上，以炙鸡内金、姜半夏、炒谷芽、炒麦芽、陈皮之类消痰化积，以火炭母、凤尾草、鸡矢藤、炒薏苡仁之类清肠去湿，以夏枯草、天花粉、牡蛎、鳖甲、守宫、全蝎、蜈蚣、山慈菇、大叶蛇泡勒、半枝莲、猫爪草、白花蛇舌草、浙贝之类攻毒散结抗癌，以槐花、紫珠草、仙鹤草、侧柏叶凉血止血，以厚朴、广木香、砂仁、香橼皮、枳壳理气化滞。如此攻补兼施，组方严密，故能起沉疴、疗大病。

5. 肺积（肺癌）案

曾某，女，68岁。2012年8月27日初诊。

患者于当年5月出现不明原因发热，后在深圳某大医院确诊为肺癌，并发现多发性肺内转移和多发性淋巴结转移，已不能手术治疗，患者又担心自身体质较虚弱而拒绝化疗，转而求治于中医。诊见患者形体消瘦，面色黧黑，失眠多梦，食少纳呆，胸背疼痛，腰膝酸软，精神疲惫，舌质淡黯，苔薄，脉弦细。

证属气阴两虚，脾胃心肾虚弱，气血痰瘀内结。治拟益气养阴、健脾补肾、养心安神，辅以化痰消瘀散结。

处方：

太子参200g，北芪200g，白术150g，淮山200g，云苓150g，大枣150g，北沙参150g，麦冬150g，百合200g，熟地黄150g，黄精150g，枸杞150g，女贞子150g，山萸肉100g，补骨脂150g，菟丝子150g，淫羊藿120g，核桃肉150g，骨碎补150g，鸡血藤150g，白芍150g，仙鹤草150g，旱莲草150g，姜半夏120g，枳壳100g，地龙120g，僵蚕120g，鱼腥草150g，薏苡仁200g，半枝莲150g，七叶一枝花120g，白花蛇舌草150g，蜂房100g，石上柏150g，浙贝120g，鹿衔草150g，陈皮80g，砂仁80g，佛手120g，白豆蔻80g，谷芽、麦芽各150g，鸡内金120g，山楂150g，竹茹120g，合欢皮150g，田七花150g，五味子90g，虫草菌丝体（另炖）350g，西洋参（另炖）120g，生晒参（另炖）100g，灵芝350g（另炖），守宫（研末）100g，阿胶150g，龟胶 120g，鹿角胶 100g，饴糖 300g，冰糖 200g。

制成膏方，每瓶 40mL，每天服 1 瓶，分早晚用开水溶化服半瓶。

2012 年 12 月 21 日患者亲自来电话述，服上面膏方后感觉良好，各种症状减轻，食欲增加，体重增加 1 公斤，到医院检查肿瘤有所缩小，现觉口干、胸背部沉重、拘紧感，大便日 2 次，质中。药已见效，遵前方蜂房、守宫俱改为 150g，加瓜蒌皮 200g，薤白 150g，飞天蟑螂 200g。制作膏方继续服用。

2013 年 5 月 9 日患者来电讲述病情继续好转，精神好，可以做轻微家务，到医院检查肿瘤明显缩小，仍有时纳差、寐差，二便调畅。遵第 2 方加酸枣仁 150g，继续制膏方服用调理。

按：本例患者是典型的正虚邪实之证，正虚以气虚阴虚为本，脏腑以脾肾心肺为主；邪气以气血痰瘀积滞为标。故治之以西洋参、生晒参、太子参、北黄芪、白术、淮山药、云茯苓、大枣、北沙参、麦冬、百合之类益气养阴、健脾补肺、补土生金，以虫草菌丝体、龟胶、鹿角胶、熟地黄、黄精、枸杞、女贞子、山萸肉、补骨脂、菟丝子、淫羊藿、核桃肉、骨碎补之类补肾益精，使金水相生，以阿胶、鸡血藤、白芍、仙鹤草、旱莲草养血和血，以守宫、浙贝、姜半夏、竹茹、陈皮、地龙、僵蚕之类化痰散结，以鱼腥草、薏苡仁、半枝莲、七叶一枝花、白花蛇舌草、蜂房、石上柏、鹿衔草之类清热解毒散结，以砂仁、佛手、白豆蔻、枳壳、谷芽、麦芽、鸡内金、山楂行气消积，以灵芝、合欢皮、田七花、五味子养心安神。如此补攻兼施，进退得宜，故获良效。

6. 偏瘫（卒中后遗症）案

杜某，女，69 岁。2012 年 11 月 3 日初诊。

患者素有"高血压病""糖尿病"，于当年初突然出现口眼歪斜，肢体左侧半身不遂而入住当地某医院住院诊治，经相关检查诊断为"脑梗死"，经中西医系列治疗好转出院回家继续康复治疗，病情改善不大而来求治。诊见精神疲惫，面色少华，笑或讲话时见口眼歪斜，左手乏力，麻痹疼痛，左下肢无力，不能久站久立，行走时稍见跛行，胃纳欠佳，口干口淡，血压、血糖均偏高，夜尿一二次，舌淡红，苔薄白腻，脉弦细数。

证属肝肾虚弱，气阴不足，痰瘀阻滞，经络不通。拟以益气养阴、滋补肝肾、祛瘀化痰、通经活络。

处方：

北黄芪 300g，红景天 150g，熟地黄 200g，黄精 200g，制首乌 150g，枸杞 150g，赤芍、白芍各 150g，巴戟天 150g，肉苁蓉 120g，淫羊藿 150g，怀牛膝 150g，杜仲 150g，锁阳 150g，沙苑蒺藜 150g，菟丝子 200g，山楂 150g，丝瓜络 150g，丹皮 100g，当归 150g，川芎 150g，丹参 150g，毛冬青 200g，决明子 150g，麦冬 120g，桑枝 150g，葛根 200g，薤白 120g，瓜蒌皮 120g，鸡血藤 150g，牛大力 200g，鹿含草 150g，法半夏 90g，千斤拔 150g，桑寄生 150g，地龙 120g，郁金 150g，僵蚕 100g，陈皮 60g，佛手 90g，砂仁 60g，枳壳 120g，虫草菌丝体（另炖）400g，西洋参（另炖）100g，生晒参（另炖）100g，灵芝（另炖）200g，水蛭（研末）100g，蝉蜕（研末）30g，阿胶 100g，龟胶 100g，鹿角胶 100g，木糖醇 400g。

制成膏方，每瓶 40mL，每天服 1 瓶，分早晚用开水溶化服半瓶。

2013 年 2 月 8 日复诊：患者精神大为好转，左手已觉有力，痹痛大减，左下肢已觉有力，走路基本不见跛行，口眼歪斜程度大大减轻。药已见效，遵原方继续制作膏方调理。近期随访病情继续好转。

按：本例患者素来有"高血压""糖尿病"，肝肾气阴本亏，虚风内动，痰瘀阻络，而成中风。故当以益气养阴、滋补肝肾以治本，祛瘀通络、化痰息风以治标。本方用北芪、西洋参、生晒参、麦冬、红景天、灵芝、阿胶益气养阴，以熟地黄、黄精、制首乌、枸杞、巴戟天、肉苁蓉、淫羊藿、怀牛膝、杜仲、锁阳、沙苑蒺藜、菟丝子、虫草菌丝体、龟胶、鹿角胶滋补肝肾，以当归、川芎、赤芍、白芍、丹参、丹皮、鸡血藤、毛冬青、山楂、郁金、水蛭和血活血化瘀，以决明子、桑枝、葛根、蝉蜕、丝瓜络、牛大力、鹿衔草、千斤拔、桑寄生、地龙、僵蚕平肝息风通络，以瓜蒌皮、薤白、法半夏、陈皮、佛手、砂仁、枳壳行气化痰。诸药相配，共奏扶正祛邪之功，假以时日，再密切配合运动锻炼，从而获得显著疗效。

7. 糖尿病案

章某，女，65岁。2012年7月18日初诊。

病者患糖尿病18年，近年来又患上轻度抑郁症。现自觉四肢麻木，手指屈伸不利，汗多，反复口腔溃疡及咽痛，甲状腺有小结节，肌肤微发黄，血中胆红素时偏高，间有咳嗽，痰多色黄白，小便黄，舌淡红苔薄黄腻，脉弦细。目前用胰岛素控制血糖，并服少量抗抑郁西药。实验室检查糖化血红蛋白、血脂等指标均偏高，普通心电图检查T波改变。

证属气阴两虚，心肾两虚，痰湿瘀积，经络阻滞。治拟益气养阴、养心补肾、化痰消瘀、通经活络。

处方：

生北芪250g，生地黄、熟地黄各150g，黄精200g，女贞子150g，枸杞150g，天冬、麦冬各150g，百合200g，石斛150g，知母100g，绵茵陈120g，郁金150g，菊花

80g，丹皮 80g，白芍 120g，葛根 150g，玉米须 150g，鹿衔草 150g，五味子 60g，山萸肉 80g，田七花 150g，合欢皮 150g，菟丝子 120g，丝瓜络 150g，巴戟天 100g，肉苁蓉 100g，淮山药 150g，茯苓 150g，丹参 150g，赤芍 90g，当归 60g，桑枝 150g，骨碎补 150g，瓜蒌皮 120g，薤白 120g，法半夏 90g，地龙 100g，全蝎 30g，蜈蚣 30g，陈皮 60g，砂仁 60g，白蔻仁 60g，枳壳 100g，佛手 120g，西洋参（另炖）150g，生晒人参（另炖）60g，虫草菌丝体（另炖）150g，灵芝（另炖）250g，田七（研末）60g，阿胶 150g，龟胶 150g，木糖醇 400g。

制成膏方，每瓶 40mL，每天服 1 瓶，分早晚用开水溶化服半瓶。

2013 年 1 月 29 日复诊：服上膏方后自觉症状改善，体检各项指标均有下降，唯有糖化血红蛋白（6.5%）、低密度脂蛋白胆固醇（3.55mmol/L）仍偏高，仍然有颈项强疼，手麻痹疼。遵前方加天麻 120g，姜黄 120g，鸡血藤 150g，走马胎 100g，木瓜 150g，山楂 150g。继续制作膏方服用。

2013 年 5 月 21 日复诊：患者症情继续好转，检查糖化血红蛋白下降至 5.1%，但因近来饮食不节造成血脂有所升高。在二方基础上加决明子、海藻各 150g，继续制作膏方调理，并嘱节制饮食。

按：本例患糖尿病日久，心肾俱虚，气阴俱虚，且病久入络，出现了神经系统和冠脉系统的并发症。故用生北芪、西洋参、生晒人参、天冬、麦冬、百合、石斛、知母之类益气养阴，以杞菊地黄丸加虫草菌丝体、黄精、女贞子、阿胶、龟胶滋补肝肾，再加菟丝子、丝瓜络、巴戟天、肉苁蓉之类补阳以配阴，以生脉散加田七花、合欢皮、灵芝以养心安神，瓜蒌薤白半夏汤以化痰宽胸开痹，以当归、郁金、白芍、鹿衔草、丹参、赤芍、田七、桑枝、葛根、骨碎补、地龙、全蝎、蜈蚣之类和血活血、通经活络，再佐以绵茵陈、玉米须清利湿热，陈皮、砂仁、白蔻仁、枳壳、佛手理气和胃化湿。诸药相伍，配合得宜，故获显效。

8. 顽固性荨麻疹案

廖某，女，17岁。2012年8月11日初诊。

患者自幼年开始反复出现皮肤风团，发时成片状块状浮起，色红，奇痒，有时伴有腹痛，有时伴有泄泻，舌质淡红，苔薄微黄腻，脉弦细。

证属气虚血弱，风湿热邪深入络脉。治宜益气养血，清化湿热，祛风通络。

处方：

生北芪400g，太子参200g，生地黄、熟地黄各250g，当归150g，制首乌150g，山萸肉80g，枸杞120g，鸡血藤150g，川芎80g，丹参120g，淮山药150g，白术150g，麦芽150g，谷芽150g，山楂150g，布渣叶150g，柴胡90g，葛根150g，荆芥120g，防风120g，白芷90g，金银花100g，连翘100g，薄荷80g，蝉蜕60g，僵蚕80g，玄参200g，赤芍、白芍各150g，徐长卿120g，黄芩150g，地肤子150g，白鲜皮150g，蕲蛇30g，乌梢蛇150g，苦参120g，乌梅120g，丹皮150g，水牛角300g，鹿衔草150g，白蒺藜150g，救必应150g，甘草30g，大枣150g，陈皮60g，枳壳100g，砂仁70g，地龙100g，佛手120g，广木香120g，茯苓150g，石菖蒲120g，西洋参（另炖）150g，灵芝（另炖）200g，龟胶150g，阿胶150g，饴糖500g，冰糖300g。

制成膏方，每瓶40mL，每天服1瓶，分早晚用开水溶化服半瓶。

患者服完膏方一料，至今一年多未见风团发作。

按： 本例患者患病时间年深日久，而成正虚邪盛、病邪深入络脉的病证。故用生北芪、太子参、西洋参、白术、淮山药、茯苓以益气；生地黄、熟地黄、当归、制首乌、鸡血藤、川芎、丹参养血调血，血行则风自散；山萸肉、枸杞、白芍、灵芝、乌梅、白蒺藜以养肝息风，此为治本之策。然后用柴胡、葛根、荆芥、防风、白芷、金银花、连翘、薄荷以祛风，蝉蜕、僵蚕、蕲蛇、乌梢蛇、徐长卿、地龙、鹿衔草以通络，玄参、赤芍、黄芩、地肤子、白鲜皮、苦参、丹皮、水牛角凉血清湿热，以麦芽、谷芽、山楂、布渣叶、救必应、陈皮、枳壳、砂仁、佛手、广木香、石菖蒲消食健胃、行气化湿，甘草、大枣调和诸药。如此标本兼治，使十余年之痼疾应手而瘥。

9. 习惯性便秘案

郭某，女，57岁。2012年6月1日初诊。

患者长期以来大便秘结，常常数天一解，便结难解，腹胀时痛，晨起口苦，有时头晕胸闷，腰酸腰痛，心律不齐，有"飞蚊症"。舌淡红，苔薄白腻，脉弦细涩。

证属气血虚弱，肝肾不足，大肠失润。治宜益气养血，补益肝肾，润肠通便。

处方：

生北芪200g，炙甘草80g，龙眼肉150g，楮实子150g，女贞子150g，熟地黄150g，黄精150g，制首乌150g，枸杞150g，生地黄150g，肉苁蓉200g，巴戟天120g，淫羊藿120g，杜仲100g，白术100g，当归120g，川芎80g，丹参150g，郁金150g，延胡索150g，桃仁100g，麦冬80g，五味子80g，白芍90g，知母100g，火麻仁150g，葛根150g，瓜蒌仁200g，薤白100g，天麻80g，北杏80g，厚朴120g，陈皮60g，枳实120g，砂仁50g，佛手100g，茯苓150g，莱菔子 100g，青皮 60g，薏苡仁 200g，石菖蒲 70g，灵芝 200g，玄参 150g，虫草菌丝体（另炖）350g，生晒人参（另炖）100g，核桃肉（另研末）300g，胡麻仁（另研末）150g，阿胶 250g，蜂蜜 500g。

制成膏方，每瓶 40mL，每天服 1 瓶，分早晚用开水溶化服半瓶。

2012 年 9 月 15 日复诊：上药服用 20 多天后大便开始变软，面部气色与精神都较前大为好转。脉律较前均匀。按前方稍事加减，再制膏方，以资巩固。

按： 本例患者十数年便秘，主要由气血虚弱、肝肾不足、大肠失润所致，进而导致气机郁滞，血脉涩滞，故大便长期结滞不通。故用生北芪、生晒人参、白术、茯苓、当归、白芍、阿胶、龙眼肉、炙甘草等以益气养血，气血足则可以润肠；以虫草菌丝体、楮实子、女贞子、熟地黄、黄精、制首乌、枸杞、生地黄、肉苁蓉、巴戟天、淫羊藿、杜仲、核桃肉以补益肝肾，肝肾健则大肠之开阖得司；再加上川芎、丹参、郁金、延胡索、桃仁以活血，薤白、北杏、厚朴、陈皮、枳实、砂仁、佛手、莱菔子、青皮以行气降气化滞，以知母、火麻仁、瓜蒌仁、玄参、胡麻仁、蜂蜜润肠通便，以薏苡仁、石菖蒲利湿化湿，以灵芝、麦冬、五味子宁心安神。如此标本兼治，使十余年之痼疾解除。

10. 崩漏案

李某，女，33 岁。2012 年 9 月 6 日初诊。

患者近三年来反复出现月经期过后经血仍淋漓不断，血量少，色黑，可迁延至 20 余天，月经周期基本正常，口苦，尿黄，大便偏溏，舌质淡红，苔薄黄腻，脉弦细尺弱。

证属脾气虚衰不能摄血，肾气虚衰失于固摄，兼有湿热内滞。治当以益气健脾、补肾固冲为主，辅以清除湿热、疏肝调气。

处方：

北芪 300g，党参 300g，白术 150g，淮山药 150g，茯苓 150g，泽泻 90g，生地黄、熟地黄各 150g，当归 120g，川芎 60g，白芍 150g，首乌 150g，黄精 150g，枸杞 150g，山萸肉 120g，女贞子 150g，旱莲草 150g，淫羊藿 150g，巴戟天 150g，肉苁蓉 120g，菟丝子 150g，补骨脂 120g，柴胡 90g，丹皮 120g，枳壳 100g，鹿角霜 300g，仙鹤草 150g，侧柏叶 150g，茜草根 150g，炒地榆 150g，莲蓬 200g，炒艾叶 120g，海螵蛸 200g，黄芩 120g，黄柏 120g，知母 120g，香附 100g，佛手 100g，郁金 90g，砂仁 60g，陈皮 60g，鸡内金 90g，厚朴 100g，西洋参（另炖）120g，生晒人参（另炖）60g，虫草菌丝体（另炖）200g，紫河车（另研末）60g，田七（另研末）60g，阿胶 300g，饴糖 300g，蜂蜜 200g。

制成膏方，每瓶 40mL，每天服 1 瓶，分早晚用开水溶化服半瓶。

2013 年 3 月 7 日复诊：患者服用膏方后大为好转，现有时月经之后一周出现少量出血，色黑，并有黏稠白带。前方加陈棕炭 100g，鱼腥草 150g，败酱草 150g，薏苡仁 150g。再制一料膏方收功。后来随访已痊愈。

按：本例病程迁延反复达三年之久，为本虚标实而又以本虚为主的病症。故用西洋参、生晒人参、北芪、党参、白术、淮山药以益气健脾，以六味地黄、二至丸合虫草菌丝体、紫河车、淫羊藿、巴戟天、肉苁蓉、菟丝子、黄精、枸杞、鹿角霜、补骨脂以补肾固冲，以四物汤加首乌、阿胶以补血；再辅以仙鹤草、侧柏叶、茜草根、炒地榆、莲蓬、炒艾叶、海螵蛸、田七以止血，柴胡、枳壳、香附、佛手、郁金、砂仁、陈皮、鸡内金、厚朴以疏肝理气化滞，使补而不滞；以黄芩、黄柏、知母清化湿热，并防止过补生火。配伍全面周到，故收卓效。

11. 胸痹（冠心病）案

陈某，男，50岁。2013年1月2日初诊。

患者因心绞痛于2011年12月在医院放置心脏冠状动脉支架一个。近半年来又自觉胸闷不适，气息短促，咳唾，痰少而白，咽干口干，腰酸疼，大便日2次，质中，舌质淡红，边尖有瘀斑，苔薄黄腻，脉细。检查血脂、尿酸、胆红素及谷丙转氨酶均轻度升高。

证属气阴两虚，心肾不足，兼气滞血瘀，湿热内蕴。治当以益气养阴、养心补肾为主，辅以行气活血、清化湿热。

处方：

北芪200g，太子参150g，杜仲150g，白芍150g，怀牛膝150g，生地黄、熟地黄各150g，黄精150g，女贞子150g，菟丝子150g，枸杞150g，制首乌150g，肉苁蓉150g，巴戟天150g，白术150g，山萸肉90g，绵陈150g，百合150g，薏苡仁150g，西青果120g，桔梗150g，紫苏梗90g，当归100g，川芎100g，葛根200g，郁金150g，延胡索150g，山楂150g，泽泻150g，五味子80g，天冬、麦冬各150g，淮山药150g，茯苓150g，瓜蒌皮150g，薤白150g，法半夏100g，丹参150g，决明子150g，佛手150g，陈皮70g，枳壳150g，青皮70g，砂仁60g，炙甘草30g，白背叶根300g，溪黄草150g，夏枯草150g，鸡内金120g，玉米须150g。西洋参（另炖）120g，生晒人参（另炖）80g，虫草菌丝体（另炖）300g，灵芝（另炖）200g，水蛭（研末）60g，红花（研末）15g，田七（研末）35g，阿胶150g，龟胶100g，鹿角胶100g，饴糖500g。

制成膏方，每瓶40mL，每天服1瓶，分早晚用开水溶化服半瓶。

2013年5月2日复诊：自服用膏方后各种症状基本消失，

脸色红润，精神转佳，到当地医院检查上述指标转为正常。按原方稍事加减再进一剂。

按： 本例患者为虚实夹杂之证，故用西洋参、生晒人参、北芪、太子参、灵芝、白术、百合、五味子、天冬、麦冬、淮山药、茯苓益气养阴，养心健脾；以杜仲、怀牛膝、生地黄、熟地黄、黄精、女贞子、菟丝子、枸杞、制首乌、肉苁蓉、巴戟天、山萸肉、龟胶、鹿角胶、虫草菌丝体补益肝肾，补阴益阳；再辅以当归、白芍、阿胶、川芎、葛根、郁金、延胡索、丹参、水蛭、红花、田七养血活血化瘀；以瓜蒌薤白半夏汤合西青果、桔梗宽胸化痰利咽；以绵陈、薏苡仁、紫苏梗、泽泻、白背叶根、溪黄草、夏枯草、玉米须清利湿热以疏肝；以山楂、鸡内金、决明子消食降脂，佛手、陈皮、枳壳、青皮、砂仁行气和胃，炙甘草调和诸药。诸药配伍，可谓丝丝入扣，而收全功。

12. 头痛（三叉神经痛）案

朱某，男，64岁。2012年12月11日初诊。

患者从2009年开始出现反复头部右侧连及右侧脸部牵掣状疼痛，经多方治疗，仍反复发作，近来还有加重之势。同时伴见睡眠差，难于入睡，且易醒，有时耳鸣，口干，易发口疮，舌质淡红，苔薄黄，脉沉细。

证属心肾两虚，肝风上旋，痰瘀阻络，不通而痛。治当养心补肾、平肝息风，辅以化瘀祛痰、通络止痛。

处方：

北芪200g，太子参150g，龙眼肉150g，红枣150g，柏子仁120g，酸枣仁150g，石菖蒲100g，田七花150g，合欢皮150g，夜交藤150g，百合150g，五味子90g，茯神150g，熟地黄200g，麦冬150g，白芍150g，菟丝子150g，肉苁蓉150g，骨碎补150g，沙苑蒺藜150g，桑叶90g，钩藤150g，天麻 150g，葛根 150g，柴胡 120g，栀子 80g，知母 150g，丹皮 90g，夏枯草 150g，蔓荆子 100g，白蒺藜 100g，藁本 100g，徐长卿 120g，白芷 100g，细辛 45g，防风 100g，羌活 80g，菊花 100g，地龙 100g，僵蚕 100g，丹参 150g，当归 150g，川芎 150g，郁金 150g，延胡索 150g，生龙骨、生牡蛎各 150g，石决明 150g，磁石 200g，羚羊角骨 150g，淮山药 150g，山萸肉 150g，石斛 200g，枳壳 150g，法半夏 80g，陈皮 60g，佛手 80g，广木香 60g，西洋参（另炖）150g，虫草菌丝体（另炖）300g，灵芝（另炖）300g，田七（研末）60g，全蝎（研末）50g，蝉蜕（研末）30g，守宫（研末）30g，蜈蚣（研末）30 条，阿胶 150g，龟胶 150g，饴糖 300g，冰糖 200g。

制成膏方，每瓶 50mL，每天服 1 瓶，分早晚用开水溶化服半瓶。

服用以上膏方一料，睡眠转佳，至今头痛未见发作。

按： 本例头痛为本虚标实、久病入络之证，故用六味地黄加菟丝子、龟胶、肉苁蓉、骨碎补、沙苑蒺藜、虫草菌丝体以补肾；以天王补心丹加减，再加上西洋参、灵芝、龙眼肉、田七花、合欢皮、夜交藤、百合养心安神；以羚角钩藤汤加生龙骨、生牡蛎、石决明、磁石之类平肝息风，以全蝎、蝉蜕、守宫、川足、地龙、僵蚕之类搜风通络，再配以蔓荆子、白蒺藜、藁本、徐长卿、白芷、细辛、防风、羌活、葛根、柴胡、菊花祛头风止头痛；以四物汤加北芪、郁金、延胡索、田七、阿胶、丹参之类养血活血，取"血行风自散"之义；以二陈汤加枳壳、佛手、广木香之类行气化痰。全方有养心补肾、平肝息风、搜风通络、活血化痰、祛风止痛之功。故三年痼疾一料而解。

13. 癃闭（前列腺癌、膀胱癌、肾衰）案

邝某，男，73岁。2013年7月8日初诊。

患者素有糖尿病、冠心病（并心衰代偿期）、肾及输尿管结石、痛风等多种宿疾，近来小便困难甚至不通，下肢无力，不能行走，入深圳某医院住院诊治，经检查除旧有宿疾外，又发现有前列腺癌、膀胱癌、慢性肾衰、双肾积水、贫血、陈旧性脑梗死等疾，医院建议患者转入上级肿瘤医院进行专科治疗，其本人及家属考虑患者身患多种疾病，体质已异常虚弱，恐不任手术及化、放疗，要求留院作中医保守治疗，遂来邀会诊。诊见患者面色萎黄，全身无力，腰骶疼痛，眩晕纳少，下置导尿管，大便可，舌质淡黯，苔薄白，脉细。化验：尿素氮17.2mmol/L，尿酸568g/mL，肌酐367umol/L，前列腺特异性抗原＞1000ng/mL，红细胞计数 2.9×10^{12}/L。

证属心肾虚衰，气血两虚，经络瘀阻，水道不通。治之以益气养血、补肾强心、祛瘀通络、通调水道为主。

处方：

生北芪300g，菟丝子150g，杜仲150g，巴戟天150g，肉苁蓉150g，补骨脂150g，骨碎补150g，山萸肉120g，熟地黄200g，黄精200g，女贞子150g，枸杞150g，旱莲草150g，麦冬150g，淫羊藿150g，淮山药150g，泽泻150g，茯苓150g，白术150g，怀牛膝150g，丹参150g，车前子150g，玉米须200g，薏苡仁200g，泽兰150g，土茯苓200g，石韦150g，萹蓄150g，瞿麦150g，龟甲200g，仙鹤草150g，蛇舌草200g，半枝莲200g，王不留行180g，当归150g，川芎100g，延胡索150g，赤芍、白芍各150g，穿破石200g，路路通150g，皂角刺150g，鸡血藤150g，白花牛大力150g，地龙150g，丹皮120g，法半夏100g，陈皮90g，枳壳150g，瓜蒌皮150g，薤白150g，西洋参（另炖）100g，生晒参（另炖）100g，虫草

菌丝体（另炖）500g，砂仁（研末）80g，水蛭（研末）80g，守宫（研末）90g，鸡内金（研末）120g，阿胶150g，龟胶100g，鹿角胶100g，木糖醇500g。

制成膏方，每瓶40mL，每天服1瓶，分早晚用开水溶化服半瓶。

2013年11月30日复诊：患者自7月份出院回家服用膏方后，病情大为好转，已可下床走动，拔除尿管后，生活已可自理，可参加打麻将等活动，体重增加至60Kg，现小便稍为频急，肢体活动尚吃力。化验：尿素氮12.6mmol/L，尿酸502g/mL，肌酐128umol/L，前列腺特异性抗原32.61ng/mL，红细胞计数3.78×10^{12}/L。B超：左肾轻度积水，左输尿管上段扩张并轻度积水。要求再制膏方调治。依原方去赤芍，加鹿角霜200g，鹿衔草150g，再制膏方继续调理。

按： 本例为典型的本虚标实之证，本虚与标实都表现得相当突出。故用十全大补汤（去肉桂）加鸡血藤、阿胶、仙鹤草以调补气血；用济生肾气（去附、桂）、二至丸加菟丝子、杜仲、巴戟天、肉苁蓉、补骨脂、黄精、枸杞、淫羊藿、白花牛大力、虫草菌丝体、鹿角胶、龟甲、龟胶以补肾益精；用瓜蒌薤白法夏汤加西洋参、麦冬、丹参以养心通脉除胸痹；再辅以玉米丝须、薏苡仁、泽兰、土茯苓、石韦、萹蓄、瞿麦以通调水道、利尿通淋；以白花蛇舌草、半枝莲等清热解毒抗癌；以王不留行、延胡索、赤芍、穿破石、路路通、皂角刺、地龙、水蛭、守宫、鸡内金化瘀通络，陈皮、枳壳、砂仁理气和胃。配伍周密周到，故获显效。

14. 食道癌案

黄某，男，43岁，2013年5月23日初诊。

患者去年下半年开始出现咽部阻塞感，今年开始出现吞咽困难，并不断加重，而到广州某肿瘤医院检查，诊断为食管中分化鳞癌，由于疾病已进入晚期，已不能作手术治疗，先后化疗二次，病情未见好转，遂来求治于中医。诊见患者消瘦憔悴，头发稀少花白，精神困顿，平时大部分时间卧床，吞咽困难，只能吞咽液体，食有渣食物则立即呕出，大便时硬，舌质黯淡，苔黄白厚腻有裂纹，脉弦革。

证属气阴大伤，邪毒壅盛，气血瘀阻。治当益气养阴、清热解毒、活血化瘀并施。

处方：

生北芪 200g，党参 200g，北沙参 200g，白术 150g，淮山药 200g，生地黄、熟地黄各 150g，黄精 150g，女贞子 150g，旱莲草 150g，枸杞 150g，天冬、麦冬各 150g，天花粉 150g，玉竹 150g，石斛 150g，桑椹 150g，丹皮 150g，玄参 150g，山萸肉 150g，丹参 150g，赤芍、白芍各 150g，当归 60g，桃仁 150g，郁金 150g，土鳖虫 120g，仙鹤草 180g，浙贝 150g，瓜蒌皮 150g，半枝莲 200g，白花蛇舌草 200g，忍冬藤 200g，山慈姑 150g，夏枯草 150g，生牡蛎 200g，八月札 150g，芦根 200g，蒲公英 200g，紫花地丁 150g，七叶一枝花 150g，皂角刺 150g，鸡内金 150g，山楂 150g，竹茹 150g，谷芽、麦芽各 150g，姜半夏 150g，陈皮 90g，枳壳 150g，佛手 150g，紫苏梗 120g，西洋参（另炖）150g，虫草菌丝体（另炖）300g，灵芝（另炖）300g，水蛭（研末）90g，红花（研末）50g，砂仁（研末）60g，守宫（研末）150g，全蝎（研末）40g，蜈蚣（研末）40 条，阿胶 150g，龟胶 150g，饴糖 300g，蜂蜜 300g。

制成膏方，每瓶 40mL，每天服 1 瓶，分早晚用开水溶化服半瓶。

以此方为主先后制作膏方三料内服，各方面症状大为改善，目前已能进食稀饭及较软的食物，胃口大为好转，体重增加，头发变黑，面色转红润，已能从事家务劳动。仍在坚持服用膏方调治。

按：本例患者乃大虚大实之证，标本俱急，故当标本同治。处于生北芪、党参、白术、淮山药、灵芝以益气健脾；以六味地黄、二至丸、沙参麦冬饮、增液汤及西洋参、黄精、枸杞、石斛、桑椹、阿胶、龟胶等大补肺脾肾之真阴之气；以桃红四物汤加丹参、赤芍、郁金、土鳖虫、水蛭、皂角刺、穿山甲等活血化瘀；以半枝莲、白花蛇舌草、忍冬藤、山慈菇、夏枯草、生牡蛎、芦根、蒲公英、紫花地丁、七叶一枝花等清热解毒、散结抗癌；再加上鸡内金、山楂、谷芽、麦芽消食化滞，温胆汤加佛手、紫苏梗、砂仁、八月札、浙贝、瓜蒌皮理气化痰、降逆止呕，守宫、全蝎、川足攻毒散结。如此标本兼治，故获显效。

15. 腰痛（腰椎骨质增生）案

陈某，男，78 岁，2013 年 3 月 2 日初诊。

患者腰痛反复近 10 年，X 线拍片检查诊断为腰椎骨质增生。诊见腰酸腰痛，下肢时麻痹，睡眠质量差，容易醒，醒后难于再入睡，时有心悸、口干，大便二三日一行，质偏硬，夜尿一二次，舌质淡红，苔薄黄腻，脉弦细。化验尿酸高达520g/mL。

证属心肾两虚，筋脉痹阻。治当以养心补肾，舒筋活络通痹。

处方：

北芪 150g，淮山药 150g，太子参 150g，生地黄、熟地黄各 150g，菟丝子 150g，巴戟天 150g，肉苁蓉 150g，狗脊 150g，核桃肉 150g，土茯苓 200g，杜仲 150g，怀牛膝 150g，淫羊藿 120g，骨碎补 150g，麦冬 150g，枸杞 150g，山萸肉 120g，续断 150g，车前子 150g，车前草 150g，白芍 150g，酸枣仁 150g，柏子仁 150g，田七花 150g，鹿衔

草 150g，黑老虎 150g，木瓜 150g，七叶莲 150g，鸡血藤 150g，百合 150g，宽筋藤 150g，当归 150g，草薢 150g，五味子 100g，黑芝麻 150g，茯神 150g，泽泻 80g，丹皮 120g，佛手 100g，枳壳 150g，莱菔子 150g，火麻仁 150g，地龙 120g，远志 50g，陈皮 60g，砂仁 80g，珍珠母 200g，瓜蒌仁 150g，薤白 150g，决明子 150g，西洋参（另炖）150g，生晒参（另炖）60g，虫草菌丝体（另炖）300g，灵芝（另炖）300g，鹿角胶 120g，龟胶 150g，阿胶 150g，饴糖 250g，木糖醇 250g。

制成膏方，每瓶盛 40mL，每天服 1 瓶，分早晚用开水化服半瓶。

2013 年 6 月 21 日复诊：服用上述膏方后，腰痛明显减轻，睡眠好转，大便较为畅顺。按原方稍作加减，再制膏方以巩固疗效。

按：本例患者以腰痛为主症，以寐差心悸、便结为兼症，总以心肾两虚为本。故用天王补心丹为主加北芪、田七花、灵芝、西洋参、生晒参、百合、珍珠母等以补心气、益心阴、安心神；用济生肾气丸（去附桂）加菟丝子、巴戟天、肉苁蓉、狗脊、核桃肉、杜仲、淫羊藿、枸杞、续断、白芍、虫草菌丝体、鹿角胶、龟胶、阿胶等以补益肝肾；以鹿衔草、黑老虎、木瓜、七叶莲、鸡血藤、宽筋藤、草薢、骨碎补、土茯苓、黑芝麻、地龙等舒筋活络，除湿通痹；再加上佛手、枳壳、莱菔子、火麻仁、陈皮、砂仁、瓜蒌仁、薤白、决明子行气化滞，润肠通便。如此标本兼治，配伍周密，故获良效。

黎敬波

1. 胸痹心痛案

梁某，男，70 岁。2012 年 9 月 2 日就诊。

冠心病、高血压病史 10 余年，2 年前心梗发作放支架 1 个，有胃病史近 20 年，近一年多来，经常感觉胸闷，有时胸痛，夜晚会因胸痛坐起，坐起喷硝酸异山梨酯或稍行走方缓解，白天行走后胸闷，不能立即坐下，坐下胸闷、心痛更甚，伴乏力、眠差，夜尿二三次，时少泛酸，食后饱胀，大便正常，血压正常，同时服泰佳（氯吡格雷）、万爽力（盐酸曲美他嗪）、降压药等。舌淡红，苔薄白，脉细弱。

证属心脾气虚，痰湿血瘀，胸阳不振。治以温阳益气，健脾化湿，理气活血。

处方：

熟附子 50g，干姜 100g，天麻 150g，石决明 150g，益母草 150g，牛膝 150g，桑寄生 150g，茯苓 150g，熟地黄 150g，山茱萸 150g，党参 150g，白术 150g，丹皮 150g，泽泻 150g，川芎 150g，酸枣仁 150g，柏子仁 150g，柴胡 100g，升麻 100g，黄芪 200g，当归 100g，薤白 200g，瓜蒌皮 100g，生晒参 100 克，麦冬 100g，五味子 50g，三七粉（冲化）50g，砂仁（冲化）50g，龟甲胶 100g，鹿角胶 100g，饴糖 200g，蜂蜜 200g。

制成膏方，早晚空腹，每服 20g（半瓶）。

后期随访，心绞痛发作渐渐减少，服药 2 个月后，精神较好，无胸痛、乏力等不适，夜晚可以正常睡眠，可以随意坐起。

按：患者随着年龄增长，心脾肾渐弱，阴气自半，阳气衰少，肝阳偏亢，气血瘀滞，遂致胸阳郁痹，心痛发作，虽放支架可以改善心脏的供血，但不能消除疼痛症状，甚至还出现乏力、失眠等症状，是心脾气虚，痰瘀阻滞的表现。方用四逆汤振奋胸阳，天麻钩藤饮平肝，六味地黄滋养肝肾，补中益气汤补气升阳，瓜蒌薤白汤宽胸理气化痰，配以三七粉活血。共奏补益心肝脾肾、理气活血化痰的作用，所以获良效。

2. 消渴（糖尿病）案

黎某，女，50岁。2013年1月13日就诊。

糖尿病史3年，曾因体重下降、血糖高住院，注射胰岛素，后改服降糖药，但服药后血糖波动，自觉乏力，饥饿感反明显，胃肠不舒服，饮食控制已很好，改用几种降糖药，血糖都很难降到8mmol/L以下，糖化血红蛋白偏高。舌淡红夹瘀，苔薄少，脉细少弦。

证属肾虚血瘀，脾虚失运，痰湿阻滞。治以温阳活血，健脾化湿，除痰化浊。

处方：

熟附子40g，桂枝50g，熟地黄150g，山茱萸100g，茯苓100g，山药150g，泽泻100g，丹皮150g，桃仁100g，大黄30g，苍术100g，厚朴100g，玉竹150g，石斛100g，僵蚕100g，黄连30g，黄柏50g，黄芩50g，玄参100g，生地黄100g，三七粉（冲化）100g，红参（另炖）100g，麦冬100g，五味子50g，龟甲胶200g，木糖醇200g。

制成膏方，早晚空腹，各服20g（半瓶），同时控制饮食，每天规律运动，保障睡眠。

后期随访，降糖药逐渐停减，血糖稳定，服药1个月后，降糖药全部停用，血糖控制良好，精神较好，无不适，至今偶尔在服此膏方，血糖一直正常。

按：运动少，饮食不规律，加之应酬饮酒是当今很多人血糖偏高，患糖尿病的主要原因。在这个病理过程中，湿热蕴积，痰浊夹瘀，壅阻不通，脾肾渐虚，阴阳失调，阴损及阳，所以血糖波动，精神状态不佳。治疗用金匮肾气汤温阳补肾，桃核承气汤、平胃散、僵蚕、玄参、三七化瘀降浊，六黄养阴清热化湿，生脉汤、石斛补气养阴。共奏补益脾肾、养阴清热化湿、活血降浊的作用，所以获良效。

3. 痛风案

王某，男，55岁。2012年10月28日就诊。

痛风病史近15年，近5年发作频繁，每年发作5次以上，双肾多发结石，并于一年前做一侧碎石治疗，为尿酸结石，曾长期服别嘌醇、痛风定等，近半年来肾绞痛发作频繁，需注射解痉镇痛药方缓解，遂来就诊。行走困难，右足大趾掌侧红肿疼痛，压痛明显，腰酸痛，纳差恶心，神疲乏力，舌淡红，中心裂，苔灰黄厚腻，脉弦数。

证属阴虚湿热，风湿夹瘀，经络阻滞不通。治以养阴清热、祛风化湿、益气活血、温阳通络。

处方：

黄芪200g，熟地黄200g，山茱萸150g，丹皮150g，山药150g，茯苓150g，泽泻150g，生地黄150g，黄连30g，黄芩100g，黄柏100g，当归尾150g，海金沙200g，车前子150g，萹蓄150g，延胡索150g，桑寄生150g，续断150g，防风100g，羌活100g，威灵仙150g，海风藤150g，乌梢蛇100g，赤芍150g，川芎150g，三七粉（冲化）50g，防己100g，熟附子100g，桂枝100g，煅牡蛎200g，龟甲胶200g，麦芽糖300g。

制成膏方，早晚空腹，各服20g（半瓶），同时饮食宜清淡，每天运动，保障睡眠。

后期随访，痛风渐缓解，停用其他药物，痛风均未发作，肾绞痛未再发，且自觉排尿时排出沙石，服药1个月后，尿酸仍偏高（400～450μmol/L），精神较好，无不适，至今偶尔在服此膏方，痛风一直未发作，也没再吃降尿酸药物，B超检查：肾结石只剩1粒。

按： 晚睡、饮酒、少运动及饮食肥甘、厚腻，是导致尿酸偏高的主要原因，不能坚持服药降尿酸，尿酸持续偏高，沉积日久，则凝结为石。在这个病理过程中，阴虚为本，脾虚失运，湿热浊邪停积，风湿夹瘀，阻滞经络，阴损及阳，尿酸持续偏高，神疲乏力，砂石无力排出。治疗用当归六黄汤益气养阴，清热化湿，六味地黄汤、桑寄生、续断补肾养阴，海金沙、车前子、萹蓄、延胡索利尿通淋止痛，防风、羌活、威灵仙、海风藤、乌梢蛇祛风除湿，赤芍、川芎、三七活血化瘀，防己、附子、桂枝温阳通络，配以煅牡蛎潜阳。共补阴益气、清热化湿、健脾益肾、通淋排石、祛风除湿、活血通络的作用，而获卓效。

王孝先

胃脘痛（胃多发性息肉、慢性浅表性胃炎）案

张某，女，60岁，汉族，退休教师。2012年3月20日初诊。

患者自述，素患胃病，2009年8月13日在吉林大学第一医院做胃镜显示：胃体及胃底散在0.2～0.5cm的息肉，表面光滑，胃体大弯侧息肉取活检。诊断：胃多发息肉，慢性浅表性胃炎。2009年8月14日病理诊断：胃体、胃底腺息肉。于2009年8月20日在该医院进行"胃多发息肉切除术"。2010年10月12日在吉林省中医院进行胃镜复查显示：胃底散在2枚约0.3×0.3cm的亚蒂息肉，均光滑质软，镜下行氩气刀电凝切除。诊断：慢性浅表性胃炎伴糜烂，胃底多发性息肉切除术。

患者连续两年进行胃息肉切除术，均反复发作，无奈改请中医处诊治。自诉胃脘胀满，时泛酸水，纳谷不香，饮冷或天气变化时胃脘时隐痛，喜得热按，且呃逆频频，饮温热水可缓解，喜热畏冷，大便溏薄，一天两次左右，舌质淡，苔白腻，脉细濡。

证属脾胃虚寒，气血虚弱，气滞血瘀，痰湿内停，虚实

错杂。治拟益气养胃健脾、温胃散寒、行气活血、祛痰除湿、软坚散结、虚实并治之法。

处方：

党参200g，炒白术200g，茯苓150g，炙甘草30g，砂仁150g，木香50g，陈皮50g，姜半夏100g，高良姜150g，香附50g，檀香150g，炒麦芽150g，六神曲150g，炒山楂150g，鸡内金150g，干姜150g，炒山药150g，诃子50g，肉豆蔻50g，吴茱萸100g，丁香100g，柿蒂100g，鳖甲100g，龟甲100g，苏合香50g，安息香50g，当归50g，丹参50g，三棱50g，莪术50g，浙贝母50g，昆布50g，牡蛎50g，水蛭50g，地鳖虫50g，白豆蔻50g，薏苡仁50g，虫草菌丝体（另炖）300g，生晒参（另炖）200g，阿胶100g，鹿角胶150g，麦芽糖300g。

熬成膏方，每瓶40mL，每天服1瓶，分早晚用开水溶化，各服半瓶。

2012年6月15日二诊：患者服药两个多月后，诸症均减，药已中病，守方继进，续服一料，服法及服药时间同前。并嘱其服药结束后，进行胃镜复查。

2012年11月16日三诊：患者于2012年11月5日服药结束后，因儿子在北京工作，去北京探亲，故在2012年11月15日在北京德胜门中医院进行胃镜复查，诊断：慢性浅表性胃炎伴糜烂，胃体及胃底均未见息肉。胃底多发性息肉消失，原方去穿山甲、水蛭、地鳖虫、三棱、莪术、当归、丹参，加三七150g，白及150g，瓦楞100g，海螵蛸100g，继续做膏方治疗慢性浅表性胃炎。

按：胃息肉是老年人常见的胃部疾患，依据胃镜检查做出诊断，现代医学多在胃镜下进行切除术治疗，但易反复发作，难于根治。本例患者曾在2009年、2010年进行两次胃息肉切除术，均反复发作，万般无奈才改用中药治疗。经中医辨证，属脾胃虚寒，气血痰湿胶阻于胃部的虚实错杂证，故以香砂六君子汤、理中汤、吴茱萸汤、良附丸、丹参饮等方加减，以补脾益气、温胃散寒、升清降浊治疗脾胃之虚寒；又以吴氏三甲散、活络效灵丹、牡蛎散、抵当汤等方加减，以芳香行气、活血化瘀、祛痰除湿、软坚散结治疗胃息肉气血痰湿胶阻之实。全方共奏虚实并治、攻补兼施之功。故服用中药膏方两料，历时五个多月的治疗，使数年顽疾告愈。

马政康

1. 虚劳（气血不足、脾肾两虚）案

熊某，女，42岁。广州从化市某单位职员。2013年3月20日就诊。

患者头晕，气短乏力，面色萎黯无华，腰脊酸楚，记忆力下降，夜眠不实，月信后衍，经量少，性欲寡淡，阴道干涩，大便一二日一行，舌淡边有齿印，苔薄白，脉沉弱。

证属气血不足，脾肾两虚。治宜气血双调、健脾益肾，兼以活血安神。

处方：

北芪300g，山药200g，黄精100g，玉竹100g，白莲子120g，大枣100g，当归240g，白芍240g，川芎200g，三七粉120g，枸杞240g，山茱萸240g，肉苁蓉240g，补骨脂240g，芡实300g，菟丝子240g，女贞子240g，沙苑子200g，仙茅240g，淫羊藿400g，桑寄生200g，龙眼肉300g，酸枣仁240g，熟附片160g，肉桂60g，丁香60g，乌药150g，百合120g，天麻120g，丹参160g，泽兰160g，陈皮100g，虫草菌丝体（另炖）500g，蛤蟆油（均另研入膏）180g，鹿茸粉（均另研入膏）200g，阿胶200g，鹿角胶400g，蜜蜂（均烊化入膏）400g。

制成膏方，每瓶 40mL，每天服用 1 瓶，分早晚以开水溶化各服用半瓶。

2013 年 9 月 9 日复诊：精神好转，睡眠改善，排便每日一次顺畅，月信应时，面颊见红润。尤其阴道湿润，夫妻生活趋于正常。唯偶有头晕、腰酸，B 超检查示：左肾一小结石。遂以前方略作增减，再制膏方一料，以收全功。

按：本例以气血不足、脾肾两虚为本，故宜气血双调、健脾益肾为要，兼以养血活血安神。方选四君子汤、四物汤、左归饮、右归饮、金匮肾气、酸枣仁汤等合方化裁，在调气血、健脾肾基础上，着重予以枸杞、山萸肉、肉苁蓉、菟丝子、女贞子、仙茅、淫羊藿、补骨脂、芡实等，意在益肾填精。尤参入蛤蟆油、鹿茸粉肾阴阳同补，虽价格昂贵，然用之效佳，亦为病家所乐意。纵观全方兼顾标本，照顾整体，且突出重点，乃属治本之策，故效显。

2. 胸痹（心包积液）案

许某，女，60 岁。白云区广园新村退休工人，2012 年 11 月 8 日就诊。

患者心慌气短，胸部闷痛，头晕，四肢乏力，夜眠不安，便溏，口唇发绀，舌质胖大，边有齿印，苔白腻，脉沉涩。多家医院检查诊为心包积液，予抗炎、利水治疗不效，遂转中医处诊治。

证属心脾两虚，痰湿内停。治宜振奋心阳、益气健脾化湿。

处方：

炙黄芪 600g，党参 400g，白术 300g，茯苓 300g，熟附子 600g，桂枝 300g，薤白 300g，姜黄 240g，丹参 300g，制川芎 200g，肉苁蓉 300g，制仙茅 240g，淫羊藿 200g，巴戟天 200g，葶苈子 300g，薏苡仁 400g，郁金 200g，延胡索 240g，

姜厚朴 300g，麦冬 200g，五味子 300g，大枣 200g，制陈皮 150g，炙甘草 300g，虫草菌丝体（另炖）500g，田七（以粉入膏）200g，鹿茸粉（以粉入膏）120g，鹿角胶 400g，蜂蜜 300g。

制成膏方，每瓶约 40mL，每天用一瓶，分早晚以开水溶化服用。

2013 年 4 月 2 日复诊：前膏方服后精神好转，无胸部闷痛，夜眠改善，大便成形，心慌、气短、乏力诸症均轻减，要求再制膏方一料。药中病机，效不更方，依前方续进。

2013 年 11 月 19 日三诊：服两料膏方后，7 月医院复查未见心包积液，睡眠安，便成形，精神大振，参加各项活动不觉气短乏力。但是近来天气转凉，肩背痛，胸闷痛，头晕，易汗出，掌心热，心中烦，睡眠、排便仍正常，脉沉弱，舌质偏淡。遂于前方酌加龙眼肉 300g，山茱萸 400g，明天麻 300g，生地黄 300g，地骨皮 200g，牡丹皮 200g，再制膏方以收全功。

按：本例患者以心脾两虚为本，痰湿内停为标，治之宜振奋心阳，益气健脾，运化水湿。心阳不振致气短乏力、胸部闷痛、脉搏沉弱，痰湿内停致心包积液、头晕、便溏。心包与三焦属络，而脾属土，主运化，脾为生痰之源。健脾强中至关重要。方选四君子汤、四逆汤、生脉饮、葶苈大枣泻肺汤等（取肺脾肾三脏均参与水液代谢之意）合而化裁，且重用附子、桂枝、北芪、薏苡仁温阳化水，再参以益肾之仙茅、淫羊藿、肉苁蓉、巴戟天鼓动真阳，兼投川芎、丹参、姜黄、延胡索等活血通络之品。注重整体，兼顾标本，故收效显著。

3. 哮喘（肺支原体感染）案

张某，男，3 岁，住广州从化市街口街。2013 年 9 月 21 日就诊。

患儿不足月生，消瘦，哮喘反复，时有发热，便艰燥结，5～7日一行，两肺喘鸣音，腹肌紧，叩之如鼓，左下腹可扪及硬结之粪块。医院诊为肺支原体感染，屡用抗生素等效不著，转投中医诊治。

证属肺脾两虚，治宜益肺健脾，助运通腑。予汤剂7剂，症减轻，复诊续汤剂一周，咳喘轻、夜间略甚，两肺喘鸣音消失，排便三日一行。家长深感每日煎药、喂药甚为不便，要求改膏剂服用。遂于2013年10月12日制膏方一料。

处方：

黄芪300g，生晒参片300g，白术500g，茯苓160g，山药300g，化橘红160g，款冬花160g，熟附片120g，肉桂60g，生首乌200g，肉苁蓉300g，白前100g，前胡100g，桔梗120g，百合160g，蛤蚧5对，芡实200g，炒鸡内金200g，火麻仁160g，槟榔200g，玄明粉（以粉入膏）60g，鹿茸粉（以粉入膏）60g，鹿角胶400g，蜂蜜800g，饴糖400g。

制成膏方，每日约35mL，每天用1瓶，分早晚以开水溶化服用。

2013年11月17日随访：咳喘平，食量增，排便二日一行，腹平软，未扪及粪块。

按：本例患儿先天不足，禀赋素虚，肺脾两虚为本，咳喘、便艰为标。治之宜益肺健脾，助运通腑。方用四君子汤、四逆汤、二陈汤、承气汤等合方化裁，以照顾整体。禀赋不足重用人参、黄芪、淮山药。无痰不作咳（喘），以橘红、白前、前胡、冬花温肺化痰。喘则呼多吸少，予温肾纳气之附子、桂枝、芡实、蛤蚧、鹿茸辈。助运通腑则投以内金、麻仁、槟榔、玄明粉。肺与大肠相表里，腑实必累及肺之宣化、脾之运化，故当用重剂助运通腑。又顾及幼儿特点，加重蜂蜜、饴糖用量以便服用。如此标本同治，疗效为医患双方所乐道。

宋桂华

1. 更年期综合征（肾阴虚）案

刘某，女，45 岁。2013 年 3 月 8 日就诊。

患者近一年经常头晕，耳鸣，口干舌燥，皮肤干燥，自汗盗汗，五心烦热，阵发性面部潮红，腰膝酸痛，夜尿多，大便干结，舌质红，少苔，脉细。

证属肾阴不足，肝阳偏亢。治宜滋肾养肝，调和阴阳。

处方：

熟地黄 240g，淮山药 200g，山萸肉 200g，菟丝子 200g，枸杞 200g，胡桃仁 200g，白芍 200g，郁金 90g，首乌 200g，女贞子 200g，旱莲草 150g，浮小麦 200g，酸枣仁 150g，夜交藤 150g，生牡蛎 200g，覆盆子 200g，益智仁 150g，地骨皮 150g，桑寄生 200g，杜仲 200g，白术 150g，木香 90g，陈皮 90g，砂仁 90g，生甘草 30g，鸡内金 90g，香附 120g，西洋参（另炖）100g，黑芝麻 200g，阿胶 100g，龟甲胶 120g，鹿角胶 150g，饴糖 300g。

制成膏方，每瓶 40mL，每天服 1 瓶，分早晚开水溶化，服半瓶。

2013 年 6 月 5 日复诊：患者服膏方后，头晕、耳鸣、失眠、五心烦热、潮热盗汗等有明显好转。要求继续治疗，以上方稍事加减，续制一料膏方，以巩固疗效。

按：本例患者接近绝经期，肾阴虚衰，阴虚不能上于头目脑髓，故出现头晕耳鸣；肾水不能滋养肝木，肝木失养则肝阳偏亢，阴不维阳，虚阳上越，故头面烘热、汗出、五心烦热；肾虚骨髓空虚，则腰膝酸痛；阴虚则津液不上承，故出现口干舌燥、舌红少苔；脉细为真阴不足。故治之宜用壮水为主，培补真阴。方用左归丸、二至丸、甘麦大枣汤等加减，其睡眠欠佳加酸枣仁、夜交藤，汗出加浮小麦、生牡蛎，夜尿多加覆盆子、益智仁，潮热加地骨皮，肝郁加白芍、郁金；再以白术、砂仁健脾，与滋阴药合用可防止滋腻太过。全方共奏滋阴补肾、调和阴阳之功，故对妇女更年期阴虚内热者具有较好疗效。

2. 更年期综合征（脾肾两虚）案

王某，女，47岁。2013年6月12日就诊。

患者绝经半年余，经常烘热汗出，心烦易怒，心悸，神疲，头晕耳鸣，腰膝酸软，腹胀便溏，夜寐梦多，苔微黄，脉细。

证属脾肾两虚，气阴不足。治之宜补肾健脾、益气养阴、养心安神、调和阴阳为主。

处方：

党参150g，白术150g，北芪150g，当归150g，茯苓150g，远志60g，木香90g，龙眼肉90g，仙茅60g，淫羊藿150g，女贞子150g，枸杞150g，补骨脂150g，淮山药150g，山萸肉150g，桂枝30g，柏子仁150g，熟地黄150g，酸枣仁150g，合欢皮300g，白芍150g，黄柏150g，知母120g，五味子50g，浮小麦500g，白蔻仁60g，砂仁60g，鸡内金30g，白参（另炖）30g，冰糖250g，红枣250g，胡桃仁200g，阿胶250g，饴糖500g。

制成膏方，每瓶40mL，每天服1瓶，分早晚开水溶化服半瓶。服药期间禁忌服食辣椒之类刺激性食物，以及茶叶、咖啡等。但应注意感冒咳嗽时勿服本方。

制成膏方服用后，头晕心悸、五心烦热等症状明显好转。8月份再制膏方一料，服用后临床症状基本消失。

按：《素问·上古天真论》云：女子七七任脉虚，太冲脉衰少，天癸竭，地道不通，故形坏而无子也。此时肾阴亏虚，阴虚阳失潜藏，阳浮于上，肾水亏而不能济心火，心肾不交，故心悸梦多；肾阴不足，水不涵木，故心烦易怒；阴损及阳，肾虚及脾，脾失健运，故腹胀便溏。乃阴阳两损而以阴虚为主，病及肾脾心肝之证。故方选归脾汤健脾益气，补益心脾；二仙汤调冲任、补益肾之阴阳；甘麦大枣汤养心安神，养阴除烦；桂枝汤调和营卫，燮理阴阳。诸方合用共奏补肾健脾、养心平肝、调和阴阳之功。故获显效。

钟洽华

1. 虚劳案

雷某，男，45岁。2012年9月8日初诊。

患者素体虚弱，形体偏瘦，自2008年行胃切除术后，时觉神倦气短，腰膝酸软，四肢无力，时觉心烦意乱，睡眠欠佳，胃纳欠佳，大便不爽，小便清长，舌淡，苔微腻，脉沉细略数。

此乃素体虚弱，又术后失于调养，导致气虚血弱，脾肾两虚，五脏失于滋养，故见诸症。治以气血双补，健脾滋肾，养心安神。

处方：

熟地黄150g，首乌150g，牛膝100g，淫羊藿100g，补骨脂100g，巴戟天150g，枸杞150g，菟丝子150g，锁阳120g，黄精150g，狗脊150g，山萸肉150g，续断150g，当归100g，五味子100g，云苓150g，泽泻100g，百合150g，知母90g，黄柏100g，白芍150g，制川芎80g，三七花120g，炒枣仁150g，制佛手100g，砂仁60g，白术150g，制枳壳120g，姜厚朴100g，炙黄芪150g，山药150g，盐金樱子150g，覆盆子150g，盐女贞子150g，桑椹150g，车前子100g，生晒参片60g，西洋参150g，太子参150g，鸡血藤200g，核桃仁100g，骨碎补150g，大枣100g，桑寄生150g，千斤拔150g，陈皮

60g，虫草菌丝体 300g，杜仲 150g，灵芝 200g，鹿角胶 150g，阿胶 100g，龟甲胶 150g，饴糖 300g，冰糖 300g。

制成膏方，早晚各服 20mL，温水化服。

2013 年 6 月 4 日复诊：自述服膏方一个月后，精神渐佳，睡眠明显好转，食欲渐强，已无腰膝酸软，眩晕乏力也明显好转。

服膏方两个月后，觉精气神倍增，以前工作两小时以上即觉神疲乏力，昏昏欲睡，现在工作五六个小时仍觉神清气爽，睡眠好，食欲明显增强。

按：本例患者气血皆虚，脾肾心不足，故方中用生晒参、西洋参、太子参、炙黄芪、当归、熟地黄、黄精等补气养血，以锁阳、巴戟天、杜仲、牛膝、枸杞、菟丝子、川断、金樱子、覆盆子、鹿角胶、龟甲胶、桑寄生等补肾强腰壮筋骨，以云茯苓、百合、核桃、灵芝、枣仁、虫草以养心安神，以芩、术、山药、砂仁、饴糖健脾益气。诸药相伍，共奏双补气血、养心安神、健脾滋肾之功，从而取得良好效果。

2. 眩晕（高血压病）案

陈某，男，66 岁。2012 年 12 月 18 日初诊。

患者于 2008 年 6 月经广州市某三甲医院确诊为：原发性高血压 3 级、腔隙性脑梗死、多发性脂肪瘤、高脂血症、高尿酸症、胆管细胞瘤。症情反复，遂来求治。诊见眩晕，耳鸣，不寐，烦躁，胸闷，气短乏力，痰多咳嗽，腰酸背痛，口苦咽干，肢体多处见脂肪瘤，以两手前臂为甚，大便溏稀，小便清长，夜尿多，舌质淡红苔白腻，脉沉细弦。

证属久病气血虚弱，肝脾肾虚，气滞血瘀，痰瘀脉络。治当以补益肝肾，健脾利湿，清肝利胆，行气化瘀，养心清肺，消痰化浊。

处方：

丹参 150g，当归 150g，白芍 150g，赤芍 100g，生地黄 150g，熟地黄 150g，制川芎 100g，红景天 150g，延胡索 120g，炒枣仁 150g，盐山茱萸 150g，云苓 150g，制首乌 150g，黄芪 150g，钩藤 100g，盐巴戟天 150g，锁阳 100g，益智仁 150g，炒决明子 120g，山药 150g，百合 150g，乌药 100g，醋香附 150g，砂仁 60g，酒黄精 150g，制陈皮 60g，炒蒺藜 150g，桂枝 60g，青皮 90g，薏苡仁 200g，制枳壳 150g，姜朴 120g，竹茹 100g，广昆布 150g，天竺黄 100g，海藻 150g，川楝子 90g，虎杖 150g，泽泻 120g，浙贝母 150g，郁金 120g，红参（另炖）80g，西洋参（另炖）150g，龟甲胶 150g，虫草菌丝体 200g，灵芝 200g，太子参 180g，饴糖 300g，冰糖 200g，阿胶 150g，龟甲胶 150g。

制成膏方，早晚各服 20mL，温水送服。

2013 年 6 月 4 日复诊：自述服膏方一个月后，血压稳定，精神渐佳，眩晕、耳鸣、睡眠等症状明显好转，

按：本案患者病情迁延日久，正气必然虚弱，是为本虚标实之证，故当以扶正祛邪为大法。方中以巴戟天、熟地黄、山茱萸、锁阳、首乌、龟甲胶等益肾固元，以灵芝、虫草、红参、太子参、西洋参、黄精、黄芪等益气养阴，以枣仁、百合、云茯苓、益智等养心安神，以乌药、枳壳、厚朴、砂仁、陈皮、桂枝等理气和胃，以竹茹、浙贝、郁金、竹黄、青皮等行气化痰，以红景天、丹参、当归、川芎、生地黄、赤芍等活血化瘀，以海藻、昆布、川楝子、虎杖等软坚化结，以决明子、蒺藜等平肝潜阳。多方多药合用，共奏补气养阴、滋补肝肾、养心安神、消痰化浊、活血祛瘀之功。故此获得良好效果。